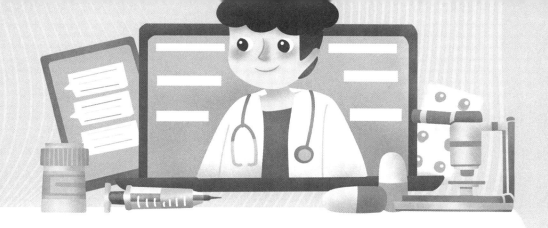

四川省健康文化普及基地、川北医学院开放性实验资助项目

健康节日纪念日36问

——全民健康科普知识荟萃

主　编　柯　雄　司俊霄

副主编　肖　潇

U0205892

西南交通大学出版社

·成　都·

图书在版编目（CIP）数据

健康节日纪念日 36 问：全民健康科普知识荟萃 / 柯雄，司俊霄主编 —成都：西南交通大学出版社，2021.11

ISBN 978-7-5643-8381-7

Ⅰ. ①健… Ⅱ. ①柯… ②司… Ⅲ. ①保健 – 基本知识 Ⅳ. ①R161

中国版本图书馆 CIP 数据核字（2021）第 231518 号

Jiankang Jieri Jinianri 36 Wen—Quanmin Jiankang Kepu Zhishi huicui

健康节日纪念日 36 问——全民健康科普知识荟萃

主　编／柯雄　司俊霄

责任编辑／牛　君

助理编辑／姜远平

封面设计／阎冰洁

西南交通大学出版社出版发行

（四川省成都市二环路北一段 111 号西南交通大学创新大厦 21 楼　610031）

发行部电话：028-87600564　　　028-87600533

网址：http://www.xnjdcbs.com

印刷：四川煤田地质制图印刷厂

成品尺寸　170 mm×230 mm

印张　20.5　　字数　282 千

版次　2021 年 11 月第 1 版　　印次　2021 年 11 月第 1 次

书号　ISBN 978-7-5643-8381-7

定价　48.00 元

课件咨询电话：028-81435775

编委会

主　编　柯　雄　司俊霄

副主编　肖　潇

参　编　袁晓莲　刘　奕　何　蕊

　　　　喻丽洁　敬苑霖　刘　鑫

　　　　金　李　曾画艳　何　楠

　　　　刘金凤　袁　鹏　王　瑾

　　　　梁爱玲　唐万水　燕凯丽

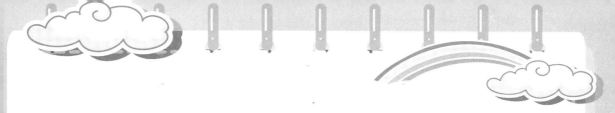

目录

预防疾病

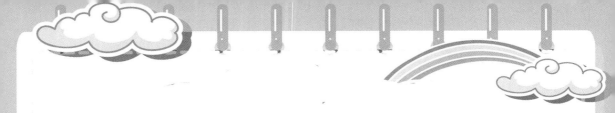

健康保健

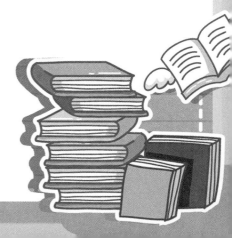

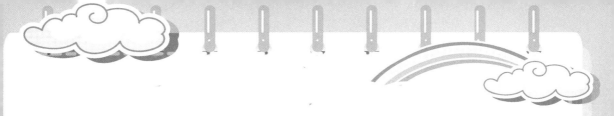

公益宣传

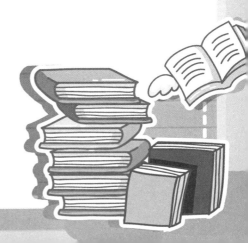

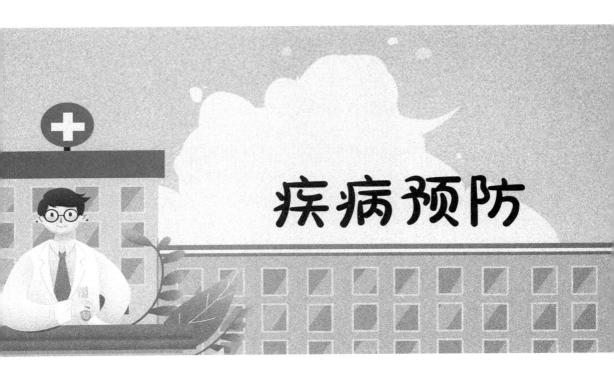

疾病预防

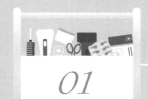
 什么是世界肾脏日（图 1-1）

世界肾脏日（World Kidney Day），也称世界肾脏病日。鉴于当前全球慢性肾脏发病率不断上升且公众对该病的防治知识普遍缺乏，经国际肾脏病学会（ISN）与国际肾脏基金联盟联合会（IFKF）联合提议，决定从 2006 年起，将每年 3 月份的第二个星期四确定为世界肾脏日。

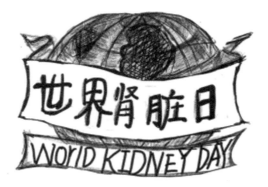

图 1-1　世界肾脏日

为什么要设立世界肾脏日？

● 加强宣传并让人们提早认识到积极预防和定期检查的重要性。

● 提高人们对肾脏疾病以及相关知识的认识。

● 让人们提前预防慢性肾脏病的发生和在发现病情后及时地采取正确的防护措施来缓解和延缓病情。

当前肾脏疾病现状

肾脏的功能是通过过滤血液，将人体内的毒素以及超标元素排出；通过尿的生成并排出体外，维持体内水的平衡；维持体内电解质和酸碱平衡；调节血压，促进红细胞生成。

研究表明，慢性肾脏病（CKD）在中国发病率高达 10.8%，伴肾功能下降者（肾小球滤过率低于 60 mL/min）达 1.7%。2017 年在全球范围内，死于慢性肾脏病的人数大约为 1 200 万人，同时记录了 6.975 亿例全阶段 CKD 病例，全球患病率为 9.1%。自 1990 年以来，全球 CKD 的全年龄患病率增加了 29.3%。

有这些状况，就得注意了（图 1-2）

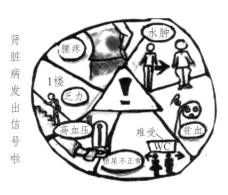

图 1-2　肾脏病的某些症状

1. 肾脏病高发率群体特征

（1）家族中有患有肾病或者高血压者，遗传家族病史者。

（2）肥胖、动脉硬化者容易得肾病。

（3）容易反复感染者。

（4）长期服药治疗者容易得肾病。

2. 肾脏病早期信号

（1）水肿：肾脏病早期最明显的症状。水肿常从下眼睑开始，继而双下肢，严重者出现全身水肿，甚至胸、腹腔积水。

（2）乏力、腿软：运动或一般劳动后感到特别疲乏无力。

（3）高血压：一般是肾病发展到一定程度会出现高血压。

（4）贫血：较多原因是由于肾损害影响了红细胞生成素的分泌导致贫血，出现面色萎黄、全身无力、毛发干枯等症状。

（5）腰痛：肾区酸痛不适、隐隐作痛或持续性钝痛。

（6）排尿不正常：尿中泡沫明显增多，或尿色发红、混浊、尿频、尿急、多尿、少尿或无尿等。

我国对肾脏病的重视与治疗

面对慢性肾脏病的严峻挑战，我们要从以下几个方面做起：

（1）鉴于我国目前缺乏慢性肾脏病流行病学数据的现状，应该在全国开展肾脏病流行病学研究，从社会、个体的角度探讨肾脏病发病机制和防治手段，为国家制定相关政策提供基础数据。

（2）早期预防：对可能引起慢性肾脏病的疾患（如糖尿病、高血压病等）和危险因素（如吸烟、高脂血症等）进行及时有效的治疗或控制，防止慢性肾脏病的发生。

（3）及时治疗：对已有轻、中度慢性肾脏病的病人及时进行治疗，延缓或逆转慢性肾脏病的进展，防止尿毒症及其心血管等并发症发生。其中，早期预防具有更为重要的意义，在全体居民中通过健康检查或疾病普查，早期发现可能引起各种慢性肾脏病的常见疾病，并及时进行有效治疗，是降低其发生率、改善其预后的基本途径。这项工作任务十分艰巨而繁重，需要动员大量人力、物力及财力。"千里之行，始于足下"，让我们保持一个清醒而明确的认识，确定一个长远战略目标，扎扎实实地从点滴工作做起。

我们应该怎样做

1. 保护肾脏七大准则

（1）多做运动：有利于降血压，维护肾脏功能。

（2）保持机体健康的水分吸收：肾脏可通过尿液来排出身体的垃圾。

（3）控制血糖：糖尿病患者应定期进行检查以确保肾脏功能。

（4）健康饮食：以清淡为主，可以帮助预防糖尿病和其他与肾病相关的疾病。

（5）禁止吸烟：吸烟会减慢血液流向肾脏的速度，增加患上肾脏癌症的风险。

（6）不要滥用药物：谨遵医嘱，一些常见的如类固醇类消炎药，如果经常服用，会造成肾脏损伤和肾病。

（7）控制血压：高血压会导致中风和心脏病发，也是肾损害最常见的原因之一。

2. 肾病相关检查项目

（1）尿常规检查：尿液异常是肾脏患者的主要表现之一，尿常规检查应作为首选。通过常规检查，可以发现是否存在以下异常情况：蛋白尿、血尿、管型尿等。

（2）X线检查：可以了解肾脏大小，肾及输尿管有无结石。

（3）B超检查：可以了解肾脏、输尿管、膀胱等有无结石。

（4）免疫学检查：免疫学检查对肾脏疾病诊断的分类、指导治疗、判断预后均有重要价值。

（5）肾功能测定：主要进行血尿素氮和血清肌酐的测定以及内生肌酐清除率测定。

健康肾脏，从小做起

（一）儿童肾脏病发病率

近年来，儿童肾脏疾病的发病率呈上升趋势。湖南省儿童医院肾脏风湿科发布的一组数据显示，该院肾脏风湿科 2018 年总门诊量人数比 2014 年总门诊量人数多出近 10 000 人次。其中，儿童住院患者前 5 位的肾脏疾病为过敏性紫癜及紫癜性肾炎、肾病综合征、肾炎综合征、孤立性血尿和泌尿道感染。

（二）儿童肾脏病分类

（1）先天发育异常：如泌尿系统发育畸形，肾脏发育不良或梗阻性疾病等。

（2）先天遗传性肾脏病。

（3）原发性肾病：如急性肾小球肾炎等。

（三）如何及早发现儿童肾病

1. 从孩子的尿液的多少、颜色、气味判断

（1）一般 3 岁以上的正常孩子一天的尿量应该在 1 000～1 500 mL（不包括生理性少尿，如喝水少和出汗特别多的时候）。

（2）正常的小便应该是淡黄色。

（3）如果孩子持续一段时间每天的尿量非常少，只有 200 mL 不到；或者出现血尿、茶色尿、咖啡色尿或乳白色尿；或者孩子的小便闻起来像老鼠尿的味道；或者有刺鼻的味道等；或者孩子排尿时不正常，哭闹、疼痛、排尿频繁等，这些异常可能即是早期肾病信号。

2. 定期检查

（1）血常规检查：如孩子检查出贫血，可能是肾功能异常的信号。

（2）测血压：儿童高血压中有 60% 的可能是因为肾病引发的。

（3）肾功能检查。包括血尿素氮和血清肌酐的测定、内生肌酐清除率测定等。

（4）注意孩子的身高和身材状态：孩子总是不长个儿，比同龄的孩子矮很多，也可能是因为肾功能不好；如果孩子身体出现水肿，尤其是下肢和眼睑部位，也可能是肾功能出了问题，应予重视。

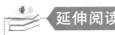 **延伸阅读**

肾脏病与名人的故事

（一）溥仪：1964 年，"末代皇帝"溥仪出现了尿血现象，经过了医生的初步检查后，给出的诊断是前列腺炎。后来尿血现象严重，最后确诊为肾癌。1967 年 10 月 17 日，溥仪因肾癌在北京逝世，享年 61 岁。

（二）中国近代著名政治人物，北洋新军的创始人袁世凯于 1916 年 6 月 6 日因尿毒症不治而死。

（三）徐悲鸿：为了支付离婚的赔偿，大艺术家徐悲鸿日夜作画，长期的劳累是他患上高血压和肾炎的原因之一。

（四）梁启超：据耿云志、崔志海所著的《梁启超》一书里所记载，梁启超于 1924 年因"著述过勤""过于疲劳"，患上了致命的尿血症。

（五）史铁生：自称"职业是生病，业余是写作"的著名作家史铁生在 1981 年的时候，因患肾病回家疗养。1988 年病情恶化，发展为尿毒症，靠着每周 3 次透析维持生命。最终于 2010 年 12 月 31 日病逝。

（资料来源：根据网络资料综合整理）

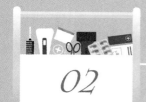

什么是"白色瘟疫"？

——世界防治结核病日（每年的 3 月 24 日）

02

世界防治结核病日的起源和意义

在人类历史上，结核病曾与天花、鼠疫和霍乱等传染病一样，在全世界范围内广为流行，夺走了上亿人的生命。1882 年 3 月 24 日，德国医生和细菌学家罗伯特·科赫宣布发现结核杆菌是导致结核病的病原菌，从而给防治结核病带来突破性进展。世界卫生组织与国际预防结核病和肺部疾病联盟为了纪念科赫的伟大发现，于 1982 年决定将每年的 3 月 24 日确定为世界防治结核病日（World Tuberculosis Day）。

结核病已有数千年的历史，但是至今人类依然未能完全攻克它。我国抗结核病工作已取得很大的成功，每年发病人数和死亡人数都持续递减，从"十痨九死"到"可治可防"。世界卫生组织提出"2035 年终止结核病流行"的口号，为达到这一目标，世界各国都不断努力。但自 20 世纪 90 年代以来，由于全球流动人口增加、结核病防治工作受到忽视等多种因素，结核病再度在全球范围内流行。2018 年，全世界约有 1 000 万人患上结核病，约有 150 万人因感染结核病失去了生命。虽然目前已经有了特定的结核病治疗药物，但是全球结核病防治工作受到多种因素制约而进展缓慢，收效甚微，其中包括耐多药结核病患者正在增多、结核病与艾滋病相互作用、防治资金不足等问题亟待解决。因此提高世界防治结核病日的影响力，以引起公众对结核病问题的关注，进而重视结核病，并身体力行地预防和治疗结核病已经迫在眉睫。

结核病小知识

结核病是一种古老的传染病，过去由于缺乏有效治疗药物而在全世界广泛传染，因而被称为"白色瘟疫"和"肺痨"。结核是由结核分枝杆菌引起慢性传染病，潜伏期4~8周。最常见的是肺结核，其中80%发生在肺部，其他部位（颈淋巴、脑膜、腹膜、肠、皮肤、骨骼）继发感染。排菌者（在病人痰培养中找到结核杆菌的，医学上称为排菌者）为其重要的传染源。人体感染结核菌后不一定发病，当抵抗力降低或细胞介导的变态反应增高时，才可能引起临床发病。若能及时诊断，并予合理治疗，大多可获临床痊愈。在我国，肺结核属于乙类法定报告传染病。

（一）结核病现状

结核病是全球范围内十大死亡原因之一。据统计，2020年我国传染类疾病中，肺结核发病数和死亡数分别排第六位和第三位。世界卫生组织发布的《2020年全球结核病报告》显示，2019年全球的结核病潜伏人群为20亿（占世界人口的28%），新发结核病病例约为996万例，发病率约为130/10万，这意味着每4个人中就有1人为结核分枝杆菌潜伏感染者，每10万人中有130人为新发结核病患者。中国国家肺结核报告数据显示，肺结核发病率由2015年的63.4/10万，降低到2019年的55.6/10万。虽然我国结核病的发病率正在下降，但仍是结核病高负担国家，结核病防控任务依然艰巨。表2-1为2010—2020年我国肺结核发病数和死亡数统计。

表2-1　2010—2020年我国肺结核发病数和死亡人数

年份	患病人数/例	死亡人数/人
2010	991 350	3 000
2011	953 275	2 840
2012	951 508	2 662
2013	904 434	2 576

年份	患病人数/例	死亡人数/人
2014	889 381	2 240
2015	864 015	2 200
2016	836 236	2 465
2017	835 193	2 823
2018	823 342	3 149
2019	775 764	2 990
2020	599 587	965

数据来源：疾病预防控制局，华经产业研究院

（二）结核病主要传播途径

1. 呼吸道飞沫传播

呼吸道飞沫传播是肺结核主要的传播途径。肺结核患者咳嗽时，结核杆菌随唾沫散于空气之中，或已干的带菌痰液尘埃飞扬飘浮于空气之中，当易感人群吸入此污染空气后，在一定条件下，结核杆菌可在肺内引起感染。抵抗力差的人群（如婴幼儿、老年人、免疫缺陷者等），如果接触到结核患者咳嗽、打喷嚏时散发的飞沫，很容易感染上结核病。

2. 血行播散

当机体抵抗力降低时，大量结核菌一次或在极短时间内多次侵入血液循环而引起，此时，由于机体变态反应增高，可致血管通透性增强。

3. 消化道传播

多因饮用结核杆菌污染水而得病，多发生在咽部或肠道。也有极少数转移性的病灶。

图 2-1 为肺结核传染过程。

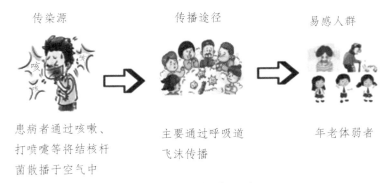

传染源　　　　　传播途径　　　　易感人群

患病者通过咳嗽、　　主要通过呼吸道　　年老体弱者
打喷嚏等将结核杆　　飞沫传播
菌散播于空气中

图 2-1　肺结核传染过程

（三）结核病临床表现

由于结核分枝杆菌侵入的部位不同，个人身体素质不同，因此结核病的临床症状也因人而异。结核病早期或轻度结核病患者，可无任何症状或症状轻微而被忽视，若病变处于活动进展阶段时，可出现以下典型症状：多在午后体温升高（午后潮热），一般为 37～38 ℃，患者常伴有全身乏力或消瘦、夜间盗汗，女性可导致月经不调或停经（图 2-2）。

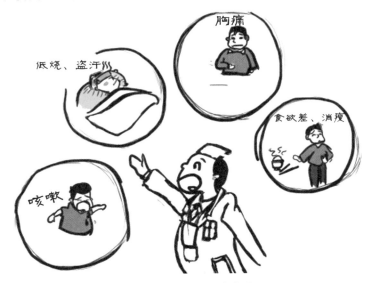

图 2-2　结核病常见临床表现

1. 呼吸系统结核

表现为咳嗽、咳痰，持续 2 周以上或痰中带血是肺结核的常见症状，若咳嗽较轻，特点为干咳。肺部有空洞时，痰量增多，若并发支气管结核，可出现刺激性咳嗽；约 1/3 的病人出现咯血，多数为少量咯血，少数为大咯血；结核病灶累及胸膜时可表现为胸痛，疼痛特点为随呼吸运动和咳嗽加重。

2. 泌尿系统结核

尿频、尿急、尿痛是肾结核的典型症状之一，尿频往往最早出现，持续时间最长，尿频在晚期更为严重；血尿的发生率约为 50%到 60%，肉眼血尿约为 10%，通常提示病变已到晚期；脓尿是肾结核的常见症状，程度不一，严重患者的尿如淘米水样；出现腰痛和肿块，腰痛特点为钝痛或绞痛，症状较少出现。

3. 消化系统结核

出现腹痛，通常位于右下腹或脐周，特点为间歇发作，吃完饭后疼痛加重，排便或肛门排气后疼痛减轻；大便习惯改变，溃疡型肠结核，常伴腹泻大便成糊状；出现腹部肿块，多位于右下腹，特点为较固定，按压时疼痛。

4. 生殖系统结核

附睾、睾丸肿大变异，双侧附睾结核患者可导致不育。

5. 骨与关节结核

病变部位疼痛，活动后加剧，脊柱结核可伴放射性疼痛；活动受限，关节功能障碍；病变部位出现脓肿，其内聚集大量脓液、死骨和坏死组织；形成窦道，由脓肿向体表破溃而形成，严重者可形成畸形，如关节屈曲痉挛畸形，脊柱后凸畸形等。

结核病的检查和治疗

1. 结核病的检查

（1）涂片检测：将患者的痰或呼吸道分泌物或是其他结核病灶部位的体液制成涂片在镜下检测。

（2）X 线检查。X 线检查不但可早期发现结核，而且可对病灶的部位、范围、性质、发展情况和效果作出诊断。

（3）结核菌素试验（PPD 试验）：试验结果阳性表示结核感染，但并不一定患病。皮试呈阳性者，常提示体内有活动性结核灶；阴性提示没有结核菌感染。但仍要排除下列情况：① 结核菌感染后，需 4～8 周变态反应才能充分建立；所以在变态反应前期，该试验可为阴性。② 应用糖皮质激素等免疫抑制剂者、营养不良患者以及麻疹、百日咳患者，结核菌素反应可暂时消失。③ 严重结核病和各种危重患者可对结核菌素试验无反应。④ 其他：如淋巴免疫系统缺陷（白血病、结节病）患者和老年人的结核菌素试验反应也常为阴性。

（4）淋巴细胞培养+γ-干扰素释放试验。如果检查结果为阳性，一般提示结核处于活动期，具有较强的传染性，需要积极联合用药进行治疗。如果检查结果为阴性，通常表示没有活动性结核存在。该试验比结核菌素试验皮试更敏感和更特异，不受既往卡介苗注射的干扰，但不能区分隐性感染或活动性结核。

（5）分子生物学方法检查。通常采用结核杆菌聚合酶链反应（PCR-TB），PCR 是聚合酶链式扩增技术，用来扩增 DNA 检测，TB 临床上一般指结核。PCR-TB 结果阴性表明未检测到结核分枝杆菌，或者细菌载量低。

2. 结核病的治疗

（1）全面治疗。既包括患者营养健康方面也包括药物应用方面的全面治疗。首先，患者的营养和休息要合理安排，多食用富含蛋白质和维生素的食物，尤其是富含维生素 A 和维生素 C 的食物。其次，患者住的地方要阳光充足、空气通畅，若是出现发热现象或者高度衰弱的应该卧床休息；若是病情较轻，则应该适当地进行一些室内或者室外活动。

（2）抗结核治疗。应遵循"早期、联合、适量、规律、全程"的用药原则。① 早期治疗：对结核病一定要早诊断、早治疗。早期治疗可以避免机体组织的不可逆破坏；同时结核病早期时结核菌繁殖旺盛，体内吞噬细胞活跃，抗结核药物对代谢活跃、繁殖旺盛的结核菌最能发挥抑制和杀灭作用。同时早期治疗有利于病灶吸收消散，而不留结核结节痕迹。② 联合用药：无论原发还是继发患者，都需要联合用药。联合用药可防止单种药物耐药性的产生，还可针对各种代谢状态细菌及细胞内外菌选药，达到强化药效的目的，同时还能缩短疗程，减少治疗费用，取得最佳疗效。③ 适量用药：几乎所有的抗结核药物都有毒副作用，如剂量过大，血液中的药物浓度过高，对消化系统、神经系统、泌尿系统，特别对肝肾等重要脏器可产生毒副作用；同时如果药物剂量不足，血液药物浓度过低，则达不到抑菌、杀菌的目的，还容易产生耐药性，所以一定要在专科医师的指导下用药，采用适当的剂量。④ 规律用药：一定要在专科医师的指导下规律用药，结核杆菌是一种分裂周期长、生长繁殖缓慢、杀灭困难的顽固细菌，如果用药不规律，症状一缓解就停用，结核杆菌可产生耐药性，使治疗失败，并造成日后治疗更加困难，因此一定要规律用药。⑤ 全程用药：全程用药就是医生根据患者的病情评定治疗方案，整个治疗期间必须用药不间断。一般分为长程治疗和短程治疗。将链霉素、对氨基水杨酸、异烟肼组合为标准化疗方案，总疗程 18～24 个月（其中链霉素使用 2 个月），称为长程治疗。在利福平基础上，另加上吡嗪酰胺和其他药物（通常是乙胺丁醇或链霉素），称为短程治疗，疗程由标准化疗方案的 18～24 个月缩短到6～9 个月。

结核病的预防和自我护理

1. 结核病的预防

加强初级预防，婴儿出生 3 天内接种卡介苗预防结核，可预防儿童患上严重的结核病，但对成人来说，接种卡介苗效果不大，目前新的结合疫苗正处于开发和试验阶段。日常生活中应保持良好健康的生活习惯，增强体育锻炼，提高免疫力，在家中注意通风，保持卫生，做好保护措施，切断结核病传播途径，远离传染源，不随地吐痰，避免与结核患者亲密接触。同时做到早发现、早治疗，当身体出现不适症状应及时就医检查，坚持正规治疗。如果已检出感染结核杆菌，需遵循医生建议，通过服用药物和改变生活方式等措施，防止活动性肺结核的发生和传染给他人。

2. 结核病病人的自我护理

结核病病人的自我护理应做到以下几点：① 适当休息。肺结核急性期的患者不宜剧烈活动，应当多加休息，增加营养，等急性期过后，可以适当地进行一些低强度的锻炼，如散步、打太极拳等。② 通风。患者的卧室应该多加通风，每天开窗换气。让阳光照入室内或用紫外线照射进行室内消毒，对用物可用"84 消毒液"或 0.5% 过氧乙酸液浸泡消毒，但切勿吹对流风，以免感冒。由于患者经常会发生盗汗现象，患者的被褥、衣服应该勤换洗。③ 止咳祛痰。当患者咳嗽强烈时，可以服用适量的止咳药物，防止剧烈咳嗽造成痰块或血块堵塞气管，从而引起窒息。④ 饮食合理。由于结核病是慢性消耗性疾病，因此通常应增加高热量、高蛋白、高脂肪、高维生素饮食的摄入，可食用鸡、鸭、鱼、肉、虾、甲鱼、鳝鱼、豆类制品等食物，注意色香味，以刺激患者食欲；同时还要多食用新鲜的水果和蔬菜，有助于患者的早日康复。⑤ 遵医嘱规律、全程、按时、按量服用抗结核药；定期复查，可做胸透、X 线胸片等各项检查，以观察病情变化。

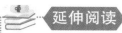

延伸阅读

中国近代历史上染上肺结核的文人们

（一）鲁迅

鲁迅先生是我国伟大的文学家、思想家和革命家，他以笔为武器，战斗了一生，被誉为"民族魂"。鲁迅先生本人患有肺结核，加上长期大量吸烟，44岁时便出现咳嗽、咯痰等症状，并因身心疲惫，日渐加重。而主治的日本医生须藤在长达一年半的时间里，将他的症状错误地当作支气管炎、胃病、消化不良进行治疗，以致延误了最佳治疗时机，最终导致鲁迅先生在55岁时便因肺部疾病而早早离世。

（二）林徽因

林徽因是中国第一位女性建筑学家，同时也被胡适誉为中国一代才女。20世纪30年代初，林薇因与夫婿梁思成用现代科学方法研究中国古代建筑，成为这个学术领域的开拓者，后来在这方面获得了巨大的学术成就，为中国古代建筑研究奠定了坚实的科学基础。1955年4月1日，林徽因因肺结核病逝于北京，年仅52岁

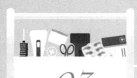

"打摆子"有什么症状？

——全国疟疾日（每年的 4 月 26 日）

🔍 全国疟疾日的起源与目的

疟疾广泛肆虐于世界各地，是全球广泛关注的重要公共卫生问题之一。据世界卫生组织统计，至今仍有 92 个国家和地区处于高度和中度流行，每年发病人数约为 1.5 亿，死于疟疾者约 200 万人。我国解放前疟疾多年流行，尤其南方地区由于流行猖獗，造成大量劳动力丧失；加之当时没有有效药物治疗，疟疾病死率也很高。解放后，全国各地都建立了疟疾防治机构，广泛开展了疟疾的防治和科研工作，疟疾的发病率显著下降。近几年受自然和人为因素影响，疟疾发病率在局部地区呈上升趋势，加强疟疾防治、防止其卷土重来具有重要意义。2007 年 5 月，第六十届世界卫生大会通过决议，决定从 2008 年起将每年 4 月 25 日或个别成员国决定的一日或数日作为"世界疟疾日"。我国结合实际情况，决定将每年 4 月 26 日定为"全国疟疾日"。

全国疟疾日的设立是为了提高全民疟疾防治意识，普及疟疾防治知识，营造全社会共同关注和参与疟疾防治工作的良好氛围，实现辖区消除无疟疾的目标。全国疟疾日的设立有助于落实推进健康中国建设总体要求，进一步促进疟疾防治工作的开展，努力提高疟疾患者的发现、诊断、疫情监测以及预防控制能力，也加深广大群众对疟疾的了解，有利于个体预防。图 3-1 为 2011—2019 年我国疟疾发病数和死亡数统计。

值得我们骄傲的是，2021 年 6 月 29 日，世界卫生组织正式宣布中国彻底消灭疟疾，成为全世界第 40 个消灭疟疾的国家。但要在全球范围内彻底根除疟疾，仍然任重而道远。

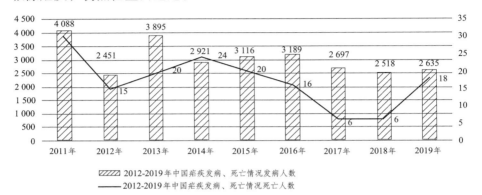

图 3-1 2011—2019 年中国疟疾发病、死亡情况

数据来源：中国疾病预防控制中心

疟疾的病理学认识

（一）疟疾的表现症状

疟疾是经按蚊叮咬或输入带疟原虫者的血液而感染疟原虫所引起的虫媒传染病。疟疾俗称"打摆子"，是全球广泛关注的三大疾病之一。目前主要发生在非洲、东南亚等热带和亚热带国家和地区。疟疾的主要症状为突发性寒战、高热和大量出汗，伴头痛、全身酸痛、乏力（图 3-2）。间日疟、三日疟，早期患者的间歇期可不规则，但经数次发作后即逐渐变得规则。恶性疟疾的发热无明显规律性。

1. 典型症状

（1）潜伏期症状。因感染方式、感染疟原虫的数量和种类的不同，以及人体免疫力的差异，从而有不同的表现形式。原发感染者常有前驱症状，如乏力、头痛、四肢酸痛、食欲下降、不规则低热等。间日疟、卵形疟潜伏期为 13 ~ 15 天, 三日疟潜伏期为 24 ~ 30 天, 恶性疟潜伏期为 7 ~ 12 天。

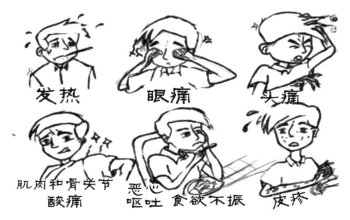

图 3-2　疟疾的临床表现症状

（2）寒战期症状：表现为畏寒, 首先为四肢末端发凉, 而后背部、全身发冷。可有口唇、指甲发绀, 颜面苍白, 全身肌肉和关节酸痛, 进而全身发抖, 牙齿打战, 持续约 10 分钟至 1 小时, 寒战自然停止, 体温上升。此期患者常有重病感。

（3）发热期症状：冷感消失以后, 面色转红, 发绀消失, 体温迅速上升, 通常发冷越显著, 体温越高, 可达 40 ℃ 以上。发热以间歇热为主, 高热患者可表现为辗转不安、谵妄、抽搐、剧烈头痛、恶心呕吐等。此外可有心悸、口渴等症状。持续 2 ~ 6 小时, 个别达 10 余小时。发作数次后, 唇鼻处常见疱疹。

（4）出汗期症状：高热后期, 患者颜面与手心微汗, 随后遍及全身, 大汗淋漓, 2 ~ 3 小时后体温降低, 常至 35.5 ℃。患者可有困倦感, 自觉明显缓解, 而后进入间歇期。

2. 伴随症状

疟疾除典型症状外, 通常还伴有咳嗽、胸部和腹部疼痛、厌食、呕吐以及不适感加剧。在儿童中, 疟疾也可表现为嗜睡、营养不良和咳嗽。发展到严重疟疾时通常可伴有以下一种或多种症状：昏迷、代谢性酸中毒、严重贫血、低血糖、急性肾功能衰竭或急性肺水肿。

重症疟疾的伴随症状：出现昏迷、重度贫血、急性肾功能衰竭、肺水肿或急性呼吸窘迫综合征、低血糖症、循环衰竭或休克、代谢性酸中毒等一项或多项临床表现。

慢性疟疾的伴随症状：以间日疟及三日疟为多，常呈不规则低热，三期表现不明显，消瘦，乏力，贫血加重，脾脏肿大更明显且变坚硬。

（二）疟疾的传播

1. 传染源

疟疾的传染源是疟疾患者和带疟原虫者。

2. 传播途径

疟疾的传播媒介为按蚊，经蚊虫叮咬皮肤为主要传播途径。极少数病例可因输入带疟原虫的血液而发病。寄生于人体的疟原虫共有四种，分别是间日疟原虫、三日疟原虫、恶性疟原虫和卵形疟原虫。疟疾患者和带疟原虫者是疟疾的传染源。传播疟疾最主要的是中华按蚊，为平原区间日疟传播的主要媒介；在山区传播疟疾以微小按蚊为主；在丘陵地区则以雷氏按蚊嗜人血亚种为重要媒介；在海南岛山林地区发现其传疟媒介为大劣按蚊。

3. 人群易感性

疟疾本身不能直接通过人与人进行传播，但人群对疟疾普遍易感。对疟疾免疫力较差或毫无免疫力的人群，如儿童、孕妇及来自非疟疾流行地区的旅游者，感染疟疾后症状往往较重，甚至导致死亡。高疫区新生儿可自母体经胎盘获得抗体，3个月后抗体逐渐消失而易感，2岁以内发病率最高。感染疟疾后虽然有一定的免疫力，但并不持久；各型疟疾之间也无交叉免疫性。

4. 流行特征

疟疾主要流行在热带和亚热带，其次为温带。这主要因为本病流行与生态环境与媒介因素关系密切。流行区以间日疟最广，恶性疟主要流行于热带，亦最严重。

（三）疟疾的危害及相关并发症

1. 疟疾的危害

疟疾是由人类疟原虫感染引起的寄生虫病，主要是由雌性按蚊叮咬传播。在临床上可以引起反复发作的间歇性寒战、高热、继之出大汗后缓解为特征，如不及时诊治，有可能发生严重并发症，甚至死亡。

感染疟疾的虫株不同，预后也有差异，日疟、三日疟和卵形疟患者的病死率很低，而恶性疟患者的病死率较高，婴幼儿感染、延误诊治的病死率更高。

脑型疟患者的病死率达 9%～30%，病后可以出现多种后遗症，如偏瘫、失语、斜视、失明、小脑共济失调和精神失常等。恶性疟患者如果反复发作，且不规则服用奎宁等抗疟药物，部分严重病例可以导致肺水肿、肝肾衰竭、贫血，甚至导致死亡。

2. 疟疾引起的相关并发症

（1）黑尿病。黑尿病是疟疾患者突然发生的急性血管内溶血，多见于恶性疟，是疟疾严重的并发症之一。引起黑尿病的原因主要是感染疟原虫患者红细胞中缺乏葡萄糖-6-磷酸脱氢酶（G-6-PD），疟原虫释放的毒素以及人体发生的超敏反应。该病常以奎宁和伯氨喹等抗疟药治疗为诱因，临床表现为急性血管内溶血，引起急性贫血与黄疸，严重者导致肾缺血及急性肾小管坏死。

（2）脑型疟疾。如果充满寄生虫的血细胞阻塞大脑血管，可造成脑肿胀或脑损伤，进一步可引起癫痫和昏迷。

（3）呼吸系统损害。肺部积液导致肺水肿，可引起呼吸困难。

（4）器官衰竭。疟疾可导致肾脏或肝脏衰竭，以及脾脏破裂，可能危及生命。

（5）贫血。疟疾会破坏红细胞，从而导致患者贫血。

（6）低血糖。严重的疟疾本身会导致低血糖，抗疟药物奎宁也可导致血糖降低。低血糖会导致患者昏迷或死亡。

🔍 预防小妙招

疟疾的预防主要包括个体预防和群体预防（图3-3）。

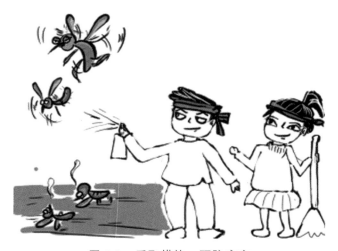

图 3-3　采取措施，预防疟疾

（一）个体预防

个体预防是指居住在疫区的居民，或者是由于旅行出差等原因短期进入疫区的人们，为了防蚊叮咬，防止发病，或减轻临床症状而采取的防护措施。

如果你住在或正在疟疾常见的地区旅行，请采取措施避免蚊虫叮咬。蚊子在黄昏和黎明之间最活跃。为了保护自己免受蚊虫叮咬，你应该：

- 穿长裤和长袖衬衫，遮住你的皮肤。

- 在皮肤和衣服上涂抹驱虫剂。含有避蚊胺（DEET）的喷雾剂可用于皮肤，含有氯菊酯的喷雾剂可安全地用于衣物。

- 睡在蚊帐里，特别是用杀虫剂处理过的蚊帐，有助于睡觉时防止蚊虫叮咬。

- 如果你将要前往疟疾常见的地方，请提前几个月与医生讨论，是否应该在旅行之前、期间和之后服用药物，以帮助免受疟疾寄生虫的侵害。

（二）群体预防

群体预防则是指在高疟区、暴发流行区，或大批进入疟区较长时间居住的人群，除要加强个体预防外，还要防止传播；并根据传播途径的薄弱环节，选择经济、有效且易为接受的防护措施，如蚊媒防治、整体性预防用药、环境治理等。

（三）疟疾养生食疗方法

疟疾养生食疗常用的食物主要有以下几种：

（1）西瓜。西瓜含有丰富的矿物质和维生素，有利于疟疾高热者食用，能够起到清热生津的作用。每天食用 200 ~ 300 克。也可以榨汁食用。

（2）鸡肉。鸡肉含有维生素 C、维生素 E 等，蛋白质的含量比例也较高，疟疾退热后食用比较好。鸡肉不但适于热炒、炖汤，而且是比较适合冷食凉拌的肉类。

（3）苹果。苹果具有生津止渴，清热除烦，健胃消食的作用，同时含有丰富的维生素。吃苹果尽量选择在下午前，要么是饭前半小时，要么是饭后半小时。每天可食用一个。

（4）洋葱。洋葱富含钾、维生素 C、叶酸和维生素 B_6，性温、味甘苦，具有明显降血压作用，能防止坏血病的发生，可利尿、消炎、促进食欲、祛痰，帮助治疗感冒、肠胃病、胆结石、疟疾和风湿病等。它还具有抗衰老以及防止骨质疏松功能。经典做法：洋葱炒肉、糖醋洋葱。

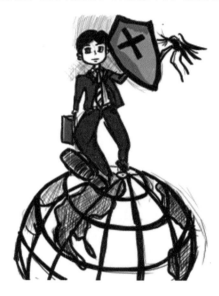

 延伸阅读

金鸡纳与奎宁

传说中第一个患疟疾而获治愈的欧洲人，是西班牙驻秘鲁总督钦琼伯爵的夫人。1638 年，伯爵夫人染上疟疾，病情严重，发冷发热，生命濒危。伯爵心急如焚，恳求医生来救她一命。当时的医生只懂得利用放血作为治疗之法，这样做反而使病人越发虚弱。伯爵眼看医生也不管用，只好孤注一掷，毅然让夫人服用印第安土著用于治疗疟疾的药物。当地土著用生长在安第斯山脉东部一种树的树皮制成药剂治疗疟疾。

之后伯爵夫人药到病除，逃出鬼门关。据说，后来她返回欧洲，把这个妙方也带了回去。这个传说是真是假已无从考证，但是瑞典博物学家林奈对此却深信不疑，还以伯爵夫人的名字替这种树命名。然而他拼写错了一些字母，结果树名变成"金鸡纳"。

其实，将金鸡纳带到欧洲的是西班牙耶稣会教士，而非钦琼伯爵夫人。16世纪，耶稣会教士到拉丁美洲传教，从秘鲁印第安人处得来治疗疟疾的良方，把一些树皮样品送到欧洲去。到了1650年，他们把金鸡纳成批地运过去。

金鸡纳既然可以治愈这么厉害的传染病，按理应该广受欢迎，可实际上竟适得其反。17世纪，欧洲大多数新教徒不但不感激耶稣会教士把金鸡纳带到欧洲，反而认为这是罗马教皇的阴谋。在伦敦，生事的人聚集街头，到处散播谣言，说天主教徒企图借金鸡纳粉消灭新教，甚至有人说耶稣会教士阴谋毒死国王。至于那些饱学的医生，则因金鸡纳是土方而不屑一顾。

当时的英国执政者克伦威尔，就是对耶稣会教士存有偏见的典型。克伦威尔是清教徒，患有疟疾，常常发作，却怎么也不肯服用这种"魔鬼之粉"，最终被疟疾折磨致死。

后来，英国的"快活君主"查理二世患上了疟疾，他毫不犹豫地召来名满伦敦的江湖医生塔尔伯，为他治疗疟疾。塔尔伯表面上嘲笑耶稣会教士，背地里却用金鸡纳树皮配制成一种苦味药剂，治愈了许多疟疾病人，在富贵人家中很有声誉。塔尔伯治愈了查理二世的疟疾，获封为爵士，连声名卓著的皇家内科医学院也遵查理二世的旨意，批准他成为院士，医学界为之哗然，塔尔伯则扬名国外。1679年法国君主路易十四请塔尔伯替王储治疗疟疾。塔尔伯治好了王储，路易十四赏赐他终身俸禄，另以 3 000 枚金币与他交换药方，并且答应把药方保密，到他死后才公开。

1861年，塔尔伯逝世，路易十四将药方公诸于世：玫瑰药 6 英钱、柠檬汁两盎斯，加上大量金鸡纳树皮粉，用酒浸泡。以酒浸泡是不可或缺的步骤，因为金鸡纳树皮所含的生物碱，只溶于酒精而不溶于水。药方公开后，医学界才接受该疗法。虽然当时证实了金鸡纳树皮能医治疟疾，但是直到一百多年后，才由法国医生佩尔蒂埃和卡文托从金鸡纳树皮中提取出治疗疟疾的生物碱。他们根据安第斯高原印第安凯契瓦族语"树皮之王"的发音，将提取出的生物碱称之为"奎宁"。

（资料来源：欧阳军. 疟疾与树皮的故事[J]. 医药与保健，2012（5）. 本文有修改。）

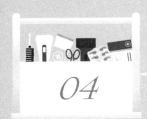

哮喘病情程度如何划分？

——世界哮喘日（每年 5 月第一个周二）

 世界哮喘日的起源

世界哮喘日（World Asthma Day），又称世界防治哮喘日，是由世界卫生组织推出的一个让人们加强对哮喘病现状的了解，增强患者及公众对该疾病的防治和管理的纪念活动。1998 年 12 月 11 日，在西班牙巴塞罗那举行的第二届世界哮喘会议的开幕日上，全球哮喘病防治创议委员会（GINA）与欧洲呼吸学会（ERS）代表世界卫生组织提出开展世界哮喘日活动，并将当天作为第一个世界哮喘日。从 2000 年起，每年都有相关的活动举行，但此后的世界哮喘日改为每年 5 月的第一个周二，而不再是 12 月 11 日。

世界哮喘日是由世界卫生组织推出的一个纪念活动，其宗旨是使人们意识到哮喘是一个全球性的健康问题，宣传已经取得的科技进步，并促使公众和有关当局参与实施有效的管理方法。该节日是由全球哮喘防治创议委员会与健康护理小组及哮喘教育者一起组织的，用来提高全球对哮喘的认识，改善哮喘护理的活动。每一年 GINA 都会选择一个主题，并组织世界哮喘日材料和资源的准备及分发。世界哮喘日的活动由每个国家的健康护理专业人士、教育者以及那些想帮助减轻哮喘负担的公众发起。1998 年举办了第一个世界哮喘日，同时在 35 个国家庆祝，并于西班牙巴塞罗那举行了第一次世界哮喘大会。从那之后每个世界哮喘日的参与者越来越多，世界哮喘日已经成为最重要的哮喘认识和教育活动之一。

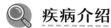

（一）哮喘的临床表现症状

哮喘，即支气管哮喘（bronchial asthma），是一种慢性气道疾病，以气道出现慢性炎症反应为主要特征。哮喘是由多种细胞及细胞组分参与的气道慢性炎症，常引起气道反应性增高，导致反复发作的喘息、气促、胸闷和（或）咳嗽等症状，多在夜间和（或）凌晨发生，此类症状常伴有广泛而多变的气流阻塞。患者常有喘息、气急、胸闷或咳嗽等症状，一般情况下，可以自行缓解或用平喘药物治疗而缓解（图 4-1）。

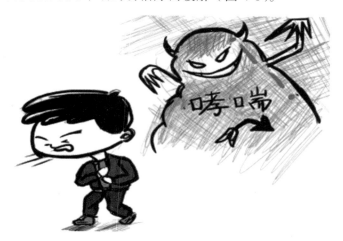

图 4-1　哮喘威胁人类健康

1. 典型症状

患者一般表现为反复发作的喘息、气急、胸闷或咳嗽等症状；发作严重者可在短时间内出现呼吸困难和低氧血症。在发作前常有鼻塞、打喷嚏和眼痒等先兆症状。

哮喘急性发作时会出现以下症状：① 轻度：患者步行或上楼时可感气短，可有焦虑，呼吸频率轻度增加，可听到散在哮鸣音；② 中度：患者稍微活动即感气短，讲话常有中断，时有焦虑，呼吸频率增加，可有"三凹征"（指吸气时胸骨上窝、锁骨上窝、肋间隙出现明显凹陷），可听到响亮、弥漫的哮鸣音，心率增快；③ 重度：患者休息时也感气短，端坐呼吸，只能单字表达，常有焦虑和烦躁，大汗淋漓，呼吸频率>30次/分，常有"三凹征"，可听到响亮、弥漫的哮鸣音，心率增快，常大于120次/分；④ 危重：患者不能讲话，嗜睡或意识模糊，哮鸣音减弱甚至消失，脉率变慢或不规则。哮喘各级病情的临床表现、血气分析结果等见表4-1。

表 4-1　哮喘的临床表现、血气分析结果和血氧饱和度

病情程度	临床表现	血气分析	血氧饱和度	使用支气管舒张剂
轻度	对日常生活影响不大，可平卧，说话连续成句，步行、上楼时有气短。呼吸频率轻度增加，呼吸末端散在哮鸣音。脉率<100次/分，可有焦虑	PaO_2 正常 $PaCO_2$<45 mmHg	>95%	能被控制
中度	日常生活受限，稍事活动便有喘息，喜坐位，讲话常有中断。呼吸频率增加，哮鸣音响亮而弥漫。脉率100～120次/分，有焦虑和烦躁	$PaO_2$60～80 mmHg $PaCO_2$≤45 mmHg	91%～95%	仅有部分缓解
重度	日常生活受限，喘息持续发作，只能单字讲话，端坐呼吸，大汗淋漓。呼吸频率>30次/分，哮鸣音响亮而弥漫。脉率>120次/分，常有焦虑和烦躁	PaO_2<60 mmHg $PaCO_2$>45 mmHg	≤90%	无效
危重	病人不能讲话，出现嗜睡、意识模糊，哮鸣音明显减弱或消失，脉率>120次/分或变慢和不规则	PaO_2<60 mmHg $PaCO_2$>45 mmHg	<90%	无效

2. 伴随症状

哮喘患者除典型症状外，可伴有发热、盗汗、咽痛、咽痒、发绀、乏力、下肢水肿等症状。

（二）哮喘的特征

哮喘是目前全球最常见的慢性疾病之一，据估计，全球每20人中就有1人患有哮喘。我国哮喘患病率近年来持续增长，发病情况不容乐观。我国儿科哮喘协作组于1988～1990年抽样调查显示，中国大陆0～14岁儿童哮喘的患病率为0.11%～2.03%，平均为0.91%。时隔10年后2000年再次进行同样调查，初步摸清了我国城市儿童哮喘"二年患病率"（近两年有哮喘发作的比例）为0.5%～3.34%，全国平均为1.54%。全球多国参与的国际儿童哮喘和过敏性疾病研究（ISAAC）对13～14岁儿童的调查结果显示中国情况为：中国香港哮喘患病率平均为10.1%，内地平均为2.0%。据对北京、广州、上海等城市的调查显示，在一年内，有33%哮喘患者看过急诊，16%曾住院，20%～25%曾缺勤（缺课），42%从未做过肺功能监测，哮喘控制情况不能令人满意。2006年由上海疾控中心组织的对上海市学龄期少年儿童哮喘患病率的调查，结果为5.92%。2010年全国0～14岁儿童哮喘的第三次流行病学调查显示上海儿童哮喘患病率超过7%。我国现有近3 000万哮喘患者，其中有儿童患者约1 000万。约1/3至1/2的儿童哮喘可迁延至成人。

哮喘的病因有以下几方面：

（1）遗传因素。个体过敏体质及外界环境的影响是发病的危险因素。哮喘与多基因遗传有关，哮喘患者亲属患病率高于群体患病率，并且亲缘关系越近，患病率越高；患者病情越严重，其亲属患病率也越高。

（2）变应原。变应原通常分以下几类（图4-2）：① 室内变应原。尘螨是最常见、危害最大的室内变应原，是哮喘重要发病原因，尘螨存在于皮毛以及唾液、尿液与粪便等分泌物里。真菌亦是存在于室内空气中的变应原之一，特别是在阴暗、潮湿以及通风不良的地方。② 室外变应原。花粉与草粉是最常见的引起哮喘发作的室外变应原，其他室外变应原还有动物毛屑、二氧化硫、氨气等各种特异和非特异性吸入物。③ 职业性变应原。常见的职业性变应原有谷物粉、面粉、木材、饲料、茶、咖啡豆、家蚕、鸽子、蘑菇、抗生素（青霉素、头孢菌素）、松香、活性染料、过硫酸盐、乙二胺等。④ 药物及食物。阿司匹林、普萘洛尔（心得安）和一些非皮质激素类抗炎药是药物所致哮喘的主要变应原。此外，鱼、虾、蟹、蛋类、牛奶等食物亦可诱发哮喘。

（3）促发因素。常见空气污染、吸烟、呼吸道感染，如细菌、病毒、原虫、寄生虫等感染、妊娠以及剧烈运动、气候转变；多种非特异性刺激如吸入冷空气、蒸馏水雾滴等都可诱发哮喘发作。此外，精神因素亦可诱发哮喘。

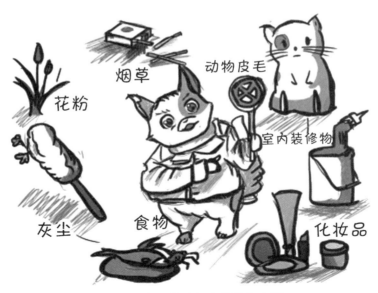

图 4-2 常见的引起哮喘的变应原

（三）哮喘危害及相关并发症

哮喘是以气道慢性炎症为主的疾病，不易根治，常需长期服药控制哮喘。哮喘反复发作，易影响患者的身体健康、睡眠、运动等。如在夜间出现哮喘发作，还可导致入睡困难，抵抗力下降，从而影响患者的工作和学习。此外，哮喘反复发作，还可引起气道重构，导致肺气肿、慢性肺源性心脏病，甚至出现呼吸衰竭，危及生命。经医生指导，长期规律使用控制哮喘药物，可恢复正常的生活。

哮喘长期发作最常见的并发症有以下几种：

（1）肺气肿和肺心病。患者气流阻塞长期得不到控制，肺残气量越来越多，导致肺泡结构破坏，形成肺气肿。进一步发展，压迫肺泡周围血管，肺循环阻力增高，形成慢性肺动脉高压，长此以往，导致右心功能不全、慢性肺源性心脏病。

（2）呼吸衰竭。一般为Ⅱ型呼吸衰竭，哮喘严重发作时的呼吸衰竭为Ⅰ型呼吸衰竭。

（3）呼吸骤停。指哮喘患者的呼吸突然停止的严重并发症。大多发生在患者咳嗽或进食时，也可发生在患者轻微活动后。

（4）气胸和纵隔气肿。因肺结构遭严重破坏，患者突然用力或搬重物时易发生气胸、纵隔气肿。应尽快使肺复张。

（5）过敏性支气管肺曲霉病。机体对曲霉抗原的过敏反应，表现为乏力、消瘦、咳嗽、盗汗、杵状指，痰液中出现褐色小块状分泌物，真菌培养有烟曲菌，胸片示游走性肺浸润。

（6）心律失常和休克。患者严重缺氧，或氨茶碱、异丙肾上腺素用量过大、注射速度过快等都会引起心律失常和休克。

（7）胸廓畸形。哮喘患者尤其是年幼时起病或反复发作者，往往引起胸廓畸形，最常见的是桶状胸、鸡胸、肋骨外翻等胸廓畸形，严重者可对呼吸功能产生影响。

哮喘预防妙招

哮喘的预防要进行积极的宣传和教育，使患者及其家属充分理解哮喘的预防、自我处理概念，从而使哮喘患者得到长期合理、充分有效的治疗，使患者没有哮喘症状或仅有轻微的哮喘症状。对于支气管哮喘患者而言，采取的治疗措施均不能彻底治愈病症，当前临床上治疗支气管哮喘主要是通过药物和护理干预对患者的哮喘病症进行控制。目前尚无针对哮喘的疫苗。不同人群可以采取如下预防措施。

（一）婴幼儿哮喘的预防

（1）注意营养。提倡母乳喂养，补充维生素 D 和益生菌，孕期补充鱼油和长链不饱和脂肪酸，可以减少哮喘的发生，但无法预防哮喘的进展。

（2）避免变态原（过敏原）暴露。避免过敏原暴露是治疗哮喘的关键。婴儿期避免过敏原暴露（如螨虫、动物过敏原等）可以预防哮喘和过敏症的发生。

（3）避免药物因素引发的哮喘。如镇痛剂对乙酰氨基酚可能与成人和儿童哮喘相关，孕妇口服可致后代哮喘风险增加。

（4）避免空气污染。孕妇吸烟是产前烟草暴露最常见和最直接的途径，大大增加后代哮喘发生风险。

（二）成人哮喘的预防

关键在于避免过敏原（如螨、致敏食物等）。

（三）妊娠期和月经期哮喘的预防

妊娠期全程化管理可以减少哮喘症状波动或急性发作。月经前易发作的哮喘，可在发作前数天口服预防药物。

（四）食疗与按摩调理

1. 饮 食

在饮食上主要选择性平、性温的食物为主。如谷类饮食中以大米、玉米、糯米、燕麦等为主，小米、荞麦、绿豆、薏苡仁这些性凉的食物可少吃。肉类饮食中应经常吃羊肉、牛肉、猪肉、鸡肉、海鱼、海虾、鳝鱼这些性温性平的食物，而螃蟹、蚌肉、螺蛳、蜗牛、鸭肉这些性寒、性凉的食物就要尽量少吃。

选择性平、性温的水果，果类饮食中性平、性温的水果有苹果、葡萄、桃子、荔枝、橘子、樱桃、石榴、核桃仁、白果、大枣、栗子、松子仁等，这些水果可以经常吃；而一些性寒凉的水果如西瓜、柿子、柚子、香蕉、猕猴桃、甘蔗这些水果，要做到尽量少吃。菜类饮食中应多吃一些山药、胡萝卜、包菜、大白菜、青菜、土豆、洋葱、韭菜、南瓜、香菇、香椿头、毛豆、四季豆、长豇豆、辣椒；而性寒凉的苦瓜、慈菇、荸荠、海带、紫菜、空心菜、茄子、藕、茭白、地瓜、丝瓜、冬瓜都应尽量少吃。

2. 支气管哮喘的自我按摩调理

支气管哮喘的自我按摩通常采用以下几种按摩手法：

（1）擦法。用手掌附着在治疗区域，进行直线往返运动。注意操作时，手要紧贴皮肤，压力不可过大。擦法速度要掌握在每分钟来回各 50 次左右为好，以皮肤发红微热为佳。

（2）拿法。用手掌和五指，像抓一把豆子那样用力提拿一定的身体部位。区别于拿东西，拿法要进行一松一紧地提拿。每个治疗部位拿 20 次为佳，注意不可出现"掐"的动作，以治疗局部微微发热为宜。

（3）按揉法。主要用拇指在治疗部位上逐渐用力按压后，再作顺时针或逆时针方向的旋转揉动。揉的时候注意按压的力量不可减弱，以局部感觉酸胀为佳。每个穴位按揉 1 分钟为宜，方向顺时针或逆时针均可。

（五）护理方法

一旦确诊为哮喘，应长期规范化治疗，学会正确使用药物吸入装置。通常哮喘开始治疗后每 2～4 周需复诊，以后每 1～3 个月随访一次，如发生急性发作则 1 周内需要复诊。

1. 家庭护理

（1）避免空气中的过敏原。螨是引起部分哮喘类型的元凶。家庭里可以用通气床罩将床垫包起来，包裹枕头或每周洗枕套，不用地毯等。

（2）劝导家属及患者避免接触来自宠物的过敏原，少接触猫、狗等。

（3）避免进食致敏食物，如虾、蟹。

（4）避免空气污染。避免室内刺激物如烟草、家用喷雾剂等。

（5）患者学会正确使用药物吸入装置，家属也应该熟知。

2. 日常生活管理

哮喘患者应以清淡饮食为主，平时避免冷饮。同时加强体育锻炼，选择适当的体育运动（如打太极拳等），以增强体质，不要剧烈运动，以免引发哮喘发作。

3. 日常病情监测

（1）正确使用峰流速仪。峰流速仪是一种方便、快捷、舒适、精准的肺功能测试装置，适用于患有哮喘或慢性支气管疾病的患者在日常测量最大呼气流量来监控病情。学会正确使用峰流速仪，可客观判断哮喘病情，长期监测主要适用于预测哮喘急性发作。

（2）准确记录哮喘日记。

（3）哮喘控制测试（ACT）。该测试为一评分表，可以帮助哮喘患者评估哮喘控制程度。25 分为控制，20～24 分为部分控制，19 分以下为未控制（经国内多中心验证表明，ACT 不仅易学易用且适合中国国情）。

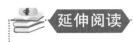

历史上的名人与哮喘的那些事儿

邓丽君： 1995 年 5 月 8 日，邓丽君因哮喘引发心脏病而英年早逝，年仅 42 岁。一代巨星陨落，让国内外众多歌迷扼腕叹息。据台湾医疗界推测，邓丽君应该是因感冒长期没有得到控制，并且气喘多次发作也没有予以重视，所以才在缺乏既定药物的状况下，又因错失有效救治时机，导致哮喘发作致死。

洛加尼斯： 美国历史上最著名的跳水运动员之一，有"空中芭蕾王子"之称。1988 年汉城奥运会上，洛加尼斯成功卫冕奥运跳水双料冠军。他曾获得 5 项世界锦标赛冠军和 3 项世界杯冠军。洛加尼斯也曾患有哮喘。

贝克汉姆： 贝克汉姆是英国前著名的足球运动员。曾经在美国职业大联盟总决赛中，贝克汉姆被拍到使用哮喘吸入器的照片，他的经纪人西蒙·奥利维拉在接受《每日邮报》采访时证实，小贝在还是个小男孩的时候就得了哮喘，"他从来没有想过要把这件事情公开，但现在大家知道了，他想证明哮喘患者也可以像常人一样生活，甚至在足球场上表现出色成为巨星，也给先天患有疾病的人树立了一个榜样。"

余文乐： 中国香港影视男演员、流行乐歌手。据悉，余文乐从小就患上了哮喘病，他经常在寒冷或劳累时复发。他在拍电影《飞虎门》时曾因寒冷和劳累而引起哮喘发作。据说当时同样患有哮喘病的谢霆锋给了他一杯热咖啡，从而缓解了哮喘症状，为此，余文乐还称谢霆锋为"救命恩人"。

郑秀文： 中国香港流行乐女歌手、影视演员。郑秀文是到了一定年龄才出现哮喘的，据说她为了减肥和工作，即使生病也不休息，也不敢多吃营养的食物，长期下来导致身体失调。因此有很多媒体都称，她是因身体累坏而致的哮喘。

谢霆锋：中国香港流行乐男歌手、演员。谢霆锋从小就有哮喘，一直坚持药物治疗进行控制。他对自己的哮喘一直很注意，平时随身都会携带喷雾药剂、气管扩张剂等以防万一。在饮食方面也颇为注意，尽量少饮酒，免得酒精刺激引发哮喘。

（资料来源：根据网络资料整理而成）

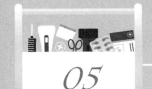

拥抱会得艾滋病吗？

—— 世界艾滋病日（每年的 12 月 1 日）

世界艾滋病日简介

1981 年 6 月，美国洛杉矶发现 5 名年轻男性，因罹患少见的肺囊虫肺炎而死亡；几乎同时，纽约也发现 20 名患少见的卡波西氏肉瘤去世的年轻男性。随后 1981 年 12 月 1 日，美国疾病与预防控制中心（CDC）也发现了一种奇怪的传染病，得了这种病的人，会出现各种机会性感染。后来经美国 CDC 研究并证实：这些病人均死于一种免疫系统机能丧失的同一类症候群。这种由于感染了人类免疫缺陷病毒（HIV）而造成的以损害免疫系统为主要特征的综合征，1982 年由世界卫生组织正式命名为"获得性免疫缺陷综合征"，英文缩写为 AIDS（图 5-1）。因

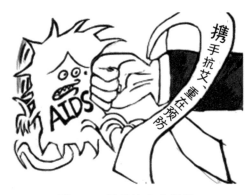

图 5-1　携手抗击艾滋病

为当时发现男同性恋患者居多，曾一度认为艾滋病只在同性恋中传播。到 1988 年，艾滋病在全球肆虐流行，感染者男女老少都有，甚至刚出生的新生儿也发生感染，艾滋病已成为重大的公共卫生问题和社会问题，引起世界卫生组织及各国政府的高度重视。1988 年 1 月，世界卫生组织在伦敦召

开了一个有 100 多个国家参加的"全球预防艾滋病"部长级高级会议，会上宣布每年的 12 月 1 日——发现第一例艾滋病感染者的日子，为"世界艾滋病日（World AIDS Day）"。

设立世界艾滋病日的目的在于让人们都知道艾滋病在全球范围内是能够加以控制和预防的；让人们都知道，防止艾滋病很重要的一条就是每个人都要对自己的行为负责；通过艾滋病日的宣传，唤起人们对艾滋病病毒感染者和艾滋病病人的同情和理解；希望大家支持各自国家制定的防治艾滋病的规划，以唤起全球人民共同行动起来支持艾滋病防治及反歧视方面的工作。

世界艾滋病日的标志是红丝带。红绸带像一条纽带，将世界人民紧紧联系在一起，共同抗击艾滋病，它象征着我们对艾滋病病毒感染者和艾滋病病人的关心与支持；象征着我们对生命的热爱和对和平的渴望；象征着我们要用"心"来参与预防艾滋病的工作。

2004 年是中国艾滋病防治的转折点，这一年，"四免一关怀"政策施行，包括免费抗病毒治疗、免费自愿咨询检测、免费母婴阻断、艾滋病遗孤免费就学、对艾滋病患者家庭实施关怀救助。"四免一关怀"政策的提出，彻底改变了中国艾滋病防治的被动局面，也是中国艾滋病防治工作的根基。"四免一关怀"政策的实施，使我国的艾滋病防治工作取得了初步的成效。

2006 年，国务院颁布《艾滋病防治条例》，将免费抗病毒治疗政策纳入了法制化轨道，明确了"预防为主、防治结合"的工作方针，强调了各级政府的责任。

艾滋病知识问答

（一）什么是艾滋病？

艾滋病（AIDS）是一种严重的传染病，曾译为"爱滋病""爱死病"。艾滋病分为两型：HIV-1 型和 HIV-2 型，它们又有各自的亚型。不同地区流行的亚型不同，同一亚型在不同地区也存在一定差异。感染了艾滋病病毒（HIV）的人称为艾滋病病毒感染者，艾滋病病毒侵入人体后，能够破坏人体的免疫系统，让感染者逐渐丧失对各种疾病的抵抗能力，甚至会导致死亡。

（二）你能从外表上发现艾滋病人吗？

HIV 在人体内的潜伏期平均为 8 ~ 9 年，处于潜伏期的许多艾滋病病毒感染者外观上与健康人一样，可以正常地工作和学习，但有传染性。

（三）艾滋病有哪些临床表现？

HIV 感染者如果没有接受治疗，一般会经历以下 3 个阶段：急性期、无症状期、艾滋病期，也可从无明显急性期症状而直接进入无症状期。急性期是艾滋病病毒进入体内，一般两周到一个月左右时间，人体出现的一些临床表现，比如发热、头痛、淋巴结肿大、腹泻等类似感冒一样的表现，此为急性期症状。急性期症状通常持续 1 ~ 3 周左右会自行缓解。随后患者进入无症状期，无症状期长的可以持续两到八年的时间。在这阶段，患者通常没有任何的症状表现，自我感觉和正常人完全一样，但是在血液检测的时候，可以发现患者的免疫细胞，CD4+T 淋巴细胞计数会产生变化，逐渐下降。进入艾滋病期的时候，患者会出现各种症状，首先是消瘦、体重下降、腹泻、精神差，一般状况非常不好，随后会出现免疫缺陷，体内的免疫功能受到严重的损害以后，出现各种各样的感染如肺孢子菌的肺炎、卡波西式肉瘤等，最终因继发性感染而引起死亡。

（四）艾滋病的传播途径有哪些？

艾滋病的直接传染源是艾滋病患者及 HIV 携带者。艾滋病的传播途径主要有三条：性传播、血液传播和母婴传播（图 5-2）。

1. 性传播

艾滋病病毒可通过性交的方式在男女之间和男男之间传播。性伙伴越多，感染的危险越大。

2. 血液传播

共用注射器吸毒或文身时与 HIV 携带者共用一个针头、到非法血站卖血、输入被艾滋病病毒污染的血液和血制品、使用未经严格消毒的针具和器械等都可能传染。

3. 母婴传播

感染了艾滋病的妇女在怀孕生产和产后哺乳时，可将病毒传染给新生儿。

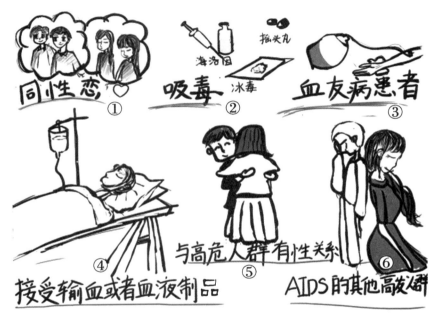

图 5-2　艾滋病主要的传播途径

（五）哪些人需要检测艾滋病？

（1）发生高危异性性行为或男性同性性行为又不全程规范使用安全套的人。如：性伴侣不固定，同时交往多个性伴侣，通过网络交友软件与不认识的人发生性行为，与已知感染艾滋病的人发生性行为等，均需要进行艾滋病检测。

（2）与他人共用针具进行注射吸毒；曾在非正规医疗单位拔牙、文身；非法献血和输入不明来源的血液等高危行为者，应在事后进行艾滋病检测。

（3）准备结婚的伴侣，建议在婚前进行艾滋病检测，以确认伴侣的健康。建议孕妇在备孕期或在刚发现怀孕时检测。感染了艾滋病的妈妈生的宝宝要在出生时检测，以确保有一个健康的宝宝。

（4）患梅毒、淋病、尖锐湿疣等性病到医疗机构就诊的患者或临床医师认为有必要进行艾滋病检测的其他患者。

（六）通过什么途径知道自己感染艾滋病？

检测是唯一的方法，检测分自我检测及机构检测。自我试纸检测，有唾液试纸、血液试纸等，这些是初步检测的工具。可以自己先在家里检测，如果出现阳性，有可能感染上 HIV 病毒，就应该进一步到正规医院检测。也可以选择直接到当地疾病预防控制中心和卫生部门指定的医疗机构做血液检测，做到早发现、早诊断和早治疗。疾控机构和艾滋病自愿咨询检测点（也叫 VCT 点）的整个咨询、检测和服务过程是完全自愿、保密和免费的。

（七）检测后多久能知道是否感染艾滋病？

在高危行为后 4 周检测 HIV 抗体，大多数感染者可以检测到抗体。如果 4 周检测结果阴性可以等到 8 周或 12 周再检测。一般情况下，如果 12 周之内没有再发生高危行为，也没有检测到抗体，就基本可以排除艾滋病感染。

（八）艾滋病有没有疫苗？

艾滋病目前没有疫苗可以预防，掌握预防知识、拒绝危险行为，做好自身防护才是最有效的预防手段。

（九）日常接触会感染艾滋病吗？

咳嗽、打喷嚏、拉手、拥抱、共用被褥、购物、使用钞票不传染；

共用电话、共用钱币、共用碗筷、共用厕所不传染；

一起劳动、蚊虫叮咬、一起游泳、一起洗浴不传染。

（十）如何预防艾滋病感染？

（1）要到规范的医疗机构打针输液，要求用一次性或消毒严格的针具，输血要求用检测合格的血液。

（2）改变高危行为，保持健康的生活方式：夫妻之间互相忠诚，可以减少患艾滋病的危险；如果怀疑自己被感染了，最好和配偶或性伙伴一起就医检测；教育孩子不吸烟，坚决不沾毒，不要与别人共用注射器。

（3）正确使用安全套是最有效的性病、艾滋病预防办法，应当每次性行为都坚持全程正确使用安全套。

（4）暴露前预防（英文简称 PrEP）、暴露后预防（英文简称 PEP）均能有效预防艾滋病传播。暴露前预防是指尚未感染 HIV 病毒的人在发生易感染艾滋病病毒行为之前服用特定的抗病毒药物，以预防 HIV 感染的方法。暴露后预防是指尚未感染 HIV 的人在与 HIV 感染者或感染症状不明者发生易感染 HIV 的行为后，在 72 小时之内服用特定的抗病毒药物，以预防 HIV 感染的方法。暴露后最佳的阻断时间是 2 小时，阻断成功率在 99%以上。之后，阻断成功率会逐渐下降，但 72 小时内仍有较高的成功率，故暴露后的 72 小时被称为"黄金 72 小时"。

（十一）以下方法能预防艾滋病吗？

发生无保护的性行为后，采取冲洗生殖器、体外射精、预防性使用抗生素、局部涂抹药物及上环、结扎等做法均不能起到预防性病、艾滋病的作用。

（十二）如果感染艾滋病，治疗期间要注意什么？

（1）未得到HIV确诊报告之前自己不要乱买药治疗、甚至乱服药。

（2）得到HIV确诊报告后，不要丧失对生活的信心，应树立乐观向上的态度，不悲观、不消极面对生活，相信随着医学的发展，未来会有艾滋病被治愈的那一天。

（3）正在治疗的确诊患者，要按规定服用免费或自费的抗病毒药物，就可以使病毒得到有效抑制，延长生命，并且降低传染性。U=U（持续测不到=没有传染性）的含义是：按规定接受抗病毒治疗且血液中检测不到病毒载量的HIV感染者，通过性行为传染他人的风险为零。根据所使用的药物不同，可能需要治疗6个月以上才能达到病毒载量测不到或病毒载量有效抑制（病毒载量低于200拷贝/mL）。而选择适当的药物并且保持良好的服药依从性，就能持续与确实有效地抑制病毒。

（十三）如果感染了艾滋病能结婚、工作，还可以要宝宝吗？

艾滋病病毒感染者、艾滋病病人及其家属享有的婚姻、就业、就医、入学等合法权益受法律保护。未经本人或者其监护人同意，任何单位或者个人不得公开艾滋病病毒感染者、艾滋病病人及其家属的姓名、住址、工作单位、肖像、病史资料以及其他可能推断出其具体身份的信息。感染了艾滋病也是完全可以当爸爸妈妈的，甚至可以放心地当爸爸妈妈，因为母婴传播虽然是艾滋病传播的一个重要途径，但是以现在的治疗手段，完全可以避免母婴传播。艾滋病女性感染者，在怀孕前应到专业机构进行检查，接受可靠的医学指导，做好阻断治疗，就可以避免艾滋病感染宝宝。可选择剖宫产、人工喂养等医学措施，降低孩子被感染的机会。男性感染者只要正确服用药物，控制病毒量，以及采取正确的预防措施（如正确使用安全套等），就不会通过性接触感染自己的配偶。

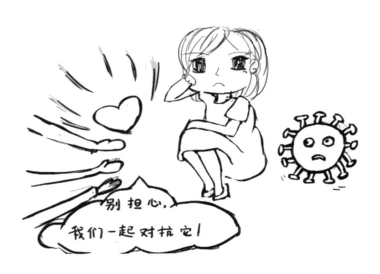

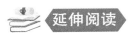
自创艾滋病打油诗

艾滋病毒好可怕，大家都要阻止它；

拒绝毒品不乱交，爱爱戴好安全套；

艾滋病人不用怕，大家不要嫌弃他；

按时服药身体好，一样活到九十八；

规律服药获健康，紧急预防也做好；

我们同一蓝天下，携手防艾靠大家。

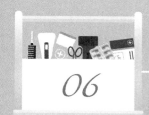

肝炎都会传染吗？

——世界肝炎日（每年的 7 月 28 日）

🔍 世界肝病日的起源与目的

2008 年 5 月 19 日，世界肝炎联盟发起并设立第一个"民间"的"世界肝炎日"。2010 年 5 月 21 日，第 63 届世界卫生大会提议将每年的 7 月 28 日设立为"世界肝炎日（World Hepatitis Day）"，以纪念已故诺贝尔奖得主巴鲁克·布隆伯格这位乙肝病毒发现者。从 2011 年开始正式将每年的世界肝炎日从 5 月 19 日变更为 7 月 28 日，这标志着世界肝炎日正式成为各国政府的官方纪念日。2016 年在日内瓦召开的第 69 届世界卫生大会，通过了全球消除病毒性肝炎策略，要求各国政府积极努力在 2030 年前消除病毒性肝炎这一公共卫生威胁，要在全球努力"建立一个无病毒性肝炎传播、且每例病毒性肝炎患者均可以获得安全、能支付、有效的预防、关怀和治疗服务的世界"。世界肝炎日的设立旨在加强对病毒性肝炎及其相关疾病的预防、筛查和控制；提高疫苗的覆盖率，推动将疫苗纳入国家免疫计划；协调全球对肝炎的应对，全面遏制肝炎对人类健康的威胁。

🔍 我国肝病国情

病毒性肝炎是由多种不同肝炎病毒引起的一组以肝脏损害为主的传染性疾病，包括甲型肝炎、乙型肝炎、丙型肝炎、丁型肝炎和戊型肝炎等。据世界卫生组织统计，全世界约有 2.4 亿慢性乙肝和 1.5 亿慢性丙肝患者。

我国肝病感染者人数众多。1998年经民政部批准成立中国肝炎防治基金会，目的在于配合政府积极推动新生儿及高危人群疫苗接种。2005年6月1日起我国实行新生儿全部免费接种乙肝疫苗。2018年，国家卫健委疾控局发布的《全国法定传染病疫情概况》显示，我国乙肝病毒感染者约8 600万人，丙肝感染者约1 000万人，每年约33万人死于乙肝或丙肝感染导致的肝硬化和原发性肝癌。而近年来呈暴发性增长的脂肪性肝病，越来越常见的药物性肝病，以及逐渐被人们所认识的免疫性肝病，也时常危害着患者的健康。积极宣传"积极预防、主动检测、规范治疗、全面遏制肝炎危害"，号召大家积极主动接种疫苗，主动体检了解自身健康状况，感染者接受规范的抗病毒治疗，全面遏制病毒性肝炎对人类健康的威胁。

肝炎小知识

（一）什么是肝炎？

肝炎即肝脏的炎症，指各种病因引起不同程度的肝细胞炎症和坏死的肝脏疾病。肝炎如果不及时治疗，容易出现肝纤维化，久而久之导致肝硬化的发生，甚至发生肝癌，最终死亡。

（二）肝炎有多少种？

（1）病毒性肝炎：肝炎中的"大哥大"，由多种不同的肝炎病毒所致的肝病。根据病原学可分为甲、乙、丙、丁、戊、己、庚七种类型，还有EB病毒、巨细胞病毒、单纯疱疹病毒、风疹病毒等病毒性肝炎。其中乙肝、丙肝是流行最广泛、危害最严重的两种。

（2）酒精性肝炎。"吸烟伤肺，喝酒伤肝"，酒精性肝炎是由于长期大量饮用各种含乙醇（酒精）的饮料所致的肝脏炎症性病变。根据国内临床标准，男性一天饮用的酒精量超过25 g，女性超过15 g，或2周内饮酒量超过80 g，连续5年以上的嗜酒者大多发生酒精性肝病或者酒精肝。

（3）药物性肝炎。"是药三分毒"，药物性肝炎是指由于药物或其代谢产物引起的肝脏炎症性病变。

（4）中毒性肝炎。由自然环境中物理、化学、生物等亲肝毒物（如磷、砷、四氯化碳等）所致的肝脏炎症性病变。

（5）自身免疫性肝炎："自己不认识自己人"的一种表现。自身免疫性肝炎是一类病因不明的，伴高免疫球蛋白血症、循环多种自身抗体，肝小叶周围区呈碎屑样坏死为特征的肝脏炎症性病变。

（6）脂肪性肝炎。"胖不代表健康"，脂肪肝是指由于各种原因引起的肝细胞内脂肪堆积过多的病变。正常肝内脂肪占肝重的 3%～4%，如果脂肪含量超过肝重的 5%即为脂肪肝，严重者可达 40%～50%。

（三）患上肝炎的症状有哪些？

- 经常性出现高度疲乏，以致日常生活自理都困难；
- 严重厌油、食欲不振、严重腹胀，坐卧不安、彻夜难眠、气短憋闷；
- 巩膜、全身皮肤黄染伴瘙痒，黄疸出现或黄疸指数骤然升高；
- 肝区隐痛、肝大、触痛，部分患者出现蜘蛛痣和肝掌；
- 近期常常齿龈出血、流鼻血、皮肤黏膜也出现出血点，注射针刺部位出现淤斑、出现柏油样黑便甚至是血便，化验凝血酶原活动度降至40%以下；
- 出现面部及下肢浮肿、腹围增加，出现腹水；尿量日趋减少，1日少于 400 mL；
- 神志反常，突然兴奋多语，语无伦次，定向、计算能力障碍等。

（四）肝炎都有传染性吗？

不是所有的肝病都会传染，有一部分肝病会传染，所以一定要及时检查所患肝病的类型，才可以确认其感染途径，才能明确预防和治疗肝病最佳的途径。目前，传染的肝病是指病毒性传染性的肝炎，甲型、乙型、丙型、丁型和戊型肝炎都具有传染性。

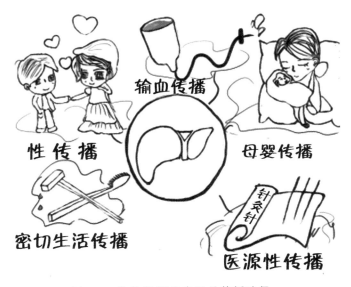

图 6-1　传染性肝炎常见的传播途径

（五）传染性肝病的传播途径有哪些？（图 6-1）

（1）甲型肝炎和戊型肝炎主要通过消化道传播，也有可能跟患者共用碗筷等卫生用具或一起吃饭、喝水时被感染，水源或食物污染时可引起暴发性流行，戊型肝炎的发病率具有地域特征。

（2）乙型肝炎是肝病中最常见的肝炎种类，是由乙肝病毒引起，主要是通过血液、性接触、母婴垂直传播、吸食毒品等进行传播，而且传播的速度非常快。

（3）丙型肝炎一般是通过血液传播如输血、文身、药瘾注射等，甚至可能通过手术传播。

（4）丁型肝炎只会在患有乙型肝炎的基础上，由母婴传播或者性接触传播。

（六）哪些肝炎有疫苗？

（1）甲型肝炎，目前在国内使用的甲肝疫苗有甲肝纯化灭活疫苗和减毒活疫苗两种类型。在接种程序上，减毒活疫苗接种一针（1岁以上儿童及成人），灭活疫苗接种两针（0，6个月）。

（2）乙型肝炎，接种乙型肝炎疫苗是我国预防和控制乙型肝炎流行的最关键的措施，普遍采用0，1，6个月的三针接种程序。

（3）戊型肝炎，采用重组戊型肝炎疫苗，普遍采用0，1，6月的三针接种方案。

（七）如何预防肝炎？肝炎的预防分为哪几级？

肝炎的预防主要通过控制传染源（肝炎患者和病毒携带者）、切断传播途径、保护易感人群等方法进行。肝炎的预防通常分为以下三级。

1. 一级预防

（1）疫苗接种：接种甲型肝炎和乙肝疫苗有很好的免疫预防效果。

（2）采取有效措施切断其传播途径，如使用安全的血液制品、不共用注射器、避免不洁医疗行为等。

2. 二级预防

建议有疑似肝炎症状或高风险行为的人群主动到医疗机构进行检查，及早发现和进行规范治疗，防止其发展成慢性肝炎。

3. 三级预防

要遵从医嘱，注意休息，合理饮食，配合药物治疗，防止慢性肝炎进一步发展成肝硬化。

（八）如果患了肝病该怎么办？

肝病首先要明确病因，不同病因的肝病治疗方案也是不同的：比如药物性肝病需要停用伤肝药物；酒精性肝病需要戒酒治疗；病毒性肝炎需要抗病毒治疗。

其次肝病是否需要治疗还需要结合病情来判定，目前临床上主要根据肝功能化验来判断，如果肝功能明显异常，则必须积极且及时治疗，必要时需要住院治疗；如果肝功能化验仅轻微异常，则通常口服药物即可，但这期间需要定期监测肝功能；如果肝功能化验正常，则一般无需治疗，但仍需要定期检测肝功能。图 6-2 为肝炎病变进展常见的"三步曲"。

（九）肝病患者日常生活中有什么禁忌？

（1）忌酒忌烟：饮酒对肝脏危害极大，酒中的乙醇和亚硝胺可使肝脂肪变性，引起酒精性肝炎、肝纤维化、肝癌；香烟中含有多种有毒物质，能损害肝功能。

（2）忌辛辣：辛辣食品易引起消化道生湿化热，湿热夹杂，蕴熏肝胆，气机失调，消化功能减弱。

（3）忌乱用补品膳食：勿过分相信广告宣传等，滥用补品，若为补而补，盲目滥用，则变利为害。

（4）忌劳累：肝为人体重要代谢器官，肝炎患者功能失常，营养失调，故疲乏无力，需多休息。

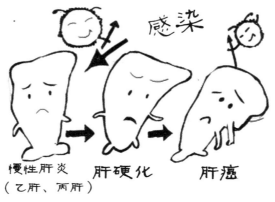

图 6-2 肝炎病变进展"三步曲"

（5）忌情志不畅，生活不规律："十分病七分养"，肝病患者久治不愈，常使人焦虑，胡思乱想，易发火而郁怒伤肝，肝气郁结不舒易成积癖，一旦对治疗失去信心，思想包袱加重，病情则不稳定，因此患者要乐观，增强治愈信心。

（十）肝炎要做手术吗？

如果只是单纯的肝炎，转氨酶、胆红素升高，皮肤、巩膜变黄，白蛋白降低，可通过药物治疗，例如使用护肝药物、退黄药物、抗病毒药物等，往往可以控制病情，不需要手术；但如果慢性肝炎长期进展，当进展到肝硬化可引起食管胃底静脉曲张甚至出血，可以通过手术对静脉曲张进行套扎，从而避免出血。引起的门脉高压可以通过经颈静脉肝内门腔静脉分流术（TIPS）手术进行分流，从而降低门脉高压。如果引起肝癌，在早期可以通过手术切除，若没有手术指征还可以选择介入手术治疗。

（十一）肝炎能治愈吗？

肝炎是否得到治愈，主要取决于患者所患的肝部疾病的类型，以及病情的发展和患者身体的自身情况。甲肝、丙肝等肝炎，在经过治疗后是可以痊愈的。而病毒性乙肝通常只能运用抗病毒药物治疗和保护肝脏的治疗方法，对病毒进行有效的控制，其治愈率比较低，所以乙肝主要以控制病情为主。而药物性肝炎在去除肝脏危害因素后，经过积极治疗是可能治愈的。酒精性肝炎通过戒酒并采用护肝治疗方式也是可能痊愈的。脂肪性肝炎通过控制体重也能进行有效控制。而急性药物性肝炎只要找到诱因药物并停止用药，再进行适当的保肝疗法等治疗，是能够痊愈的。

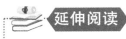

自创肝炎打油诗

造成肝炎成因多，常见病毒免疫差；

生活习惯影响大，酗酒后果肝炎化；

分类分成急慢性，甲乙丙丁戊庚型；

早期症状平常化，食减腹胀厌油腻；

防治关键要及时，提倡运动多消脂。

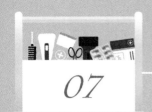

关节炎只是老年人的"专利"吗？

—— 世界关节炎日（每年的 10 月 12 日）

🔍 世界关节炎日的起源和目的

1998 年 4 月，在世界卫生组织支持下，瑞典隆德大学举办了一场有 70 多名骨科、风湿科、骨质疏松、创伤学及理疗与康复专家参加的研讨会，会上 Lars Lidgren 提出将 2000～2010 年定为"骨与关节的十年"。1999 年 11 月联合国秘书长安南签署正式支持文件。2000 年 1 月 13～15 日，世界卫生组织在日内瓦正式宣布在全球启动此项活动，750 个医疗机构签署文件，37 个国家政府支持"骨与关节十年"活动。世界卫生组织确定通过十年的努力，将骨性关节炎的预期发病率降低 25%，并确定每年的 10 月 12 日为"国际关节炎日（World Arthritis Day）"。2001 年 4 月，我国成立了卫生部关节炎防治教育计划基金，意味着卫生行政部门开始重视此疾病。世界骨关节炎日设立的目的是提醒人们重视对骨性关节炎的防治。因此对骨性关节炎的预防和治疗是一项全社会都需要重视的工作。

根据美国疾病与预防控制中心的一份报告显示，关节炎已列为"世界头号致残性疾病"。目前全世界关节炎患者约有 3.55 亿人。在亚洲地区，每 6 个人中就有 1 人在一生的某个阶段患上关节炎这种世界头号致残性疾病。目前估计我国关节炎患者数量在 1 亿人以上，而且患病人数还在不断增加。"世界关节炎日"设立的目的是要提醒人们，对关节炎要早预防、早诊断、早治疗，防止致残。早发现、早诊断、早治疗是提高患者生存率和生活质量的关键因素。"三早"有利于降低关节炎患病率，提高患者生存率和生活质量。

关节炎疾病知识

关节炎（arthritis）泛指发生在人体关节及其周围组织，由炎症、感染、退化、创伤或其他因素引起的炎性疾病，其类型可分为数十种。我国的关节炎患者有 1 亿以上，且人数还在不断增加。关节炎的临床表现为关节的红、肿、热、痛、功能障碍及关节畸形等，严重者可导致关节残疾，影响患者生活质量。据统计，我国 50 岁以上人群中半数患有骨关节炎，65 岁以上人群中 90%女性和 80%男性患有骨关节炎。我国的骨关节炎的患病率约为 0.34%～0.36%，严重者寿命约缩短 10～15 年。防治关节炎对提高患者生活质量、促进健康中国战略实施具有重要意义。

（一）关节炎的分类

很多疾病可引起关节炎性病变，临床较为常见的关节炎有以下几种。

1. 骨关节炎

骨关节炎又名骨关节病、老年性关节炎、肥大性关节炎、退变性关节病和骨质增生等，是一种以关节软骨退行性病变及关节边缘骨赘形成为特征的慢性关节病。其本质上属于非炎性的疾病（虽然后期也可继发滑膜炎），以关节软骨退变、损伤、骨质增生为特点，常累及膝关节、髋关节踝和手、足小关节。临床上具有关节本身的症状加上组织结构的改变（通常由 X 线检查表现出来），就可以诊断为骨关节炎。在病理学研究中，骨关节炎的典型特征为严重的局灶性软骨侵蚀、缺失，甚至软骨下骨质改变。骨质增生与人体衰老密切相关，多数老人都可能伴有骨质增生，因此更容易患上骨关节炎。临床数据显示，45 岁以下人群骨关节炎患病率仅为 2%，而 65 岁以上人群患病率高达 68%。人到老年大都患有不同程度的骨关节炎。

2. 类风湿性关节炎

该病常表现为小关节（腕、掌指关节或近端指间关节）疼痛，且发病关节呈对称性。类风湿性关节炎患者80%患病年龄为35～50岁，但老人、幼儿同样可发病。因其病因与遗传、感染、环境、免疫有着复杂关系，临床尚无法彻底根治，只能通过药物治疗控制病情，维持关节功能。

3. 强直性脊柱炎

该病是一种主要侵犯中轴关节的全身性、慢性、进行性炎症疾病，多表现为脊柱、骶髂关节等中轴关节病变。其病因不清，一般认为是遗传因素、环境因素相互作用所致。该病男性多见，发病年龄多在40岁以前，严重者可导致脊柱和关节畸形而影响日常生活。

4. 反应性关节炎

反应性关节炎是因肠道系统、泌尿系统等关节外感染因子触发的炎症性关节病变。降低反应性关节外因素的感染率、提高免疫力对此病有一定防治作用。

5. 痛风性关节炎

该病是一种因尿酸盐结晶、沉积引起的关节炎。发病多为急性单侧关节炎，以脚部大脚趾突然红肿、疼痛为主要症状，痛时"痛不欲生"，病程持续约一周左右可得到缓解，像一阵风一样过去，因此叫"痛风"，但易复发。预防方法是有效地抗氧化，防止体内核酸被氧化分解，从而减少内源性嘌呤（约占80%）产生，继而减少尿酸的产生。同时应养成良好的生活饮食习惯，少吃动物内脏、海鲜、啤酒、白酒等，减少外源性嘌呤的摄入，从而减少尿酸产生。

（二）关节炎的临床表现

多数关节炎病程较长、缠绵难愈，治疗颇为棘手。因此，做到早期发现、早期诊断、早期治疗，有利于防止关节炎病情进展，改善患者的预后。

（1）关节疼痛是关节炎最主要的表现，不同类型的关节炎可表现出不同的疼痛特点。

（2）关节肿胀是关节炎症的常见表现，也是炎症进展的结果，与关节疼痛的程度不一定相关。

（3）关节功能障碍。关节疼痛及炎症引起关节周围组织水肿，周围肌肉保护性痉挛和关节结构被破坏，导致关节活动受限。慢性关节炎患者由于长期关节活动受限，可能导致永久性关节功能丧失。

（4）体征。不同类型的关节炎体征也不同，可出现红斑、关节畸形、软组织肿胀、关节红肿、渗液、骨性肿胀、骨摩擦音、压痛、肌萎缩或肌无力、关节活动范围受限及神经根受压迫等。

（三）发病对象

由于老年人关节炎发病率较高，所以人们常常将关节炎视作老年病，其实，所有年龄段的人，甚至包括儿童都有可能罹患此病。有关资料显示，目前关节炎在我国的总发病率约为 13%，应该引起所有人的重视，对关节炎要早预防、早诊断、早治疗，防止致残。

🔍 关节炎的治疗与预防

（一）关节炎的治疗

关节炎的治疗方法包括一般治疗、药物治疗、外科治疗等。

1. 一般治疗

骨关节炎的患者最主要的是避免和消除致病的因素，并保护好关节。通过适度的功能锻炼来恢复肌肉的收缩力、关节灵活度以及防止骨质疏松等。

2. 药物治疗

用于治疗关节炎的药物非常多，主要包括消炎镇痛药、糖皮质激素、软骨保护剂等。

（1）消炎镇痛药的应用。关节炎患者可以应用消炎镇痛的药物来消炎镇痛，平时注意多休息，从而减轻或是控制其症状发展。

（2）糖皮质激素的应用。糖皮质激素只有在其他治疗均无效，但关节出现急性炎症或周围滑膜炎等症状时，方可在关节内或是病变的部位进行局部注射。同一个部位注射间隔应该 3 个月以上。

（3）软骨保护剂的应用。软骨保护剂有缓解症状和改善关节功能的作用，长期使用还可以延缓病情的结构性进展。

（4）外科治疗。若是病情严重的患者，可以采取关节冲洗、骨软骨移植；关节畸形严重的患者，还可以采取截骨矫形的手术；而关节被破坏，功能出现严重障碍的患者还需要进行关节置换。

（5）物理治疗。物理治疗方法有直流电疗及药物离子导入、低频脉冲电疗、中频电流疗法、高频电疗、磁场疗法、超声疗法、针灸、光疗法（红外线、紫外线）、冷疗等。

（6）免疫及生物治疗。主要是针对关节炎的发病和导致病变发展的重要环节采取生物治疗方法，比如：针对细胞因子进行靶分子的治疗、免疫净化、血浆置换、间充质干细胞移植、免疫重建等，主要应用于其他治疗没有效果的患者。

（二）关节炎的预防

人们常常将关节炎视作老年病，其实所有年龄段的人，甚至包括儿童都有可能罹患此病。有关资料显示，关节炎在我国的总发病率约为 13%，由于目前还没有能彻底根治的办法，所以应该引起所有人群的重视，对关节炎要早预防、早诊断、早治疗，防止致残。目前全世界约有 3.55 亿人患关节炎，亚洲平均每 6 人就有 1 人是关节炎，我国约有 1.22 亿关节炎患者，发病率约为 13%。关节炎常在 25～50 岁间发病，以女性居多。关节炎的致病因素很多，除生理差异外，与年轻人不良生活习惯也密切有关。例如：

- 不注意保暖。不少人秋冬时节还穿短裙短裤、在冷风中露脚踝、穿露脚背的鞋子等，易导致滑膜炎、膝关节炎等。

- 常穿高跟鞋，导致膝关节磨损。

- 缺乏锻炼。许多人工作和学习途中选择乘车、坐电梯，很少步行或爬楼梯，周末多用来加班或睡懒觉，很少锻炼，致使骨骼、关节、肌肉强度不够。肥胖者更是如此。

- 运动不当造成损伤，如无节制登山导致软骨过度磨损。

- 长时间伏案工作或学习，导致脊柱压力大，过早引发关节劳损等。

关节炎是一种需要长期治疗的疾病，除了药物治疗以缓解疼痛外，更重要的是病患关节的日常康复。下面是一些注意事项。

（1）避免诱发关节炎发病的环境因素。潮湿的环境有助于某些病原菌生长，与关节炎的发病有一定关系。因此，平时应注意卫生，保持所处环境通风和空气良好，防潮、保暖，避免病原菌尤其是链球菌的传播。除此之外，其他环境因素如紫外线、某些化学物质的接触，可能导致某些易感人群产生异常免疫反应，导致不同关节炎的发生，易感人群应避免强紫外线和某些化学物质的接触。

（2）合理饮食，养成良好的生活方式。营养缺乏可能导致关节炎加重，而营养过剩、肥胖则可诱发或加重痛风性关节炎、骨关节炎患者的病情，因此，科学合理的饮食是预防某些关节炎发生的有效措施，如减少摄入动物内脏、海鲜、禽肉、豆类等富含嘌呤的食物，能有效预防痛风性关节炎。吸烟人群罹患类风湿关节炎的概率明显升高，戒烟已成为类风湿关节炎的预防措施之一。

（3）多进行一些物理按摩。物理按摩有助于增强患者的肌力，改善关节活动范围。但要特别注意的是，按摩最好由专科医生进行操作，千万不可盲目到不正规的小诊所等进行按摩治疗。按摩并不能起到直接的治疗作用，若治疗不当，还会加重病情。老年人常有骨质疏松，若按摩用力过猛，往往会造成骨折。尤其是颈、腰椎骨质增生的老年人，更不能轻易地接受按摩治疗，一旦按摩不当不仅会造成骨折，还容易出现神经损伤，甚至瘫痪，后果不堪设想。

（4）穿鞋也有讲究。平时应穿适合的鞋，单薄的平底鞋并不是最佳选择。因为穿平底鞋行走时，体重会过多地压在脚后跟上，走路时间长了，上传的冲击力可能会使人产生足跟、踝、膝、髋、腰等部位的疼痛和不适，长时间对关节造成不良影响便可出现关节炎的表现。所以最好穿松软、鞋底有弹性的鞋，如坡跟的休闲鞋，可以减轻重力对关节的冲击，减轻关节的磨损。

（5）适量运动，保持心情愉悦，提高机体免疫力。免疫系统的稳定与个人情绪具有相关性。临床上很多患者都是在经历了不良生活事件后出现自身免疫性疾病表现，因此，保持乐观、稳定的心态，有利于预防由自身免疫病引起的关节炎。

（6）注意短暂休息。在日常生活中，不要让关节长时间处于一种姿势，也不要盲目地做反复屈伸。有条件可以佩戴四季兼用的关节护具。另外，还要特别注意避免关节的机械性损伤，尽量减少关节的负重和磨损，如膝、踝关节的关节炎患者平日要尽量避免上、下楼梯，长时间下蹲、站立、跪坐、爬山及远途跋涉等较剧烈的对关节有损伤的运动，尤其在关节肿胀时更应避免。为了达到锻炼身体的目的，患者可以选择游泳、骑车、做体操等关节负重较轻的运动，也可利用把手、手杖、护膝、步行器、楔形鞋垫或其他辅助设施来辅助关节运动。

（7）关节炎的患者可以多进行一些适当的肌肉锻炼，不仅可以使肌肉运动协调和肌力增强，还可以减轻关节症状，增强关节周围的力量和耐力及增加关节的稳定性，保持和增加关节活动的范围及提高日常活动能力，有利于病情恢复和疾病控制。如膝关节关节炎患者可以多锻炼股四头肌。股四头肌能力的减弱，将会使膝关节的稳定性大受影响。因此加强股四头肌的训练对关节炎病人是有益的。

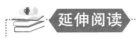 **延伸阅读**

一个类风湿关节炎患者的故事

Cyndi 是深圳某知名企业的一名高级白领。一年前，她常常发现自己晨起后关节生硬，手指小关节也出现了莫名的疼痛，起初觉得应该没什么大的影响就没太在意。

近来她突然愁眉不展，工作总是出现纰漏。原来，她之前没太注意的关节生硬和疼痛使她几乎不能握笔和打字，工作受到了严重影响。无奈之下，Cyndi 请假就医，结果被诊断为"类风湿关节炎"。看着诊断结果，Cyndi 很疑惑，自己怎么就患上了类风湿关节炎，自己还能继续工作吗？

中国人常以"忍耐"为美德，疾病早期出现关节疼痛、生硬时，认为不影响吃穿，就不是什么大病，随便扛一扛就过去了。殊不知一旦患上类风湿关节炎便一发不可收拾，关节及其周围组织呈现进行性损坏，关节软骨和骨质损坏影响关节正常生理功能，而且骨损坏通常是永久性的，一旦发生即不可逆转。

类风湿关节炎会导致患者残疾。关节滑膜的慢性炎症是类风湿关节炎的主要早期病理表现，滑膜炎持久反复发生，可导致关节内软骨和骨损坏，关节功能障碍，直至残疾。据不完全统计，类风湿关节炎起病一年内致残率达 20%，八到十年内可达 60%，三十年内高达 90%。

类风湿关节炎对工作有何影响呢？类风湿关节炎早期可导致关节疼痛、肿胀、发僵等一系列问题，使患者活动困难，劳动能力下降；患者晚期表现则为关节畸形，甚至会出现终身残疾。伴随疾病发展，患者将逐渐失去工作能力，而且病程越长，工作能力丧失越严重。资料显示，患者因类风湿关节炎出现工作能力障碍占 35.2%，其中病退者占 8%，减少工作量者占 24.8%，更换工作者占 2.4%。调查还发现有近五分之一的患者在患病的最初的一、两年内便丧失了原有的工作能力，高达 80%的患者在患病十五至二十年后完全丧失工作能力。

类风湿关节炎的危害可见一斑，但该病目前尚无法根治。然而，如果能做到早诊断、早治疗，则可及早抑制疾病发展，预防残疾。目前治疗类风湿关节炎的药物包含传统药物和生物制剂等。虽然目前尚无法根治类风湿关节炎，但早期诊断和治疗仍十分重要。而类风湿关节炎的治疗是一个长期过程，关节炎患者要有打"持久战"的心理准备，坚持规范化治疗、保护骨关节、维护躯体功能、保持工作能力。

（资料来源：强红伟. 好大夫在线《一个类风湿关节炎患者的故事》）

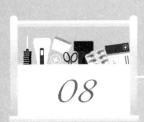

钙，你补对了吗？

—— 世界骨质疏松日（每年的 10 月 20 日）

 世界骨质疏松日的起源

1996 年由英国国家骨质疏松学会创办，1997 年时获国际骨质疏松基金会支持，确定每年 6 月 24 日为"世界骨质疏松日（World Osteoporosis Day）"。其初衷是为了能够让政府和人民大众提高对骨质疏松症防治的重视及加强基础知识的普及。1998 年随着参与国家及相关活动逐渐增加，其影响也逐渐扩大，世界卫生组织作为联合主办人参与其中，并将世界骨质疏松日改定为每年 10 月 20 日。到目前为止，全世界已有 100 多个会员国家及组织在每年的这个时候举办相关活动，世界卫生组织和国际骨质疏松基金会还出版发行快讯，不定期刊登各成员国骨质疏松组织开展骨质疏松日活动的情况和经验，互相进行交流。

 关于骨质疏松的几个认识误区

在对骨质疏松症的认识方面，人们普遍存在或多或少的误区，具体主要有以下几点：

第一大误区：骨质疏松症是老年病，与年轻人无关。

骨质疏松症是由于多种原因导致的骨密度和骨质量下降，骨微结构破坏，造成骨脆性增加，从而容易发生骨折的全身性骨病。骨质疏松症分为原发性骨质疏松症和继发性骨质疏松症两大类。原发性骨质疏松症又分为绝经后骨质疏松症（Ⅰ型）、老年性骨质疏松症（Ⅱ型）和特发性骨质疏松症（包括青少年型）。这一类型的前两种病症老年人多发。特发性骨质疏松主要发生在青少年时期，病因尚不明。骨质疏松症除了主要与绝经和老年有关的原发性骨质疏松外，还可能由于多种疾病等因素引起，称为继发性骨质疏松症。其诱发因素可分为：① 后天性因素，包括物理和力学因素，如长期卧床等；② 内分泌疾病，如甲亢、糖尿病、甲状旁腺功能亢进症、垂体病变、肾上腺皮质或性腺疾病等；③ 肾病、类风湿、消化系统疾病导致的吸收不良、肿瘤病变等；④ 药物的应用（糖皮质激素、肝素和免疫抑制剂等）。这一类型的骨质疏松症广发于各种年龄层人群。

第二大误区：预防骨质疏松症，无需从小开始。

青少年时期的骨密度越高，到老年就越可能不容易发生骨质疏松症。如果青少年时期每天补充一定量的钙剂，则可以使钙在骨骼中沉积更多，使骨密度峰值升得更高，年老时发生骨质疏松症的概率即可降低。

第三大误区：骨质疏松症补钙就能治好了。

很多人都以为只要补钙就可以预防和治疗骨质疏松症，这种观点是片面的。

在大家的认知中，一般认为是骨钙的流失导致了骨质疏松的发生，而骨钙的流失其实仅是引起骨质疏松症的一个方面，还有其他因素的影响，如：性激素低下、吸烟、过度饮酒、过度饮咖啡和碳酸饮料、体力活动缺乏、饮食中钙和维生素 D 缺乏以及光照时间少等均可以导致骨质疏松。此外，钙在摄入人体后，需要维生素 D 的辅助才能被转运和吸收，单纯补充钙剂而没有维生素 D 配合，被吸收的钙量很少，不能完全补偿人体流失的钙，所以会出现补充钙片的同时仍有骨质疏松加重的现象。

第四大误区：钙是骨骼的营养素，多补一点也无害。

若过分强调补钙，钙的摄入量过高，如每日超过 4 g，且持续时间较长，就有可能产生副作用，反而影响健康。此外，过量补钙还极易发生便秘、食欲不振、恶心、消化不良，影响肠道对营养物质的吸收。因此，钙剂的应用也应在医师指导下，根据自身实际情况应用，避免补钙不当损害健康。

第五大误区：发现有骨质增生，但没有骨质疏松症，那就不用补钙了。

骨质增生不等于骨质疏松！虽然它们都是因缺钙而引起的，骨质增生形成的根本在于缺钙，是骨质疏松后机体的代偿过程中发生钙异位沉积所致，是机体应对骨质疏松的代偿而已，人体用这种代偿作用形成的新骨远不能补足大量丢失的旧骨。补钙可以纠正机体缺钙状态，从而纠正这一异常过程，减少"骨刺"的形成。因此有骨质增生的患者仍需要补钙治疗。

第六大误区：骨质疏松症易发生骨折，所以患者宜静不宜动。

有些骨质疏松症的患者觉得这种病既然容易造成骨折，就不敢多运动，其实不运动反而容易发生"废用性骨质疏松"，加速骨质疏松的进程。适当且安全的运动可以改善骨骼的血液循环，增强骨密度，尤其是在户外阳光下运动，可以增加维生素 D 的合成和吸收，有利于钙在体内的吸收和利用。

🔍 骨质疏松病因、临床表现及危害

（一）病因分析

骨质疏松症是一种以骨量减少、骨密度减低，骨组织微结构损坏，导致骨脆性增加，易发生骨折（脆性骨折）为特点的全身性疾病。近年我国进行的以双能 X 线吸收法（DXA）测量骨密度的大样本流行病调查显示，我国 50 岁以上人群中男性和女性年龄标准化骨质疏松症患病率分别为 13.5% 和 29.0%。目前我国现有男性骨质疏松症患者超过 2 000 万，女性超过 4 000 万。脆性骨折是骨质疏松症的严重临床后果，好发于脊柱、髋部和腕部等部位，具有很高的致残率和致死率，造成严重的社会医疗负担，威胁人民健康。其病因较复杂。可能引起骨质疏松症的常见疾病有以下几类。

（1）内分泌疾病。如糖尿病（1 型、2 型）、甲状旁腺功能亢进症、库欣综合征（Cushing Syndrome）、性腺功能减退症、甲状腺功能亢进症、垂体泌乳素瘤、腺垂体功能减退症等。

（2）结缔组织疾病。如系统性红斑狼疮、类风湿性关节炎、干燥综合征、皮肌炎、混合性结缔组织病等。

（3）慢性肾脏疾病。多种慢性肾脏疾病导致肾性骨营养不良，还有终末期肾病透析的患者也易引起肾性的骨病。

（4）胃肠疾病和营养性疾病。如吸收不良综合征（尤其是维生素 D 和钙摄取吸收减少）、胃肠大部切除术后、慢性胰腺疾病、慢性肝脏疾病、营养不良症、长期静脉营养支持治疗等。

（5）血液系统疾病。如白血病、淋巴瘤、多发性骨髓瘤、高雪病和骨髓异常增殖综合征等。

（6）神经肌肉系统疾病。各种原因所致的偏瘫、截瘫、运动功能障碍、肌营养不良症、僵人综合征和肌强直综合征等。

（7）长期制动。如长期卧床或太空旅行。

（8）器官移植术后。

（9）长期使用某些药物。如糖皮质激素（最常见）、免疫抑制剂、肝素、抗惊厥药、抗癌药、含铝抗酸剂、甲状腺激素、促性腺激素释放激素类似物（GnRHa）或肾衰用透析液等。

（二）临床表现及危害

人体中，骨骼系统不停地进行着新陈代谢。破骨细胞不断分解旧骨，成骨细胞不断形成新骨，两者处于一种动态平衡中。随着人体的老化，这种平衡被打破，成骨细胞少于破骨细胞，骨钙及骨基质等物质逐渐丢失，导致骨量下降，形成骨质疏松症。

骨质疏松症本身包括以下几类症状：

1. 首发症状

骨质疏松症早期并没有明显的症状（故被称为"寂静的疾病"或"静悄悄的流行病"）。腰酸、背痛、腿抽筋等可能是骨质疏松症患者的首发症状，表现为腰背酸痛或周身酸痛，负荷增加时疼痛加重或活动受限，严重时翻身、起坐及行走有困难。

2. 脊柱变形

骨质疏松可导致脊柱变形。骨质疏松症严重者可有身高缩短和驼背等脊柱畸形的情况。部分患者有恐惧、焦虑、抑郁、自信心丧失等，老年患者自主生活能力下降以及骨折后缺少与外界接触和交流，会给患者造成巨大的心理负担。

3. 骨折

骨质疏松症最严重的危害是骨折。虽然大多数骨折并不会直接引起死亡，但却有很高的致残性，特别是髋部骨折。非外伤或轻微外伤发生的骨折称为脆性骨折，指低能量或非暴力骨折，如从站高或小于站高跌倒或因其他日常活动而发生的骨折。发生脆性骨折的常见部位为胸、腰椎、髋部，桡、尺骨远端和肱骨近端。椎体压缩性骨折会导致胸廓畸形，腹部受压，影响心肺功能等。疼痛本身可降低生活质量，导致脊柱变形、骨折，严重可致残，使患者活动受限、生活不能自理，进而增加肺部感染、压疮发生率。这不仅使患者生命质量下降，病死率增加，也给个人、家庭和社会带来沉重的经济负担。

（三）并发症

骨质疏松症的并发症，主要有骨折、疼痛和驼背等。骨质疏松患者骨组织的含量减少，所以最容易发生骨折，患者轻微外力和简单运动即可发生骨折，且愈合时间较常人更长，也易发生二次骨折，并且会出现浑身疼痛、腰背部痛、胸腰椎和胸背部痛。驼背是因为骨质疏松导致椎体压缩骨折形成的，驼背以后导致胸廓变形，呼吸功能都可能受到影响。

骨质疏松性骨折多发生在扭转身体、持物、开窗等日常活动中，即使没有明显较大的外力作用，也可发生骨折。骨折易发于胸腰椎，其次为髋部、前臂远端，其他部位如肋骨、跖骨、骨盆等部位。胸、腰椎压缩性骨折，脊柱后弯、胸廓畸形，可使肺活量和最大换气量显著减少，患者往往可出现胸闷、气短、呼吸困难等症状。

患者可以因为轻微的创伤，或者负重，或者没有明显的诱因发生骨折。驼背和胸廓畸形的患者常常伴有胸闷、气短、呼吸困难、发绀等。肺活量、肺的最大换气量和心排血量明显下降，极易并发上呼吸道和肺部的感染。有髋部骨折的患者常常因心血管病感染或者慢性衰竭而死亡，幸存者生活能力也可能明显下降或者丧失。长期卧床更会加重骨量的丢失使骨折非常难愈合。

🔍 如何进行骨质疏松预防

骨质疏松症是逐渐缓慢形成的，一旦形成就无法根治，因此早期预防是最好的方法。

（一）及早树立预防意识

在骨骼形成过程中，青春期前和青春期是骨密度形成的高峰期。如果在这个时期给予身体供给充足的钙，使骨密度峰值达到最高，就能使骨质疏松发生的年龄推迟，减少发生骨折的危险性，所以该病的预防应从青少年开始。

骨骼的硬度取决于其骨含量，骨质含量越高骨骼越坚固。人的一生其骨质含量的变化可以分为三个阶段。第一阶段是骨质上升期，出生后骨质含量不断增长，约至30岁达骨峰值。第二阶段是骨代谢平衡期，约在30~40岁，骨质含量维持在一个相对稳定的水平。第三阶段是骨量减少期，即骨质含量开始不断减少。在骨量上升期达到的骨峰值越小，越容易发生骨质疏松症。无论处于哪个年龄阶段，都不能忽视骨质疏松的预防。

（二）营养元素的摄入

1. 钙

人的一生中有三个时期需要大量补钙。①儿童青少年期：青少年处于生长发育期，机体为满足快速的新陈代谢，对钙的需求量也显著上升。②妊娠期：妊娠期妇女血容量增加，胎儿需要从母体摄取大量的钙以满足生长发育的需要，故妊娠期钙需求量显著上升。③中老年期：这阶段钙吸收率下降，以及钙的储存能力降低，容易引起钙摄入不足或缺乏，引起骨骼健康问题。

1）食物来源中的钙

食物中的钙含量高低不一，根据食物中钙含量高低可将食物分为以下几类。

（1）极高钙含量食物（500～1200 mg/100 g）。这类食物主要包括奶粉、虾皮、小鱼、小虾、芝麻和芝麻酱、奶酪，以及一些干蘑菇和干的叶菜类。

（2）高钙食物（150～500 mg/100 g）。如大豆、贝壳和螺类、少部分鱼类、少部分叶菜（如苋菜、芥菜）、低脂或脱脂奶、钙强化奶（包括酸奶）、钙强化饼干等。

（3）较高钙食物（50～150 mg/100 g）。如鲜奶类和酸奶、大多数深绿色叶菜和花菜、大多数鱼类、各类豆腐以及除豆浆外的其他大多数豆制品、蛋类、部分面包等。

（4）较低钙食物（20～50 mg/100 g）。这类食物包括：大部分的浅色蔬菜、各种以豆荚为可食部分的鲜豆类、豆芽、白萝卜、胡萝卜、大多数根茎类、大蒜及葱类、少部分瓜菜和果菜、水果中的柑橘类、部分面包及蛋糕、部分杂粮等。

（5）低钙食物（<20 mg/100 g）。这类食物包括米饭和面条等主食、肉类、禽类、大多数瓜菜或果菜、除柑橘类外的其他大多数水果。表 8-1 为常见食物的钙含量。

表 8-1　常见食物的钙含量

单位：mg/100 g

食物名称	含量	食物名称	含量	食物名称	含量
虾皮	991	牛乳	104	胡萝卜	32
发菜	875	豌豆	97	黄瓜	24
河虾	325	绿豆	81	橙	20
豆腐干	308	芹菜	80	梨	11
紫菜	264	小豆	74	玉米	10
黑木耳	247	枣	64	瘦羊肉	9
蟹肉	231	冬菇	55	瘦牛肉	9
黄豆	191	鲤鱼	50	鸡	8
蚌肉	190	鸡蛋	48	马铃薯	8
豆腐花	175	鹌鹑蛋	47	猪肝	6
海虾	146	大白菜	45	瘦猪肉	6
蛤蜊	138	黄鳝	42	葡萄	5
酸奶	118	花生仁	39	豆浆	5
油菜	108	柑	35	苹果	4

2）促进钙吸收的因素

如何健康补钙？促进钙吸收的因素有以下几点。

（1）维生素 D。维生素 D 可诱导体内合成一种钙结合蛋白，它有利于钙通过肠壁的转运以增进钙的吸收。

（2）适宜的钙磷比例。低磷膳食可提高钙的吸收率，一般认为磷钙比例 1∶1～1∶1.5 较好；蛋白质在消化过程中分解的一些氨基酸可与钙形成可溶性钙盐而促进钙的吸收。

（3）乳糖。乳糖可与钙合成，形成低分子可溶性络合物，在肠道被肠道菌发酵产酸，使肠腔 pH 值降低，有利于钙吸收。

3）阻碍钙吸收的因素

（1）粮食中的植酸和某些蔬菜（如菠菜、竹笋、蕨菜、雍菜等）中的草酸（见表 8-2）可与钙结合形成难以吸收的钙盐，使钙的吸收率降低。

表 8-2　蔬菜中草酸的含量

单位：mg/100 g

食 物	含 量	山芹菜	222
苋菜	1 142	薄荷	188
菠菜	750	绿豆芽	147
咸菜	733	小白菜	106
空心菜	691	油菜	105

（2）膳食纤维由于其中的醛糖酸残基与钙结合，未被消化的脂肪酸与钙形成钙皂可干扰钙的吸收。

（3）某些碱性药物，如苏打、黄连素、四环素等也会影响钙的吸收。

（4）经常饮用苏打水汽水、碱性饮料、糖果等食物，也会因中和胃酸而阻碍钙的吸收。

（5）肠道蠕动过快、经常腹泻的人，由于食物经过肠道的速度过快，钙质也无法被充分吸收。

4）每日钙摄入量

成年人应每日摄入钙约 800 mg，中老年人应每日摄入的 1 000 mg，妇女妊娠期和哺乳期应为每日约 1000 mg。但总钙摄入量每日应不超过 2 000 mg，避免过度补钙造成结石。结石形成的最危险因素是钙在尿中浓度增高。

2. 矿物质

骨骼健康第一主角——矿物质在骨骼健康中扮演着重要的角色。除了钙，镁也是构成骨骼的必要元素，并与钙相辅相成，有效巩固骨骼形成。锌能够支持骨骼生长和成熟，铜可促进骨骼的韧性。另有报道，锰缺乏可能是关节病、骨质疏松的潜在致病因素。

3. 维生素

骨质疏松症的发生还与多种维生素（如维生素 A、C、D、K）等的缺乏有关。

维生素 D 可促进小肠钙的吸收和骨质钙化。人体皮肤在紫外线作用下可合成维生素 D，所以应当多晒太阳，以增加体内维生素 D 的合成。

维生素 A 和维生素 C 参与骨质中胶原蛋白的多糖的合成，也利于骨钙化。奶类、蛋类、鱼卵和动物肝脏富含维生素 A，新鲜的蔬菜和水果富含维生素 C；深色的蔬菜、水果和薯类富含胡萝卜素，可以在人体内转化成维生素 A。因此适当补充多种维生素和矿物质以达到均衡的营养，有助于防止骨质疏松。

维生素 K 可参与合成 BGP（维生素 K 依赖蛋白质），BGP 能调节骨骼中磷酸钙的合成。特别对老年人来说，他们的骨密度和维生素 K 呈正相关。而经常摄入大量含维生素 K 的绿色蔬菜的妇女能有效降低骨折的危险性。

（三）适当运动

青少年时期就应加强运动，运动可以使骨骼更强壮，还有助于增强机体的反应性，促进人体的新陈代谢，改善平衡功能，减少跌倒的风险。中老年人群也需要适当进行体育锻炼，有助于肌力的提高和骨质疏松的预防。负重运动和抗阻运动应具体咨询医生，予以合适的运动处方，以提高机体敏捷度、力量、姿势平衡等，运动宜循序渐进。合理的体力活动有利于预防骨质疏松症，在负重运动状态下更能使钙质有效地吸收于骨组织中。缺钙者除补钙外，还应经常参加适量的运动锻炼，如跑步、爬山、跳绳、上下楼梯等，使骨骼"承重"才能有助于防止骨质疏松，提高补钙的效果。

（四）充足日照

在我国饮食结构中，所含维生素 D 非常有限，经常接受阳光照射对维生素 D 的生成及钙质吸收可起到非常关键的作用。应当尽可能暴露皮肤于日光下，每日大约 15～30 分钟，但要避免强烈阳光直射，防止晒伤。

（五）控制烟、酒和咖啡的摄入

吸烟会影响骨峰的形成，过量饮酒不利于骨骼的新陈代谢，喝浓咖啡能增加尿钙排泄、影响身体对钙的吸收，摄取过多的盐以及蛋白质过量亦会增加钙流失。日常生活中要尽量戒烟限酒，控制咖啡饮用量，并减少盐的摄入。

（六）保持良好的心情

不要有过大的心理压力，压力过重会影响代谢的正常进行。适当地调节心情和自身压力可有利于预防骨质疏松的发生。

骨质疏松症重在预防，同时防止和积极治疗引起骨质疏松的各种疾病，尤其是慢性消耗性疾病与营养不良、吸收不良等，防治各种性腺功能障碍性疾病和生长发育性疾病。避免长期使用影响骨代谢的药物等，可以尽量获得理想的峰值骨量，减少今后发生骨质疏松的风险。嗜烟、酗酒、过量摄入咖啡因和碳酸饮料会增加骨质疏松症的发病风险。平日注意摄入均衡的膳食，保持健康的生活方式和合理的体力活动，有利于预防骨质疏松症发生或减慢其发展速度。

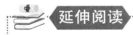 **延伸阅读**

咳嗽惹的祸

前不久，门诊遇到一个被家里人用轮椅推着来的婆婆，八十岁左右。为什么就诊呢？婆婆自诉昨天晚上，半夜睡着睡着突然就腰疼起来了，疼醒了就没睡着。

我就问："婆婆，昨天白天的时候有没有不小心把腰扭着？有没有搬过重东西？或者有没有端过洗脸盆这些的？"婆婆说都没有。我又接着问:"最近这几天有没有感冒咳嗽?"婆婆回答说:"没有感冒,偶尔咳一两声。"后来我又仔细地查了体,给婆婆开了腰椎 X 光检查。

结果出来了,和我的判断一样,骨质疏松导致的腰椎骨折。

轻轻的一声咳嗽,就能造成骨折!有时候,骨折来的就是这么轻易又这么猝不及防!

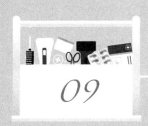

糖尿病是因为吃糖太多吗？

——联合国糖尿病日（每年的 11 月 14 日）

🔍 联合国糖尿病日的起源及意义

联合国糖尿病日的前身是世界糖尿病日（World Diabetes Day），由世界卫生组织和国际糖尿病联盟于 1991 年共同发起，其宗旨是引起全球对糖尿病的警觉和醒悟。自 1992 年起，每年的 11 月 14 日都会举行庆祝活动，以此纪念 Frederick Banting 诞辰，他与 Charles Best 一起于 1922 年在发现胰岛素方面发挥了杰出作用。2006 年底联合国通过决议，从 2007 年起，将"世界糖尿病日"正式更名为"联合国糖尿病日（UN Diabetes Day）"，将专家、学术行为上升为各国的政府行为，促使各国政府和社会各界加强对糖尿病的控制，减少糖尿病的危害。

确定联合国糖尿病日的意义在于使世界所有国家加强对糖尿病的宣传教育、防治和监测，提高对糖尿病的认识，更加关心糖尿病患者的工作与生活，加强对糖尿病预防措施、治疗手段的研究，更好地为人类健康服务。通过世界糖尿病日纪念活动，让更多的人了解糖尿病的危害，改善生活中的不良行为，提高自身和家人的预防意识，控制和延缓糖尿病的发生。患者与家属更加明确糖尿病的预防与治疗应做到：① 防治糖尿病，应从儿童和青少年做起。② 运动健身、避免肥胖，减少糖尿病危害。③ 全社会共同努力，预防糖尿病。最终做到"远离糖尿病，健康新生活"。

联合国糖尿病日的标志是一个中间镂空的蓝环——糖尿病的世界性的

象征，它已成为联合抗击糖尿病宣传运动的一部分。它象征着全世界联合起来共同抗击糖尿病。圆象征着生命和健康，更象征着团结。蓝色是天空的颜色，同时也是联合国国旗的颜色。

🔍 现时病情

国际情况：在全球几乎每一个国家，糖尿病发病率都在上升。这种疾病是导致失明、肾衰竭、截肢、心脏病和中风的主要原因，同时也是导致患者死亡的最重要原因之一，每年因它而丧命的患者人数与因艾滋病病毒/艾滋病（HIV/AIDS）而导致的死亡人数不相上下。世卫组织估计全世界有约2.2亿多人患有糖尿病。如不进行干预，这一数字到2030年可能会增加一倍以上。国际糖尿病联盟发布的数据显示，预计到2045年，全球糖尿病患者总数据将增至6.29亿人。近80%的糖尿病死亡发生在中低收入国家。

国内情况：中国是糖尿病的重灾区，糖尿病流行形势尤其严峻。2010年我国疾病监测地区数据显示，我国18岁及以上居民糖尿病患病率为9.7%，据测算，糖尿病患者人数已达9 000万。其中18~59岁劳动力人口糖尿病患病率为7.8%。2021年7月，国家心血管病中心发布了《中国心血管健康与疾病报告2020》，报告结果显示，基于世界卫生组织标准，中国成人糖尿病患病率为11.2%，糖尿病前期检出率为35.2%，估计目前中国大陆地区成人糖尿病患者达1.298亿（其中男性约6.704亿，女性约0.594亿）。糖尿病是与生活方式最为密切的慢性病。促进健康的饮食和生活方式对预防和控制糖尿病发挥着重要作用。"中国医学科学院糖尿病研究中心"于2011年11月14日在北京协和医院挂牌成立。时任中国医学科学院副院长的曹雪涛指出，糖尿病已经成为严重危害我国人民健康并给社会带来沉重经济负担的重大疾病。为推动糖尿病及其相关疾病的研究，中国医学科学院决定整合相关优势资源，加快促进糖尿病基础研究向临床应用转化，为糖尿病的早期预防、个体化治疗和科学管理提供平台。

糖尿病相关知识

尽管糖尿病会导致高血糖，但并不是因为吃糖太多而导致的。糖尿病实际上是一组由多病因引起的以血葡萄糖水平慢性增高为特征的代谢性疾病，是由于胰岛素绝对或相对分泌不足和（或）胰岛素作用障碍所引起。其典型症状为"三多一少"，即多尿、多饮、多食和体重减轻。高血糖是由于胰岛素分泌缺陷或其生物作用受损，或两者兼有引起。长期存在的高血糖，可导致各种组织，特别是眼、肾、心脏、血管、神经的慢性损害、功能障碍。

（一）病　因

糖尿病的致病原因一般包括遗传因素和环境因素。

1. 遗传因素

1 型或 2 型糖尿病均可能存在明显的基因遗传异质性。糖尿病存在家族发病倾向，1/4 ~ 1/2 患者有糖尿病家族史。临床上有 60 种以上的遗传综合征可伴有糖尿病。1 型糖尿病有多个 DNA 位点参与发病，其中以 *HLA* 抗原基因中 DQ 位点多态性关系最为密切。在 2 型糖尿病已发现多种明确的基因突变，如胰岛素基因、胰岛素受体基因、葡萄糖激酶基因、线粒体基因等。

2. 环境因素

进食过多、体力活动减少导致的肥胖是 2 型糖尿病最主要的环境因素，使具有 2 型糖尿病遗传易感性的个体容易发病。1 型糖尿病患者常存在自身免疫系统异常，在某些病毒如柯萨奇病毒、风疹病毒、腮腺病毒等感染后导致自身免疫反应，破坏胰岛素 β 细胞。

（二）临床表现

（1）典型症状为"三多一少"（图 9-1）：多饮、多尿、多食和消瘦。严重高血糖时出现典型的"三多一少"症状，多见于 1 型糖尿病。发生酮血症或酮症酸中毒时"三多一少"症状更为明显。

（2）疲乏无力，肥胖。多见于 2 型糖尿病。2 型糖尿病发病前常有肥胖，若得不到及时检查和诊断，体重会迅速或逐渐下降。

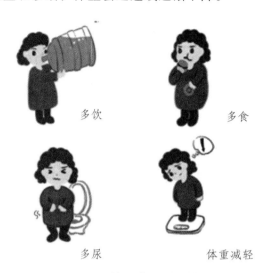

多饮　　　　　　　　多食

多尿　　　　　　　体重减轻

图 9-1　糖尿病典型症状

（三）检查指标

1. 血　糖

血糖是诊断糖尿病的主要依据。有明显"三多一少"症状者，通常只需一次异常血糖值即可诊断。无症状者诊断糖尿病通常需要两次异常血糖值。可疑者需做 75 g 葡萄糖耐量试验（OGTT）。

2. 尿　糖

糖尿病患者尿糖常为阳性。血糖浓度超过肾糖阈（160～180 mg/dL）时，即为尿糖阳性。尿糖阳性是诊断的重要线索，但尿糖阴性不能排除糖尿病的可能。

3. 尿酮体

酮血症或酮症酸中毒时尿酮体阳性。

4. 糖基化血红蛋白（HbA1c）

HbA1c 是葡萄糖与血红蛋白非酶促反应结合的产物，反应不可逆，HbA1c 水平稳定，可反映糖尿病患者取血前 2 个月的平均血糖水平。该指标是判断血糖控制状态最有价值的指标。

5. 糖化血清蛋白

糖化血清蛋白是血糖与血清白蛋白非酶促反应结合的产物，反映糖尿病患者取血前 1 ~ 3 周的平均血糖水平。

6. 血清胰岛素和 C 肽水平

血清胰岛素释放试验和 C 肽释放试验是胰岛 β 细胞功能检查，反映胰岛 β 细胞的储备功能。2 型糖尿病早期或肥胖型血清胰岛素正常或增高，随着病情的发展，胰岛功能逐渐减退，胰岛素分泌能力下降。

7. 血　脂

糖尿病患者常见血脂异常，在血糖控制不良时尤为明显。表现为甘油三酯、总胆固醇、低密度脂蛋白胆固醇水平升高，高密度脂蛋白胆固醇水平降低。

8. 免疫指标

胰岛细胞抗体（ICA）、胰岛素自身抗体（IAA）和谷氨酸脱羧酶（GAD）抗体是 1 型糖尿病体液免疫异常的三项重要指标。其中以 GAD 抗体阳性率高，持续时间长，对 1 型糖尿病的诊断价值大，在 1 型糖尿病的一级亲属中也有一定的阳性率，有预测 1 型糖尿病的意义。

9. 尿白蛋白排泄率（放免或酶联方法）

该检测可灵敏地检出尿白蛋白排出量，早期糖尿病患者的肾病尿白蛋白轻度升高。

糖尿病的治疗

目前尚无根治糖尿病的方法，但通过多种治疗手段可以控制好糖尿病。主要包括 5 个方面：对糖尿病患者的宣传教育、自我血糖监测、饮食治疗、运动治疗和药物治疗。

（一）一般治疗

1. 宣传教育

要教育糖尿病患者懂得糖尿病的基本知识，树立战胜疾病的信心，了解如何控制糖尿病以及控制好糖尿病对健康的益处。根据每个糖尿病患者的病情特点制定恰当的治疗方案。

2. 自我血糖监测

随着小型快捷血糖测定仪的逐步普及，患者可以在医生指导下，对自己的血糖情况进行长期监测，并根据血糖水平调整降血糖药物的剂量。1 型糖尿病进行强化治疗时应每天至少监测 4 次血糖（餐前），血糖不稳定时要监测 8 次（三餐的前、后，以及睡前和凌晨 3:00 左右）。强化治疗时空腹血糖应控制在 7.2 mmol/L 以下，餐后两小时血糖小于 10 mmol/L，HbA1c 小于 7%。2 型糖尿病患者自我监测血糖的频度可适当减少。

（二）胰岛素治疗

胰岛素制剂有动物胰岛素、人胰岛素和胰岛素类似物等。胰岛素根据作用时间可分为短效、中效和长效胰岛素三类，并已有混合制剂，如诺和灵 30R、优泌林 70/30。

1.1 型糖尿病

需要用胰岛素治疗。非强化治疗者每天注射 2～3 次，强化治疗者每天注射 3 ~ 4 次，或用胰岛素泵治疗。需经常调整剂量。

2. 2 型糖尿病

口服降糖药失效者先采用联合治疗方式，方法为原用口服降糖药剂量不变，晚上 10：00 注射中效胰岛素或长效胰岛素类似物，一般每隔 3 天调整 1 次，目的为空腹血糖降到 4.9 ~ 8.0 mmol/L，无效者停用口服降糖药，改为每天注射 2 次胰岛素。

胰岛素治疗的最大不良反应为低血糖。

（三）运动治疗

增加体力活动可改善机体对胰岛素的敏感性，降低体重，减少身体脂肪量，增强体力，提高工作能力和生活质量。运动的强度和时间长短应根据患者的总体健康状况来定，找到适合患者的运动量和患者感兴趣的项目。运动形式可多样，如散步、快步走、跳健美操、跳舞、打太极拳、跑步、游泳等。

（四）饮食治疗

饮食治疗是各种类型糖尿病治疗的基础，一部分轻型糖尿病早期患者仅仅单用饮食治疗就可有效控制病情。

1. 总热量

总热量的需要量要根据患者的年龄、性别、身高、体重、体力活动量、病情等综合因素来确定。首先要算出每个人的标准体重，可参照下述公式：标准体重（kg）=身高（cm）-105 或标准体重（kg）=[身高（cm）-100]×0.9；女性的标准体重应再减去 2 kg。也可根据年龄、性别、身高查表获得。算出标准体重后再依据每个人日常体力活动情况来估算出每千克标准体重热量需要量。

根据标准体重计算出每日所需要热卡量后，还要根据患者的其他情况作相应调整。儿童、青春期、哺乳期、营养不良、消瘦以及有慢性消耗性疾病应酌情增加总热量。肥胖者要严格限制总热量和脂肪含量，给予低热量饮食，每天总热量不超过 1 500 千卡。逐渐减轻体重，一般以每月降低 0.5～1.0 千克为宜，待接近标准体重时，再按前述方法计算每天总热量。另外，通常情况下，年龄大者较年龄小者需要热量少，成年女子比同龄男子所需热量要少一些。

2. 碳水化合物

碳水化合物每克产热约 4 千卡，是机体活动能量的主要来源，现一般认为碳水化合物应占饮食总热量的 55%～65%。具体情况可根据个人自身需求进行调整。根据我国人民生活习惯，正常人一天可进主食（米或面）250～400 g；休息者每天主食 200～250 g；轻度体力劳动者 250～300 g；中度体力劳动者 300～400 g；重体力劳动者 400 g 以上。

3. 蛋白质

蛋白质每克产热约 4 千卡，占总热量的 12%～15%。按成人计算一般为每天每千克体重蛋白质的摄入量应约 1 克。儿童、孕妇、哺乳期妇女、营养不良者、消瘦者、有消耗性疾病者宜增加至每天每千克体重 1.5～2.0克。糖尿病肾病者应减少蛋白质摄入量，通常为每天每千克体重 0.8 克，若已有肾功能不全，应摄入高质量蛋白质，摄入量应进一步减至每天每千克体重 0.6 克。

4. 脂　肪

脂肪的能量较高，每克产热量约 9 千卡，约占总热量 25%，一般不超过 30%。按成人计算，一般每日每千克体重需要摄入脂肪 0.8～1 g。动物脂肪主要含饱和脂肪酸，植物油中含较多不饱和脂肪酸多。糖尿病患者易患动脉粥样硬化，应以植物油为主，更有利于控制血总胆固醇及低密度脂蛋白胆固醇水平。

糖尿病的几个认识误区

一是部分患者错误地认为，咸面包、咸饼干以及市场上销售的大量糖尿病人专用甜味剂食品因不含糖分，所以饥饿时可以用于充饥，对它们不需要控制。其实所谓的无糖食品，一般指的是不含蔗糖或用其他的甜味剂如木糖醇替代葡萄糖，这些甜味剂有些是低热卡糖或不产热卡糖，但无糖饼干、无糖面包、咸面包、咸饼干等仍是粮食做的，与米饭、馒头一样，吃下去也会在体内转化成葡萄糖而导致血糖升高，且其中还可能含有其他的糖类，如果糖、乳糖等。因此，摄入这类食品仍然应计算其热量。如果食用无糖食品后血糖明显升高，就应该停止食用。重要的是，无糖食品无任何降糖疗效，不能本末倒置，放弃降糖药物治疗而用它来代替。但在适量范围内，它们可以改善单调的口味，提高生活乐趣。

二是还有一些患者错误地认定了一种生活中常见的抵消法，自作主张地加大原来服药剂量，误以为饮食增加了，多吃点降糖药物就可以把多吃的食物抵消掉，其实这是错误的。有时大吃大喝，有时又滴米不进，这样做不但使饮食控制形同虚设，在加重胰腺负担的同时，也增加了发生低血糖反应及药物过量、药物毒副作用发生的概率，非常不利于疾病控制，而且体重也会有上升的趋势。也有一些患者发现药物控制没有达到预想的结果时，就想改用胰岛素治疗，并认为有了胰岛素就万事大吉，不再需要费神去控制饮食了。其实，胰岛素治疗的目的是控制血糖平稳，胰岛素的使用量也必须在饮食固定的基础上才能调整，单用胰岛素并不能起到根治糖尿病的作用。如果饮食不控制，血糖会更加不稳定。

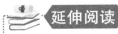 延伸阅读

一个糖尿病患者的心路历程

我是 1985 年夏天被确诊患上糖尿病的，那一年我 9 岁。

我小时候很喜欢吃，并且爱吃甜味食品。我记得有一年父亲

献血后，单位发了很多含糖饮料，都被我喝掉了。在那期间我恰好患了感冒。在学校上游泳课时又被其他小朋友摁在水里不让出来，受到了惊吓。

不久我出现了"三多一少"的症状：隔一会就饿，饿了就吃；隔一会就渴，渴了就喝；喝完了就尿，体重还在迅速下降。父母及时把我送到了天津儿童医院。经检查，尿糖 4+，血糖 53 mmol/L，立即住院，最后被诊断为 1 型糖尿病。

住院期间，经短暂对症治疗（主要是使用胰岛素），不久我出院了。约有几十天我好像一切正常了，不再使用胰岛素，医生告诉我这只是"蜜月期"。果然，不久后我又必须靠胰岛素了，由 4 个单位开始，逐渐增多，直至找到最佳的、最终的稳定值。

出院后饮食控制很严格，每顿饭半斤菜，主食一般是 50~100 克，荤菜摄入比较少，睡前加餐吃两个鸡蛋。

糖尿病为何会降临在我身上？后来经基因多方面检查（由美国费城儿童医院和天津儿童医院联合进行），也没有找到与糖尿病相关的基因。那么当年不良的饮食习惯、体内感染、精神紧张是不是导致我患糖尿病的主因？我不得而知。

无论病因究竟为何，生活习惯必须改变了，我的家人全都投入到帮助我生活习惯的改变中，开始了我 DM（糖尿病）的控制、学习的漫长之路。

生活习惯的改变很难，涉及方方面面，因为随着我一个人的改变，家庭也要因我而改变。我们从此不再使用纯糖，不再购买含糖食品，不再食用高脂菜品，严格控制油和盐摄入，重视大量食用各类果蔬，保证足够的丰富的高质量蛋白质。从患病起，做好血糖记录（开始是父母记录，后来我自己坚持记录），每天坚持，天天总结，控制好时做总结，控制不好时找原因。

我的母亲以前在卫生院工作，有较扎实的医学知识。开始时胰岛素是父母帮我注射，我上初中才开始给自己打。

得糖尿病之前，我对糖尿病并不了解。我患病后，我父母开始学习糖尿病知识，后来我自己也学习相关知识。了解多了，就不那么害怕了。考上大学后，我选择了临床医学专业，既能救死扶伤，又可以把自己照顾得更好！

我很喜欢打球，后来因为场地和时间，很少打球了，现在经常跑步，平常在家就在跑步机上锻炼。

我觉得，目前国家对糖尿病知识普及的力度还不够，使很多糖友（糖尿病患者）受歧视，这与国民基本医学知识欠缺也有关系。所以，我觉得糖友除了多学习知识充实自己外，还要调节好自己的心态及情绪，不能自卑，也不能怨天尤人。不能因为患病就感觉异样，不然会让人觉得自己特殊，我们应想办法融入集体生活。

30多年过去了，我的血糖控制得还不错，最近做了一次糖化血红蛋白检查，是6.1%，至今没有出现糖尿病并发症。

饮食方面我一直很注意：早餐30～60克主食，50克蔬菜，1个鸡蛋，250毫升牛奶；午餐80克主食，200克蔬菜，100克蛋白质；晚餐的食物与午餐类似，两餐之间会吃一些水果。

我现在也在用自己的方式去帮助糖友，目的是让糖友自尊、自信、自立、自强！我觉得帮助糖友也是一种乐趣，如果他在你的帮助下，血糖控制好了，是很有成就感的事情，也是个人价值的一种体现。

（资料来源：搜狐公众号。原标题为"糖尿病家庭调养"。本文有修改）

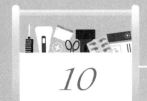

10 慢阻肺的呼吸困难可怕吗？

—— 世界慢阻肺日（每年的 11 月第三周的周三）

世界慢阻肺日的起源

慢性阻塞性肺疾病（简称慢阻肺，英文简称 COPD）是指由于慢性气道阻塞而引起通气功能障碍的一组疾病，主要包括慢性支气管炎和肺气肿，主要症状为慢性反复发作的咳嗽、咳痰以及气短。慢阻肺具有进行性、不可逆特征，临床表现为长期反复咳嗽、咳痰和喘息，病情若进展将演变成肺心病，最后可累及全身各系统。慢阻肺是一种可以预防、可以治疗的疾病。世界卫生组织征集了各国专家的意见，制定出慢性阻塞性肺疾病全球防治倡议，其宗旨是帮助人们提高对慢阻肺的认识，改善慢阻肺诊断不足和治疗不力的现状。

据世界卫生组织估计，目前全球约有 6 亿人患有慢阻肺，平均每年约有 270 万人死于慢阻肺。世界卫生组织将每年 11 月第三周的周三定为"世界慢阻肺日"，旨在帮助人们提高对慢阻肺的认识，改善慢阻肺诊断不足和治疗不力的现状。目前慢阻肺为世界第四大疾病致死原因，次于心脏病、脑血管病和急性肺部感染，与艾滋病一起并列第 4 位。世界慢阻肺日的设立致力于向那些可能患有慢阻肺但尚未被诊断出的人们强调：呼吸困难不是伴随衰老而来的不可避免的一部分，这个症状可以被改变。它同时向慢阻肺患者传递出一个积极的信息，即积极有效的治疗可以让慢阻肺患者感觉更好，生活质量更高。

对慢阻肺的基本认识

慢性阻塞性肺疾病是一种常见的以持续气流受限主要为特征的疾病，气流受限进行性发展，与气道和肺脏对有毒颗粒或气体的慢性炎性反应增强有关。随着病情反复发作、急性加重，导致肺功能逐渐下降，出现日常活动甚至休息时也感到气短。慢性阻塞性肺疾病多发于肺部，同时还会使患者产生全身效应。当患者出现呼吸急促、咳痰或气喘等症状时，就应该考虑自身是否患有慢性阻塞性肺疾病并及时到医院就诊。慢性阻塞性肺疾病主要包括慢性支气管炎和阻塞性肺气肿，可进一步发展为肺心病和呼吸衰竭。慢阻肺的发病与有害气体及有害颗粒的异常炎症反应有关，致残率和病死率很高，全球 40 岁以上人群发病率已达 9% ~ 10%。

（一）病　因

慢性阻塞性肺病的确切病因不清楚，一般认为与慢性支气管炎和阻塞性肺气肿发生有关的因素都可能参与慢性阻塞性肺病的发病。已经发现的危险因素大致可以分为外因（即环境因素）与内因（即个体易患因素）两类。外因包括吸烟、粉尘和化学物质的吸入、空气污染、呼吸道感染等，社会经济地位较低的人群存在较多危险发病因素，可能与室内和室外空气污染、居室拥挤、营养较差及其他与社会经济地位较低相关联的因素有关。内因包括遗传因素、气道反应性增高，以及新生儿期、婴儿期或儿童期由各种原因导致肺发育或生长不良的个体。

（二）症　状

慢性阻塞性肺疾病一般起病缓慢，病程较长，患者早期可以没有自觉症状。随病程发展可出现慢性咳嗽、咳痰、气短、胸闷等。其中慢性咳嗽常为最早出现的症状，随病程发展可终身不愈，常晨间咳嗽明显，夜间有阵咳或排痰。当气道严重阻塞时，通常仅有呼吸困难而不表现出咳嗽。咳痰一般为白色黏液或浆液性泡沫痰，偶可带血丝，清晨排痰较多。急性发作期痰量增多，可有脓性痰。

气短或呼吸困难是慢性阻塞性肺疾病的主要症状，早期在劳力时出现，后逐渐加重，以致在日常生活甚至休息时也感到气短，此为慢性阻塞性肺疾病的标志性症状。但由于个体差异，部分人可耐受。部分患者特别是重度患者或急性加重时可出现喘息和胸闷。其他症状如疲乏、消瘦、焦虑等常在慢性阻塞性肺疾病病情严重时出现，但并非慢性阻塞性肺疾病的典型表现。晚期患者有体重下降、食欲减退等症状。

（三）体　征

（1）视诊胸廓前后径增大，肋间隙增宽，剑突下胸骨下角增宽，称为桶状胸，部分患者呼吸变浅，频率增快，严重者可有缩唇呼吸等。

（2）触诊双侧语颤减弱。

（3）叩诊肺部过清音，心浊音界缩小，肺下界和肝浊音界下降。

（4）听诊双肺呼吸音减弱，呼气延长，部分患者可闻及湿性啰音和（或）干性啰音。

（四）辅助检查

对慢阻肺的辅助检查包括肺功能检查、影像学检查、血气分析以及其他检查。肺功能检查主要是用来评估呼吸道通畅程度和肺容量的大小，主要包括肺活量、潮气量、呼气容积等。通过这些检查可更好地对人体的肺部状况进行诊断。

（五）危害以及并发症

慢阻肺是一个受到广泛重视的呼吸系统的慢性病。它主要是因长期吸入含有有害颗粒物的气体，尤其是吸烟、燃烧柴火等的烟雾，以及雾霾里的颗粒物，引起气道慢性无菌的炎症，时间长了导致呼吸气流不可逆地受限和堵塞，然后引起气短、慢性的咳嗽和咳痰。慢阻肺病情进展会引起肺功能下降，甚至有些患者个人日常生活都无法自理，是一种危害大，可致残的疾病。

目前，吸烟被公认为是慢阻肺的重要发病因素，吸烟时间越长，吸烟量越大，患病率就越高。吸烟者慢性支气管炎的患病率比不吸烟者高10倍以上。曾有人统计，每日吸烟40支以上者，慢性支气管炎的患病率高达75.3%。

香烟烟雾中含有多种有害物质，其中主要有焦油、一氧化碳、一氧化氮、氰氢酸、丙烯醛和尼古丁等。这些有害物质不仅能使支气管上皮纤毛变短、不规则，纤毛运动发生障碍，降低局部抵抗力，还会削弱肺泡吞噬细胞的吞噬、灭菌作用，容易导致病菌侵入引起感染；能引起支气管痉挛，增加气道阻力；还能引起支气管黏膜下腺体细胞增多、肥大，分泌黏液过剩。吸烟者死于慢阻肺的人数远较非吸烟者为多。此外，被动吸烟也可能导致呼吸道症状以及慢阻肺的发生。

缺氧是慢阻肺并发症的表现之一。慢阻肺是慢性呼吸道疾病，疾病进展到后期时，很多患者会出现缺氧状态。这时，医生可能会建议患者吸氧。在此强调一点，并不是所有患者都需要吸氧，只有在病情比较严重或者患者确实出现缺氧表现的时候，医生才会建议患者吸氧。

此外，慢阻肺还会导致慢性呼吸衰竭、自发性气胸、慢性肺源性心脏病等并发症。慢性呼吸衰竭多由肺部感染诱发，确诊依赖于动脉血气分析，动脉血氧分压（PaO_2）<60 mmHg 伴有动脉血二氧化碳分压（$PaCO_2$）<30 mmHg 并出现缺氧及高碳酸血症的一系列表现，则可以确定发生呼吸衰竭，常在慢性阻塞性肺疾病急性加重时发生，其症状明显加重，可出现缺氧和二氧化碳潴留的临床表现。自发性气胸表现为急性并发症，出现用力后突发一侧撕裂样胸痛，呼吸困难加重，胸片显示患者透光度增加，并可见被压缩肺边缘。如有突然加重的呼吸困难，并伴有明显发绀，患侧肺部叩诊为鼓音，听诊呼吸音减弱或消失，应考虑并发自发性气胸，通过 X

线检查可以确诊。慢性肺源性心脏病是慢阻肺病情发展的最终结局。这是由于慢性阻塞性肺疾病引起肺血管床减少及缺氧致肺动脉收缩和血管重塑，导致肺动脉高压，右心室肥厚扩大，最终发生右心功能不全。

🔍 慢阻肺的预防

慢阻肺是一种可以预防的疾病。其预防措施主要包括戒烟、减少室内空气污染、防止呼吸道感染、加强运动和锻炼、注重呼吸功能锻炼以及耐寒能力锻炼等。

吸烟是导致慢阻肺的主要危险因素，不尽早去除病因，单凭药物治疗难以取得良好的疗效。因此阻止慢阻肺发生和进展的关键措施之一是戒烟。此外，应减少职业性粉尘和化学物质吸入，对于从事接触职业粉尘的人群如煤矿、金属矿、棉纺织业、化工行业及某些机械加工等工作人员应做好劳动保护。减少室内空气污染，避免在通风不良的空间燃烧生物燃料，如烧柴做饭、在室内生炉火取暖等，避免被动吸烟。应加强室内通风，加强厨房的排油烟措施。积极预防和治疗上呼吸道感染：秋冬季节注射流感疫苗；避免到人群密集的地方；保持居室空气新鲜；发生上呼吸道感染应积极治疗。

除此之外，预防慢阻肺还应该注重锻炼。① 加强运动锻炼，根据自身情况选择适合自己的锻炼方式，如散步、慢跑、游泳、爬楼梯、爬山、打太极拳、跳舞，还可以双手举几斤重的东西，在上举时用力呼气等。② 注重呼吸功能锻炼，慢阻肺患者治疗中一个重要的目标是保持良好的肺功能，只有保持良好的肺功能才能使患者有较好的活动能力和良好的生活质量。因此呼吸功能锻炼非常重要。患者可通过做呼吸瑜珈、练呼吸操、深慢腹式阻力呼吸功能锻炼、唱歌、吹口哨、吹笛子等进行肺功能锻炼。③ 耐寒能力锻炼也是预防慢阻肺的途径之一。耐寒能力的降低可以导致慢阻肺患者出现反复的上呼吸道感染，因此耐寒能力对于慢阻肺患者显得同样很重要。患者可采取从夏天开始每天用冷水洗脸、每天坚持户外活动等方式锻炼耐寒能力。

患者应加强营养，提倡摄入富含维生素的食物，增强自身免疫力。

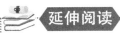 **延伸阅读**

害怕患慢阻肺？不用担心！慢阻肺可防可治！

陈伯今年 45 岁，为家庭辛苦操劳了大半辈子，现在儿女都工作了，他终于可以放松享受一下了。但是近几个月他发现自己做事很费劲，很容易就气喘吁吁，不能再像以前一样干重活了，连走几层楼梯都喘得厉害。陈伯很奇怪，自己一向身强体壮的，不知道是什么原因突然变成了这样，于是在儿女陪同下来到成都某医院找到范教授诊治。

范教授详细询问了陈伯气喘发生的过程和平时的咳嗽咳痰情况，得知他吸了三十多年的烟，于是就给陈伯开出了肺功能检查等辅助检查，最后诊断为慢性阻塞性肺病。范教授告诉陈伯，不用担心，采取中西医结合的方式坚持治疗，慢阻肺是可以控制住的。同时范教授提醒，当有咳嗽、咳痰、气喘等症状时，要及早识别是否是慢阻肺，应早日去医院进行检查与治疗，防止病情发展加重。

慢阻肺的危险因素主要包括吸烟及被动吸烟（包括二手烟与三手烟等）、肺部感染类疾病以及在污染气体与粉尘较多的环境里工作或生活，这些危险因素都会增加患慢阻肺的风险。临床上发现，35 岁以上伴有吸烟史或长期呼吸道疾病病史或工作生活粉尘接触史等人群属于高危人群，更应引起注意，多加预防。

对于慢阻肺而言，预防比治疗更重要！最好的方式首先就是戒烟；其次是提早发现提早治疗。咳嗽两周后仍然不愈，就必须到医院进行检查治疗，以免加重呼吸道的受损程度。努力做到规律生活，清淡饮食，"绿色装修"，多喝水，勤开窗通风，增强体育锻炼提高抵抗力。三要尽量远离环境污染，避免在化学燃料及粉尘多的地方生活或工作，减少环境的刺激。

（资料来源：张华.羊城晚报.原标题为"诊室故事"，本文有修改。）

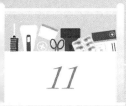

11

如何远离"僵硬"和"颤抖"？

—— 世界帕金森病日（每年的 4 月 11 日）

 世界帕金森日的起源

　　欧洲帕金森病联合会（EPDA）从 1997 年开始，将每年的 4 月 11 日定为"世界帕金森病日（World Parkinson's Disease Day）"，以此纪念最早描述这种疾病的英国内科医生詹姆斯·帕金森博士。"世界帕金森日"设立的宗旨在于促使帕金森病患者、他们的家人、专业医疗人员共同努力，不仅让帕金森病家喻户晓，而且要提高公众的关注程度。世界卫生组织赞助并全力支持世界帕金森病日的举办及欧洲帕金森病联合会纲领。许多国家的政府部门和社会各界都选择在 4 月 11 日这天举办帕金森病主题活动。世界卫生组织还与一些国家政府部门、国际和地区医学团体合作，共同推动帕金森病的研究与治疗。

　　近年来，帕金森病已成为仅次于肿瘤、心脑血管病的中老年的"第三杀手"。据中国青年网发布的数据，中国目前已有 300 多万的帕金森病患者，且每年递增，发病趋势也日渐年轻化，可见于青少年到老年的各个年龄段，男性略多于女性。如此众多的患病人口，为家庭和社会带来的负担是难以想象的。因此，设立世界帕金森病日可以加深公众对帕金森病的了解和认识。

 疾病介绍

　　拳王阿里生平击败无数对手，但帕金森病却成为他"一生中最艰难的拳击赛"；文坛巨匠巴金先生纵然学富五车，面对帕金森病也只能任凭其夺走他写作的权利；数学界攻题天才陈景润，也难以攻克帕金森病的这一关；时代伟人邓小平先生，同样也曾是帕金森病的患者。当今世界，帕金森病的状况更是不容乐观。

（一）帕金森病的症状表现

帕金森病是一种大脑的神经元变性疾病，发病部位一般在大脑里中脑黑质的地方，是中脑黑质多巴胺神经元逐渐变性坏死而导致的老年性神经变性疾病。该病老年人多发，尤其是 60 岁以上的老年人。其中大部分人是散发病例，约有 10% 的患者有家族史，说明有一定的遗传因素。帕金森病的发病原因有很多，包括遗传、环境的氧化应激以及饮食和各种生活习惯等。

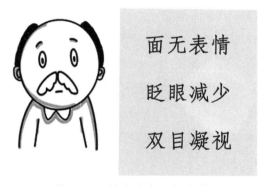

图 11-1　帕金森病面部症状

帕金森病发病年龄在 40～70 岁，起病高峰在 50～60 岁，男性多于女性，家族青年病例亦有报道。外伤、情绪低落、过度劳累、寒冷均可诱发帕金森病。该病起病隐匿、缓慢进展，常以少动、迟钝或姿势改变为首发症状。逐渐加剧的症状主要有静止性震颤肌张力增高、运动迟缓或运动缓慢、自主神经障碍等。图 11-1 为帕金森病面部常见症状。

1. 早期症状

患者最早期的症状常难以察觉，易被忽略，有人称之为亚临床状态。

渐渐地患者活动缺乏灵活性，少动，逐渐出现脊柱、四肢不易弯曲等症状。随着病情的加重，表现为步幅变小、前冲，说话声音变小，颈、背、肩部及臀部疼痛、疲劳，眼睑裂轻度变宽，呈凝视状。

2. 典型症状（图 11-2）

（1）震颤。常为首发症状，占帕金森病病状 80%。特点为静止性震颤，主动运动时不明显，多由一侧上肢的远端手指开始，然后逐渐扩展到同侧下肢及对侧上、下肢，下颌、口唇、舌头及头部一般均最后受累，震颤较为粗大，频率约为 4～8 次/秒，能为意识暂时控制但不持久，激动及疲劳时加重，睡眠时消失。

（2）肌强直。帕金森病患者的肌强直是由于锥体外系性肌张力增高，促动肌与拮抗肌的肌张力都有增高，被动运动关节时始终保持增高阻力，类似弯曲软铅管的感觉，故称"铅管样强直"；如部分患者合并有震颤，则在伸屈肢体时可感到在均匀的阻力上出现断续的停顿，如齿轮在转动一样，称为"齿轮样强直"。由于肌张力增高及不平衡，常表现出姿势的异常：呈头部前倾，躯干前弯，上肢前臂内收，肘关节屈曲，腕关节伸直，掌指关节屈曲的特殊姿势。老年患者肌强直可引起关节疼痛，是由于肌张力增高使关节的血供受阻所致。

（3）运动迟缓。帕金森病中基底节功能不全的特征性症状。严重时呈现为运动不能，表现为各种动作缓慢，如系鞋带、穿衣、剃须、刷牙等动作缓慢或困难。还有一些特征性的运动不良：① 面部表情少，瞬目动作减少甚至消失，称为"面具脸"。② 起步困难，克服惯性的能力下降，停止运动困难，改变运动姿势困难，一旦迈开脚步，步伐小，双足擦地而行，称"小步态"。越走越快，缺乏伴随的双臂摆动，躯干前冲，不能立即停止，称"慌张步态"。③ 语言障碍。可表现为发音低、构音不清、口吃或重复语言，称为"慌张语言"。写字时颤抖、歪曲、行距不匀、字越写越小，称为"小写症"。这些特征性的运动不良也可以表现为吞咽困难，咀嚼缓慢，或者表现为紧张或激动，突然停顿正在发生的一切动作，像冻僵一样，称为"冻结现象"，这种现象出现的时间非常短暂。与之相反的叫"反常运动"，即短暂解除少动现象而表现正常活动。在罕见情况下，如应急情况下而出现显著有效的运动称为"矛盾运动"。

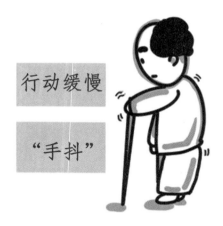

图 11-2　帕金森病典型症状：行动迟缓、手抖

（4）自主神经功能障碍。常出现出汗增多，皮肤油腻尤其是面部皮肤油腻，以及血压偏低。患者可出现顽固性便秘，排尿不尽、滴尿、尿失禁等。

（5）精神障碍。最常见的表现为抑郁症，通常轻中度，罕见自杀，约40%的帕金森病患者在其病程中患有抑郁，其特征表现为厌食、睡眠障碍和性欲缺乏。其次表现为痴呆，痴呆在帕金森病中发生率为 12%～20%，且其一级亲属中患有痴呆的危险性极高，其他症状有情感淡漠，思维迟钝、缓慢，性格改变比如孤独自闭等。

3. 体　征

（1）早期特征。眨眼率减少。通常健康人眨眼频率在 15～20 次/分，而帕金森病患者可减少至 5～10 次/分。

（2）典型体征。①"纹状体手"：呈掌指关节屈曲，近端指间关节伸直，远端指间关节屈曲；同时亦可发生足畸形。② myerson 症：反复轻敲眉弓上缘可诱发眨眼不止。③ 动眼危象。动眼危象也叫动眼痉挛，因眼外肌发生强直痉挛，造成双眼固定偏斜某方向，可持续数秒至数小时，最常见者为固定上视，是肌张力障碍的一种类型。④ 开睑及闭睑失用：不自主地提睑肌抑制及眼轮匝肌抑制。

（3）不典型体征。膝反射变异大，可以正常，亦可难于引出，亦可活跃，仅限于单侧的帕金森病患者。双侧膝反射对称的，呈屈曲性的反射，下额反射和额反射很少增高。

（二）帕金森的病因

据统计，目前全球有大约 450 万帕金森病患者，近一半约 220 万在中国。我国 60 岁以上的老年人超过 1%患有帕金森病，65 岁以上的老年人口中大约有 1.7%的人患有帕金森病，70 岁以上患病率达 3%～5%，是继肿瘤、心脑血管病之后中老年的"第三杀手"，而且每年新发病例近十万人。世界卫生组织专家预测，中国 2030 年的帕金森病患者将达到 500 万。更可怕的是，帕金森患者正趋于年轻化，"青少年型帕金森病"患者占总患者人数的 10%，甚至出现最小年龄 5 岁的病患者，如今帕金森病已然成为不分年龄的全民疾病。

有关帕金森的病因迄今尚不明了，既往的研究表明可能与诸多因素有关。有学者指出可能是"多因一果"，如个体易感性与环境因素相互作用，在年龄老化的基础上，加之环境毒素的影响等多重原因导致帕金森病。近年来，随着科学技术的发展，基础理论的研究水平不断提高，对进一步阐明帕金森病的发病机制有很大裨益，目前认为帕金森病的发病机制与以下因素有关：年龄老化、遗传因素、环境毒物、感染、氧化应激及自由基形成等。

1. 年龄老化

帕金森病的患病率随年龄增长而变化，高发年龄为 61～70 岁。随着年龄的增大，大脑中多巴胺神经元数目会逐渐减少，多巴胺水平也不断下降，这是帕金森病形成的主要原因。

2. 遗传因素

通过对帕金森病患者家系的详细调查，就病因学而言，已广泛认识到本病至少一部分来自遗传因素。

3. 环境毒物

人们早已注意到锰中毒，一氧化碳中毒，吩噻嗪、丁酰苯类药物能产生帕金森病症状。

4. 感　染

感染甲型脑炎后常发生帕金森病，有些学者认为帕金森病与病毒感染有关，但还未明确证实。

5. 氧化应激及自由基形成

生命物质代谢离不开氧，细胞代谢产生能量需分子氧的逐步还原，整个过程均发生在线粒体内，另外许多其他的酶如酪氨酸羟化酶、单胺氧化酶，NADPH-细胞色素 P450 降解酶和黄嘌呤氧化酶也是产生或利用活性氧的中介物。还原氧在许多正常状态的生物学过程中具有肯定作用，但形成过多也会损害神经细胞。

总之，帕金森病并非单一因素所致，可能有多种因素参与。遗传因素可使患病易感性增加，但只有在环境因素及年龄老化的共同作用下，通过氧化应激、线粒体功能衰竭及其他因素等机制才导致黑质多巴胺能神经元大量变性丢失而导致发病。

（三）帕金森病的危害以及相关并发症

1. 帕金森病的危害性

（1）卧床不起。帕金森病一般是从单侧肢体发病，慢慢地波及到最近的肢体，随着病情的加重，患者肢体的肌肉会出现萎缩以及关节强直而卧床不起，这也会使患者生活不能自理，给患者带来很大的麻烦。

（2）抑郁、焦虑。帕金森病会导致患者出现行动不便或者是卧床不起的症状，这很可能使患者封闭在屋里，远离原来自己比较熟悉的工作及生活的圈子。随着病情的加重，患者的心情也会变得非常糟糕，长期的封闭与不良情绪，会使患者出现抑郁及焦虑等精神心理疾病。烦躁、焦虑、抑郁的心理对改善病情不利，因此要加强对患者的鼓励，帮助患者树立积极向上的心态。

（3）丧失语言功能。帕金森病不仅会使患者的肢体无法行动，也会影响到患者的面部，会使患者说话含糊不清，语调单一，流口水。长期地不说话就会慢慢地丧失语言功能。

（4）家庭负担加重。随着帕金森病的逐渐加重，患者不仅需要家人的照顾与护理，也需要长期的用药。甚至一个人都不能完全照顾患者，这将会给患者的家庭增加很大的负担。家人不仅要从身体上照顾好帕金森病患者，精神上也要多安慰患者，不要使患者有不良情绪。

2. 相关并发症

（1）机体损伤。当帕金森病情迁延而影响肢体运动功能后，患者很容易因跌跤而发生骨折等损伤，尤其是冬天结冰、雨天湿滑的路面，以及地板潮湿光滑的厕所、浴室等，对动作迟钝、步履不稳的帕金森病患者而言，是极为危险的场所，要格外小心。一旦发生肢体损伤，无异于雪上加霜。

（2）心理障碍。心理障碍性并发症常发生于晚期帕金森病患者，主要是由于肢体震颤、僵直，以及缺乏面部表情而呈现的"面具脸"，加上说话含混不清、语调单一、流口水等行为，使患者常感自卑，害怕参加社会活动，不愿去公共场所而疏于人际交往，久而久之会发生心理障碍性病症。

（3）植物神经功能障碍。植物神经功能障碍也是帕金森病患者常出现的一类并发症，主要表现有 4 个：① 营养障碍和水电解质紊乱。与患者的吞咽困难、饮食减少、液体补充不足密切相关。② 食管扩张。放射检查可发现胃部及食管反流，患者常伴有胸骨后的烧灼感，主要是食管括约肌功能不良引发。③ 胃排空延迟。以餐后饱胀、恶心、呕吐为主要症状。④ 小肠运动功能不良。放射检查提示小肠有扩张趋势。

🔍 疾病预防

截至目前，帕金森病无法治愈，患者务必前往正规医院就诊。帕金森病不会直接影响寿命，但会极大降低病人的生活质量。

1. 一级预防（无病防病）

（1）对有帕金森病家族史及有关基因携带者，有毒化学物品接触者，均应视为高危人群，须密切监护随访，定期体检，并加强健康教育，重视自我防护。

（2）加大对工农业生产环境保护的力度，减少有害气体、污水、污物的排放，对有害作业人员应加强劳动防护。

（3）改善广大农村及城镇的饮水设施，保护水资源，减少对河水、库水、塘水及井水的污染，保证广大人民群众能喝上安全卫生的饮用水。

（4）老年人慎用吩噻嗪类、利血平类及丁酰苯类药物。

（5）重视老年病（如高血压、高血脂、高血糖、脑动脉硬化等）的防治，增强体质，延缓衰老，防止动脉粥样硬化，对预防帕金森病均能起到一定的积极作用。

2. 二级预防（早发现，早诊断，早治疗）

（1）早期发现、早期诊断。帕金森病的亚临床期长，若能及早开展临床前期诊断技术，如嗅觉功能障碍、PET 扫描、线粒体 DNA、多巴胺抗体、脑脊液化学和电生理等各项检查，将亚临床期帕金森病尽早发现，采用神经保护剂（如维生素 E、超氧化物歧化酶 SOD、谷胱甘肽及谷胱甘肽过氧化物酶、神经营养因子、塞利吉林等）治疗，可能会延缓发展为临床期的过程。

（2）早期治疗。帕金森病早期，虽然黑质和纹状体神经细胞减少，但多巴胺分泌却代偿性增加，此时脑内多巴胺含量并未明显减少，此期称为代偿期，一般不主张立即用药物治疗，可采用理疗、医疗体育、打太极拳、做水疗、按摩、练气功和针灸等治疗，以维持日常一般工作和生活，尽量推迟抗震颤麻痹药物应用的时间，但也有人主张早期应用小剂量左旋多巴以减少并发症，这要因人而异，应遵从医生指导。

3. 三级预防（延缓病情发展，防止病残，提高生活质量）

（1）积极进行非药物如理疗、体疗、针灸、按摩等及中西医药物或手术等综合治疗，以延缓病情发展。

（2）重视心理疏导安抚和精神关爱，保证充足睡眠，避免情绪紧张激动，以减少肌震颤加重的诱发因素。

（3）积极鼓励患者主动运动，如吃饭、穿衣、洗漱等。有语言障碍者，可对着镜子努力大声地练习发音。加强关节、肌力活动及劳作训练，尽可能保持肢体运动功能，注意防止摔跤及肢体畸形残废。

（4）长期卧床者，应加强生活护理，注意清洁卫生，勤翻身拍背，防止坠积性肺炎及压疮感染等并发症。帕金森病患者大部分死于感染，所以不仅要注意卫生还要注意饮食营养，以不断增强体质，提高免疫功能，降低死亡率。

帕金森病的护理方法

帕金森病患者及家属应尽力配合医生，放松压力，最大程度地缓解症状，延缓病情进展，减少并发症和药物副作用。一些生活方式的改变可提高帕金森病患者的生活质量。

1．家庭护理

（1）帕金森病患者因步态异常，比较容易摔倒，家中应设有扶手、防滑垫等。

（2）患者后期说话、进食都十分困难时，家人应特别关注患者需求，保证其营养摄入。

（3）患者常有抑郁、焦虑等负面情绪，家属应给予关心和聆听，使患者感到安全和温暖。

2．日常生活管理

（1）健康饮食。某些食物有助于缓解症状，比如多吃高纤维的食物和多喝水可以帮助预防便秘；均衡的饮食能提供营养支持，保证患者生理需求，其中 ω-3 脂肪酸可能对帕金森病患者有益。

（2）锻炼。锻炼可增强肌肉力量、灵活性和平衡能力，减少摔倒的发生；可改善健康状况，改善抑郁或焦虑等精神症状。制订合理锻炼计划，可以尝试打太极拳、练瑜伽、散步、游泳、学园艺、跳舞、做水中有氧运动或伸展运动等。

（3）注意事项。尽量不要动作太快；走路时脚后跟先着地；向前看，不要直接往下看，边走边看，避免摔倒；走路时不要带东西；避免逆向行走。

3．日常病情监测

一般是每隔三个月到半年进行复诊，但应注意结合患者病情变化，如患者症状明显加重或出现新的症状或并发症，应及时就医。

 延伸阅读

观彩虹——一个帕金森病患者的人生故事

还记得那个网名叫"风雨彩虹"的人吗？那个 30 多岁就被确诊为帕金森病的患者，曾是一个化工集团的副总，为公司的壮大付诸了青春和汗水，那时一切都那么美好和令人奋进，直到有一天，他被确诊患了帕金森病时，情绪一度跌到了人生最低谷，从此感觉快乐全无，生命里一片灰暗，人生似乎塌陷……

为了不影响工作或者说为了不让别人看出自己异常的姿态，他一开始大剂量地服药，可由此带来的副作用不但加剧了对身体的损伤并且加快了帕金森病的发展速度，对此他很无奈也很无助。

认真反思之后，为了能让自己尽快走出疾病的泥潭，他开始查阅关于帕金森病的资料，了解到帕金森病是一个不可逆的慢性退行性疾病，主要是因为大脑里缺少了正常人需要多巴胺的量，导致运动系统反应异常，但不会影响寿命，需要终身服药，而长期服药后会产生很多的副作用，如"异动现象""剂末现象"、便秘、失眠等等的不良反应。

疾病知识了解多了，他犹如醍醐灌顶，于是积极配合医生治疗，调整了治疗方案，合理锻炼，组织并参加各地的帕友（帕金森病患者）聚会，心情愉悦了，病情也得到较好的控制。一次偶然的机会，他从帕金森病专家那里获悉食物蚕豆内含有天然的左旋多巴，没有副作用也不会产生依赖，或许对帕金森病的治疗有所帮助。专家的一席话给了他启示，于是再度创业，利用高科技手段在蚕豆中提取高浓度的左旋多巴做成食疗产品来帮助帕友，这也是他在人生路上的一个重要转折点。

随着对疾病的认知增加和诊断技术的提升，像"风雨彩虹"这样的30多岁就被确诊为帕金森病的患者越来越多，中年的他们，背负着很多人的期待，对于疾病和未来，他们有着共同的渴望。

（资料来源：帕友网.2018-11-02.本文有修改。）

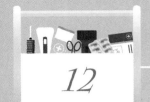

血压如何降下去？
——世界高血压日（每年的 5 月 17 日）

🔍 世界高血压日的起源

高血压是危害人类健康的最主要的慢性疾病之一。它涉及的面很广，危害严重，它不仅是一个健康医学问题，也对整个社会产生重大的影响。

20 世纪 70 年代以来，世界各国非常重视高血压的防治工作，成立了世界高血压联盟这一组织，这一组织是由各个国家的流行病学、临床等各方面的专家组成的。世界高血压联盟的主要任务就是教育与宣传，教育全民包括患者和医务人员要有一个科学的合理的生活方式，预防高血压的发生。

1978 年 4 月 7 日，世界卫生组织和国际心脏病学会联合会决定将每年的 4 月 7 日这一天定为"世界高血压日"，旨在引起人们对防治高血压的重视。

世界高血压联盟决定从 2005 年起将每年 5 月 17 日定为"世界高血压日"。我国在 1989 年 5 月 12 日也正式成为世界高血压联盟的盟员，也相应地成立了中国高血压联盟。

🔍 家庭自测血压，快捷方便

1. 什么是高血压？

高血压是以体循环动脉血压增高为主要特征[收缩压≥140 mmHg（18.7 kPa），舒张压≥90 mmHg（12.0 kPa）]，可伴有心、脑、肾等器官的功能或器质性损害的临床综合征。

2. 家庭自测血压的目的

呼吁公众尤其是高血压患者重视自测血压，及时了解自己的血压情况，提高治疗依从性，以便更好地控制高血压（图 12-1）。自测血压对提高高血压患者治疗的主动性，控制高血压有积极意义，对高血压的鉴别诊断、疗效评估及心血管病发生危险的预测均有重要价值。

3. 怎样使用电子血压计？

血压计的袖带内有一换能器，自动采样，微电脑控制数字运算，自动放气程序，数秒内可得到血压数值。其优点是清晰直观，使用方便，但需定期校验。电子血压计的测量程序为：调整坐姿，将手掌向上，并保持手心、胸口在同一水平线上。按下开始键，机器将自动加压，并逐步呈现数值。保持安静，放松身体，测量过程中不要说话或移动身体。读取数值，进行记录。等待测量结束后，液晶屏幕上将显示此次测量的数值。休息片刻后，再测量 1～2 次，取平均值。

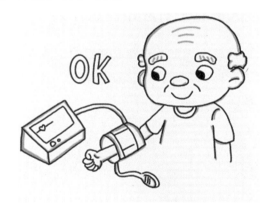

图 12-1　家庭自测血压

🔍 高血压是什么引起的？

1. 遗传因素

大约 60%的高血压患者有家族史，目前认为是多基因遗传所致。

2. 精神和环境因素

长期的精神紧张、激动、焦虑，受噪声或不良视觉刺激等因素也会引起高血压。

3. 年龄因素

高血压发病率有随着年龄增长而增高的趋势，40岁以上者发病率高。

4. 生活习惯因素

膳食结构不合理，如摄入过多的钠盐、低钾饮食、大量饮酒、摄入过多的饱和脂肪酸均可使血压升高。另外，吸烟可加速动脉粥样硬化的过程，亦为高血压的危险因素。

5. 药物的影响

避孕药、激素类药物、消炎止痛药等均可影响血压。

🔍 高血压高危人群和患者应该注意什么？

高血压高危人群及高血压患者要养成健康的生活方式，应多吃水果和蔬菜，减少油脂摄入，做到合理膳食、控制体重、戒烟限酒、适量运动、减轻精神压力、保持心理平衡。

（一）饮　食

1. 减少钠盐摄入

每人每日食盐摄入量逐步降至不超过 6 g，日常生活中可以用"控盐小勺"去衡量，需要注意的是，在日常生活中还会摄入其他含钠高的调味品（如味精、酱油等）、腌制品、零食等，均需要控制摄入。

2. 增加膳食中的钾摄入

饮食中应增加富钾食物，如新鲜蔬菜、水果和豆类等。做到合理膳食，平衡膳食，饮食中增加水果、蔬菜、低脂奶制品、富含食用纤维的全谷物、植物来源的蛋白质等。

（二）其他生活方式干预

（1）控制体重，使体质指数（BIM）<24，男性腰围<90 cm，女性腰围<85 cm。

（2）彻底戒烟，避免被动吸烟。

（3）不饮酒或限制饮酒。

（4）每周保持中等强度运动 4~7 次，每次持续 30~60 分钟，如果被评估为具有心脑血管高危因素，则运动前需进行专业评估。

（5）减轻精神压力，保持心理平衡。

（三）谨遵医嘱

通常高血压患者医院就医后，医生会根据患者情况开利尿药、β受体阻滞药、钙离子通道阻滞药等降压药。高血压患者可根据医嘱或说明书服用。高血压患者要经常留意自己的血压值和体重，每周测量一次，有助于了解自己身体的变化。

🔍 高血压患者还应注意的问题

高血压患者应遵循医嘱服药，定期测量血压和复查。高血压高危人群及高血压患者除要养成健康的生活方式外，还应注意以下几点：

1. 坐飞机出行时

高血压患者并不是不能坐飞机，而是要更多注意自己的血压状况。在确保自己的血压状况安全的情况下就可以乘坐飞机。当飞机安全飞行的时候可尝试站起来走动；避免过多进食含盐高的小零食；避免饮酒和服用镇静剂。出行时，需随身携带降压药以备不时之需。

2. 性生活

高血压患者的血压已高于常人，性生活过程中血压会进一步增高，因此有必要将性生活控制在生理需要的较低限度，避免过度。若出现胸痛、头痛、头晕、气促等现象，应立即停止性行为。

3. 妊　娠

患高血压的女性妊娠后，很容易并发严重的妊娠高血压综合征，严重威胁胎儿和母体的健康。建议高血压女性患者在备孕前需经过医生的全面评估，一方面要控制血压水平达标，另一方面要调整服用安全的药物，在获得医学评估许可后方可开始妊娠，在妊娠期间应谨慎，密切监测血压，以保证妊娠成功率。

4. 献　血

献血时注意血压须低于 180/100 mmHg。临床诊断高血压并不代表不符合献血资质，但献血并不能缓解高血压。

🔍 高血压患者适合吃些什么

（1）通常情况下吃含粗纤维的食物有助于高血压患者降低血压，如萝卜、白菜、全麦面包等，此外，低脂肪、低钠和低盐的饮食也有利于高血压的改善。

（2）多吃绿色蔬菜、新鲜水果及含钙高的食物，如芹菜、韭菜、西兰花、梨、苹果、奶制品、豆制品等，少吃含胆固醇高的食物，如动物内脏、肥肉、鱼子、蛋黄、乌贼鱼等，忌烟酒。

名人与高血压

爱因斯坦：爱因斯坦于 1947 年进行胃部手术时被意外发现患有腹主动脉瘤，腹主动脉瘤被认为是高血压引起的一种严重的并发症。在当时的医学背景下进行腹主动脉瘤手术死亡风险非常大，爱因斯坦最终拒绝手术，于 1955 年在睡梦中突发腹主动脉瘤破裂出血，离开了人世。

"'二战'三巨头"罗斯福、斯大林、丘吉尔：这三位领袖都喜欢抽烟、喝酒，并且均患有了严重的高血压病。1945 年的一天，罗斯福突发脑出血死亡，8 年后斯大林也同样在莫斯科的别墅里脑出血去世，接着丘吉尔在 1965 年也因脑出血离开了人间。正是因为三巨头的相继离世，人们才开始重视血压管理的重要性，并成立了世界高血压联盟。

司马懿：史料记载，70 多岁的司马懿从曹爽手中夺过兵权后，心中喜悦，却一不小心坠马，出现了不能言语、一侧肢体失去感觉的症状，次年便病逝了。据现在医学分析极可能是高血压导致的脑中风，如果没有脑中风，司马懿可能不止活到 73 岁，毕竟司马家族的长寿基因是很强大的，他的弟弟司马孚足足活到了 93 岁！

（资料来源：根据网络资料整理改编。）

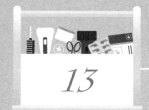

13 癌症是否就是绝症？

——世界抗癌日（每年的2月4日）

🔍 世界抗癌日的起源

在全球癌症发病率和病死率急剧上升的背景下，国际抗癌联盟（UICC）和世界卫生组织于2000年2月4日在巴黎召开了一个世界肿瘤高峰会议，会上讨论了全世界癌症发病现状，呼吁建立肿瘤科研的国际性合作，动员全社会的力量参与肿瘤的预防和治疗，使全世界的癌症病人都能得到更好的医护服务以及社会各界的支持和关心。在这次峰会上签署了"巴黎抗癌宪章"，把每年的2月4日定为"世界癌症日（World Cancer Day）"，旨在全世界范围内同步开展肿瘤防治的宣传，包括科普宣传、康复宣传等工作。

癌症是全球主要的死亡原因之一，近年来全球癌症发病率和病死率急剧上升，特别是青少年的癌症发病率也越来越高。随着社会的发展和科技的进步，人们生活方式和行为习惯的改变，各类化工产品的使用以及辐射的刺激，导致癌症变得越来越常见，癌症已逐渐变成一个常见的话题，人们从以往的"谈癌色变"，到现在的习以为常。

如今医疗水平随着科技的进步而迅猛发展，从以往的疾病治疗到现在的疾病预防，防治未病，三级预防理念也得到了大力发展。在这样的背景下，世界抗癌日应运而生，倡导人们正确认识癌症，从病因开始积极预防癌症的发生，早期检测发现癌症，早期正确地治疗癌症，尽早地进行康复，即做到"五早"：早预防、早发现、早诊断、早治疗、早康复。

癌症的定义及发病情况

癌的英文名称是 cancer，其大写 Cancer 也有星座中的巨蟹座之意，形容癌症的特性像螃蟹一样横行霸道和横冲直撞。在医学上，癌是指起源于上皮组织的恶性肿瘤，相对应的，起源于间叶组织的恶性肿瘤统称为肉瘤。一般人们所说的"癌症"习惯上泛指所有恶性肿瘤。癌症的原理是快速产生异常细胞，这些细胞超越其通常边界生长并可侵袭身体的毗邻部位及扩散到其他器官，对其他的器官的生理和功能造成严重影响。这个过程就是我们通常说的"转移"，目前转移和复发是癌症致死的主要原因。

世界卫生组织国际癌症研究机构（IARC）发布的 2020 年全球最新癌症统计数据显示，2020 年全球新发癌症病例约 1 929 万例，其中中国新发癌症病例约 457 万例，这意味着我国平均每天有超过一万人，每分钟有 8.7 人被确诊为癌症。

在我国，目前发病率最高的是肺癌，从发病人数看，肺癌仍位居我国恶性肿瘤发病首位，2020 年发病人数约为 82 万，第二位至第十位分别为结肠癌、胃癌、乳腺癌、肝癌、食管癌、甲状腺癌、胰腺癌、前列腺癌和宫颈癌，前十位恶性肿瘤约占新发癌症数的 78%。

影响癌症发病的因素

目前癌症的发病没有准确的原因，但是存在很多的理论学说，也有很多研究已经证明了某些因素与癌症的发生紧密相关。目前较为明确的与癌症有关的因素主要可分为外源性和内源性两大类。

（一）外源性因素

1. 生活习惯

如吸烟、酗酒等不良生活习惯，与癌症的发生密切相关。约 1/3 因癌症而死亡的患者与吸烟有关，吸烟是肺癌的主要危险因素。摄入大量烈性酒可导致口腔、咽喉、食管等恶性肿瘤的发生。高能量高脂肪食品可增加乳腺癌、子宫内膜癌、前列腺癌、结肠癌的发病率。饮用污染水、吃霉变食物可诱发肝癌、食管癌、胃癌。

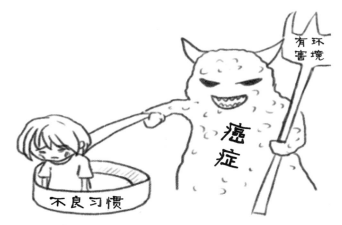

图 13-1　不良生活习惯、有害环境等与癌症发生密切相关

2. 环境污染

空气、饮水、食物的污染均可对人类造成严重危害（图 13-1）。世界卫生组织已公布的与环境有关的致癌性物质包括：砷、石棉、联苯胺、4-氨基联苯、铬、己烯雌酚、放射性氡气、煤焦油、矿物油、偶联雌激素等。环境中的这些化学或物理致癌物能够通过体表、呼吸和消化道进入人体，诱发癌症。

3. 天然及生物因素

天然因素包括辐射、紫外线等，例如在一定条件下紫外线可引起皮肤癌。生物因素主要为病毒，其中 1/3 为 DNA 病毒，2/3 为 RNA 病毒。DNA 病毒如 EB 病毒与鼻咽癌、伯基特淋巴瘤有关，人类乳头状病毒感染与宫颈癌有关，乙型肝炎病毒与肝癌有关。RNA 病毒如 T 细胞白血病/淋巴瘤病毒与 T 细胞白血病/淋巴瘤有关。此外，细菌、寄生虫、真菌在一定条件下均可致癌，如幽门螺杆菌感染与胃癌发生有密切关系，埃及血吸虫病被证实可诱发膀胱癌，黄曲霉菌及其毒素可致肝癌。

4. 慢性刺激与创伤

创伤和局部慢性刺激如烧伤深瘢痕和皮肤慢性溃疡均可能发生癌变。

5. 医源性因素

如 X 线、放射性核素可引起皮肤癌、白血病等；细胞毒药物、激素、砷剂、免疫抑制剂等均有致癌的可能性。

（二）内源性因素

1. 遗传因素

只有少数肿瘤的发生与遗传有确切关系，遗传因素在大多数肿瘤发生中的作用是增加了机体发生肿瘤的倾向性和对致癌因子的易感性，即所谓的遗传易感性，包括染色体不稳定、基因不稳定等，表现为拥有特定基因的人群较常人更容易患某种癌症。

2. 免疫因素

先天性或后天性免疫缺陷均易发生恶性肿瘤，如丙种蛋白缺乏症患者易患白血病和淋巴造血系统肿瘤，AIDS（艾滋病）患者恶性肿瘤发生率明显增高。但大多数恶性肿瘤发生于免疫功能"正常"的人群，主要原因在于肿瘤能逃脱免疫系统的监视并破坏机体免疫系统，但具体机制尚不完全清楚。

3. 内分泌因素

体内激素水平异常也是肿瘤诱发因素之一，可因自身内分泌激素失常或外源性激素补充过多而诱发肿瘤。

目前癌症的治疗手段

恶性肿瘤有很多种，其性质类型各异、累及的组织和器官不同、病期不同、对各种治疗的反应也不同，因此大部分患者需要进行综合治疗。所谓综合治疗就是根据患者的身体状况、肿瘤的病理类型、侵犯范围等情况，综合采用手术、化疗、放疗、免疫治疗、中医中药治疗、介入治疗、微波治疗等手段，以期较大幅度地提高治愈率，并改善患者的生活质量。

1. 手术治疗

对于有完整包膜，未扩散的实体瘤，在理论上做手术是可以完全被切除并治愈的。对早期或较早期实体肿瘤来说，手术切除仍然是首选的治疗方法。根据手术的目的不同，可分为以下几种：根治性手术、姑息性手术、诊断性手术、预防性手术和转移灶的手术等。

2. 化学治疗

化学治疗即所谓的化疗，是用可以杀死癌细胞的药物治疗癌症。由于癌细胞与正常细胞最大的不同处在于快速的细胞分裂及生长，所以抗癌药物的作用原理通常是通过干扰细胞分裂来抑制癌细胞的生长。多数的化疗药物都没有专一性，所以会同时杀死进行细胞分裂的正常组织细胞，因此化疗具有一系列的副作用，也就是通常大家所说的"杀敌一千，自损八百"。不过这些正常组织通常在化疗后可自行修复。

3. 放射线治疗

放射线治疗也称放疗、辐射疗法，是使用辐射线杀死癌细胞，缩小肿瘤。放射治疗的目标是要尽可能地破坏所有癌细胞，同时尽量减少对邻近健康组织的伤害。虽然辐射线照射对癌细胞和正常细胞都会造成损伤，但大多数正常细胞可从放射治疗的伤害中恢复。

4. 靶向治疗

靶向治疗从 90 年代后期开始在治疗某些类型癌症上得到明显的效果，与化疗一样，靶向药物可以有效治疗癌症，是具有针对性地对癌细胞进行识别和杀伤，因此副作用与化疗相较之下减少许多，但是靶向药物同时存在药品紧缺、价格昂贵、医保条目不包含需要全自费以及针对具有特定基因人群等特点。靶向治疗在目前是一个非常活跃的研究领域。

5. 免疫疗法

免疫疗法是利用人体内的免疫机制来对抗肿瘤细胞。已经有许多对抗癌症的免疫疗法在研究中。目前较有进展的是癌症疫苗疗法和单克隆抗体疗法，而免疫细胞疗法则是最近这几年最新发展的治疗技术。人乳头瘤病毒（HPV）疫苗就是很好的预防女性宫颈癌的免疫制剂。

6. 中医中药治疗

中医特有的针灸、艾灸、穴位刺激等技术配合手术、放化疗可以减轻放化疗的毒副作用，增强患者体质，促进患者恢复，增强患者身体对放化疗的耐受力。

7. 基因治疗

基因疗法是指将经过特定编码和修饰过的目标基因导入人体，以纠正机体基因缺陷导致的错误翻译和表达，达到从基因层面治疗癌症的目的。目前，恶性肿瘤基因治疗的概念已从纠正基因缺陷扩大到将外源基因导入人体，最终直接或间接抑制或杀伤肿瘤细胞。

8. 内分泌治疗

某些肿瘤的发生和生长，与体内激素有密切关系，因此可以通过改变内分泌状况来进行治疗。如性激素可以用于乳腺癌、前列腺癌、子宫内膜癌的姑息治疗。

9. 高温微波治疗

近十余年发展起来的微波热疗技术、超声聚焦及射频技术等，是利用局部高温使癌细胞受热坏死，较少伤及正常组织，优点是简便、安全。

10. 激光治疗

该方法是利用激光的能量密度高、平行性好、定位准确等优点，经适度聚焦后对癌症病灶做无血切除术。

11. 冷冻治疗

该方法基本原理是冷冻时细胞内外形成冰晶，可造成癌细胞损伤。可用于体表肿瘤或内脏肿瘤的治疗。

12. 介入治疗

癌症介入治疗是指利用先进的医疗设备，如在血管造影机、X线电视机、CT、B超等的定位引导下，将特制的导管经皮肤穿刺，选择性地插入病变器官，然后经导管对病变脏器进行灌注药物、扩张腔道、放置支架、注射栓塞剂，或是经穿刺针直接注射药物等，以达到治疗癌症的目的。

🔍 关于癌症的几个认识误区

（1）癌症等于绝症。

随着人们对癌症这一顽症认识的不断深化，已逐渐意识到对癌症的预防是抗击癌症最有效的武器。许多科学研究表明，癌症不等于绝症。1/3癌症可以预防，1/3癌症如能及早诊断，则可能治愈，而合理有效的姑息治疗可使剩余1/3癌症病人的生存质量得到改善。

（2）治疗癌症只是医生的事。

在医疗发达国家中，大多数人认同治疗癌症的方案应是由患者与医生共同决定的。只有当患者的心态摆正、思想乐观，再加上科学规范的治疗，患者的病情才能稳定，或带病延长生命，并且保证生活质量。所以治疗癌症不仅是医生的事，患者保持良好的心态、积极地配合医务人员治疗也是极其重要的。

（3）所有的癌症都会遗传。

癌症确有遗传倾向，即有癌症家族史的人更易患癌。癌的家族倾向有两种表现：一是多人患不同种癌；二是一个家族中存在某些特定癌的聚集现象。现代遗传学研究表明，癌症不仅取决于其遗传因素，还取决于致癌物和促癌物的作用。如乳腺癌、肺癌、肝癌、食管癌、子宫颈癌等，不良的生活习惯和环境因素对这些癌症的发病起着很大作用。因此，即使与癌症患者有血缘关系，只要注意防范，做好自我保健以及改变不良的生活习惯和行为等，也可将癌症拒之门外。

（4）癌前病变就是癌症。

从正常组织到发生癌变的中间阶段称为癌前病变。常见的癌前病变有慢性子宫颈炎、纤维囊性乳腺病、结肠多发性息肉病、慢性胃溃疡及萎缩性胃炎等上皮非典型增生。癌前病变本身并非恶性，但在某些因素作用下，有可能转变为癌或肉瘤。因此，对癌前病变我们既不能轻视，也不能谈之色变，要积极采取措施治疗。

（5）癌症是一种富裕病。

癌症是全球性流行疾病，影响所有年龄和社会经济各阶层的人群。癌症不仅影响老年人，也会影响青壮年的男性和女性，而且往往发生在他们处于事业发展的重要时期。癌症对于所有人的影响都是具有破坏性的，且对于穷人、弱势人群以及社会地位低下的人更具有破坏性，癌症会使他们相对承受更多的痛苦和经济负担。

🔍 20个癌症早期警报信号

（1）身体出现原因不明的消瘦、无力，上腹无规则的疼痛，食欲下降，特别厌食肉类食品。

（2）非怀孕和哺乳的妇女，乳头溢液，乳房表面出现凹陷或橘皮样改变。

（3）身体任何部位特别是乳腺处、颈部或腹部出现逐渐增大的肿块。

（4）干咳、痰中带血，胸闷胸痛，久治不愈。

（5）中年以上的妇女，性交后阴道有少量出血，或平时有不规则的阴道出血，或白带明显增多或出现恶臭。

（6）伴有腹痛的逐渐加深的黄疸和上腹包块。

（7）肝脏肿大，并伴有肝区疼痛。

（8）长期不明原因的无痛性血尿。

（9）皮肤溃烂且长久不能愈合。

（10）黑痣突然增大，形状改变且不规则，同时伴有灼痒、破溃，出血疼痛或痣上的毛发脱落。

（11）反复发热和顽固性的牙齿出血，皮下出血和进行性贫血，或出血后血流不止。

（12）反复出现的不明原因的高热。

（13）口腔黏膜，或女性外阴或男性阴茎龟头上出现白斑，而且迅速扩大和灼痒不适。

（14）双下肢无力，感觉异常，动作失调或伴大小便有时失禁。

（15）股骨和肱骨等大骨在无明显外力作用下轻易发生骨折。

（16）进食吞咽时胸骨后有异物梗塞感、刺痛感或自觉食物通过缓慢。

（17）鼻塞，经常少量鼻出血或鼻涕中常带血丝，伴有偏头痛、头晕、耳鸣和颈上部耳垂下方前后部位可摸到肿大淋巴结。

（18）大便习惯改变，或腹泻和便秘经常交替出现，或大便常带脓血，或大便变细变扁等形状改变。

（19）逐渐加剧的头痛，伴突然出现的短暂的视力障碍和呕吐。

（20）青少年的肘或膝关节剧痛、肿胀，且用抗风湿药或抗生素类药治疗无效。

癌症预防小妙招

1. 关注体重指数

针对全球 188 个国家的调查显示，2019 年中国的肥胖人口已超过 2.5 亿，是全球肥胖人口最多的国家。有研究显示，约 49% 的子宫内膜癌、35% 的食管癌、28% 的胰腺癌都与肥胖有关。有研究认为，脂肪细胞可能会间接促进癌细胞生长。所以人们应关注自己的体重指数（BMI），BMI 的计算方法是体重（kg）除以身高（m）的平方，如果 BMI 超过 24 即为超重，超过 28 则是肥胖。肥胖人群应少吃多动、减少脂肪和糖的摄入，控制体重。减肥要科学合理，规律减肥，一定不要听信所谓的减肥偏方和吃减肥药，否则会有害身体健康，适得其反。

2. 适时生育

晚婚晚育已成为城市女性的普遍趋势。然而晚育或放弃生育很可能不利于防癌。有研究指出，女性一生中如有一次完整孕育过程，如同增加 10 年免疫力，患卵巢癌、乳腺癌等妇科肿瘤的风险将大大降低。此外，研究还发现，坚持母乳喂养 6 个月可使女性患癌死亡风险降低 10%。女性最佳生育年龄是 25～30 岁，超过 35 岁即为高龄产妇，高龄产妇对母体和新生儿的健康均有所影响，因此适龄生育、科学的产检，有利于母婴健康。

3. 情绪宣泄

专家表示，坏情绪是癌症的向导，压抑、焦虑、抑郁等消极情绪可使免疫系统识别、消灭癌细胞的功能大打折扣，因此更容易患癌。所以生活中要尽量保持身心放松，找到健康的情绪宣泄途径，如向他人倾诉、写日记、做感兴趣的事情等都有助于排解不良情绪。

4. 适度出汗

运动是最经济实惠的防癌方法。有研究显示，经常锻炼的人患肺癌风险可降低 26%，患结直肠癌风险直降 38%。只要每天坚持 30 分钟以上运动，就能降低患癌风险。而且适当的运动还可以保持体重，宣泄情绪，促进身体新陈代谢。

5. 多吃新鲜果蔬

研究表明，蔬菜和水果能降低口腔、咽喉、食管、肺、胃、结直肠等发生癌症的危险性。新鲜果蔬富含维生素 C 等抗氧化剂，可使细胞免受损伤，减少突变。另外，蔬果富含膳食纤维，能缩短食物残渣停留在肠道的时间，排出潜在致癌物。

6. 远离多脂肪食物

红烧肉、奶油蛋糕等美食往往让人垂涎，但这些食物中含有的大量脂肪却可能带来健康问题。科学研究表明，脂肪与癌症关系密切，特别是乳腺癌、大肠癌和前列腺癌等。从小摄入大量脂肪的孩子，随着年龄的增长，更易患癌。日常饮食中应注意以下几点：① 选购低脂或脱脂牛奶；② 以豆类或豆制品取代部分肉类；③ 少吃肉皮、肥肉和油炸食品的外皮；④ 少吃奶油蛋糕，或者吃的时候刮掉部分奶油；④ 做菜时多用蒸、煮的烹饪方式，少采用煎、炸方式。

7. 多吃鸡鱼肉

猪肉、羊肉、牛肉等"红肉"多食可能增加患癌风险。有研究显示，吃红肉多的人增加患肺癌风险；过量摄入红肉会导致女性患乳腺癌风险增加。专家建议，人们应该限制"红肉"的摄入，并尝试用禽肉、水产品如鱼肉等"白肉"取代，尤其要多吃水产品。三文鱼、黄花鱼、小平鱼等水产品都是不错的选择，一星期吃两三次为宜。值得提醒的是，咸鱼、火腿、香肠等加工肉制品往往含有较高的亚硝酸盐，容易诱发消化系统癌症，最好少吃。

8. 每天喝绿茶

喝茶有助于防癌早已得到证实，每天喝茶能使患癌症风险降低。喝茶可有效预防肺癌、肝癌、食管癌、口腔癌等癌症。研究显示，龙井、碧螺春、毛峰等绿茶的防癌作用最好，其含有的防癌成分最高，其次是乌龙茶，红茶中最少。绿茶中富含茶多酚，可抑制癌细胞生长。人们应养成每天喝2~3杯绿茶的习惯，但必须注意茶水不要太浓太烫。同时切记，市面上卖的奶茶并不能防癌，并且有很多奶茶因为含有超量的糖或者劣质的奶以及各类添加剂，长期食用会容易引起肥胖，有害身体健康。

9. 戒烟限酒减盐

研究显示，吸烟者患肺癌的危险大大超过不吸烟者。不仅如此，吸烟还可危害下一代，烟雾中的致癌物能通过母体的胎盘影响胎儿，导致下一代癌症发病风险显著增高。而长期过量饮酒很可能会导致"酒精肝"、肝硬化等，随之进展为肝癌。过量的盐和癌症仿佛是"亲戚"关系，越爱吃咸的地区，胃癌发病率越高。

10. 谨慎选用日用品

溴化阻燃剂、塑化剂、双酚 A 三类物质可能导致癌症，这些物质存在于一些家居用品中。在选购家庭日常用品时，如果能闻到较大异味，应果断弃用；生活中最好少用塑胶产品，不用塑料杯装沸水，不用塑料袋装热食，以免有毒物质在高温下被释放；选购家具时，尽量选亚麻、羊毛等面料的产品；接触超市小票后要及时洗手。

11. 注意通风

不要在封闭的环境下待得太久，装空调的房间每天至少应开窗 1 至 2 小时，日常做到勤通风、勤消毒。

12. 不要长期服用可能致癌的药物

长期吃药难免会遇到药物副作用的问题，如长期服用激素类药物有增加患癌的风险。因此，应在医生的指导下服用药物。

13. 晒太阳不能过度

不要在过强的阳光下久晒，尤其是在每天上午 11 时到下午 3 时之间，这段时间通常是紫外线最强烈的时段。外出最好带上遮阳帽或撑遮阳伞，应尽量把裸露在外的皮肤涂抹上防晒霜。

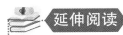 延伸阅读

癌症并不可怕，坚持治疗就会有希望

我本科在某儿童医院实习的时候，在泌尿外科护理过一个很特别的小男孩，他的名字叫小东。小东只有 2 岁，很瘦很小，皮肤黑黑，眼睛却很大很明亮，但是全身长满了各种疙瘩和赘生物。第一次远远地看见他，我惊讶于他的外表，那时候小东被诊断为睾丸肿瘤。肿瘤有拳头大小，因为肿瘤产生的癌性物质在体内扩散，导致皮肤上出现一些癌性赘生物。

小东的父母很年轻，两人都没有固定的收入，家里条件很困难。医生安排进行了肿瘤活检，就是从肿瘤上切一个小口，取一些肿瘤组织，进行检查。但是小东的肿瘤长得太快了，没几天肿瘤就大了很多，而且肿瘤组织从切口的缝线里长出来，在整个大肿瘤的顶端还长出来一个小肿瘤，像个"糖葫芦"一样长成一串。严重的病情和高昂的治疗费用，让小东父母想放弃治疗，给小东办理了出院手续，准备带孩子回家。

大概过了一个月，小东的父母带着小东又重新入院接受治疗，因为孩子在家很坚强，虽然病痛折磨着他幼小的身体，但是他一直没有放弃生的希望，努力地顽强活着，父母于心不忍，便鼓起勇气筹钱带孩子又来治疗，下定了"死也要死在手术台上"的决心。

那个时候小东的情况并不容乐观，睾丸上的肿瘤比孩子的头都大，由于巨大的肿瘤，小东没有办法翻身和爬行，全靠父母照

顾，然而肿瘤远端由于血供不足，有些部分已经缺血坏死，发出恶臭味。医生和护士对这个孩子的情况十分关心，都想着尽可能地切除肿瘤，减轻他的痛苦，并努力地为他们家庭节省费用，申请爱心筹款来帮助这个困难的家庭。

功夫不负有心人，我最后一次看到小东，是在泌尿外科的监护室里，小东做完了手术正在重症监护室（ICU）里进行观察。那个时候小东的肿瘤已经通过手术被全部切除了，皮肤上的赘生物也有了好转，他瞪着大眼睛看来看去，眼里充满了好奇，一点也没有哭闹。医生说小东做手术非常成功，肿瘤完全被剥除，而且没有转移和浸染到腹腔，随着后续的治疗和身体代谢，皮肤上的赘生物将会慢慢消失，他以后可以像其他的小朋友一样健康成长。

其实癌症并不可怕，不是得了癌症，就只有等死，调整心态不放弃，积极配合医生治疗，很多癌症是可以控制，甚至是可以治愈的。

（资料来源：作者原创）

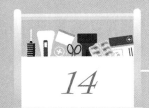

常见的过敏原有哪些？

14

——世界过敏性疾病日（每年的 7 月 8 日）

不过敏的人，似乎永远也体会不了过敏人的痛！

"过敏君"究竟是何方神圣？

相信很多人都曾在影视中看到过，剧中的某个角色因为吃小龙虾等食物过敏，嘴唇肿得像香肠，这种令人捧腹的画面让人印象深刻。然而，这仅是过敏在大家脑海中最表象的认知。过敏涉及的范围，从耳鼻喉到皮肤，从呼吸道到消化道，从轻微的表皮异常到严重的心源休克等。

患者一旦接触过敏原后，轻则皮肤发红发痒、出疹子，严重时呕吐、流鼻水、呼吸困难，伤及内脏还可能危及生命。

据 2016 年世界变态反应组织（WAO）统计数据显示，目前全球过敏疾病患者占总人口的比例已达 22%，并以较快速度增长，仅在我国就有两亿多的过敏症患者。

过敏这个热门话题，备受全球的关注，并且越来越多的人都正遭受着过敏带来的困扰。

世界过敏性疾病日的来源及目的

大多数人都不知道，其实过敏症在人类社会已存在了 5 000 多年，已经发现的过敏原高达 3 000 多种。然而近年来，过敏症无论是在发达国家还是发展中国家，其发病率都呈明显上升的态势，如今，过敏性疾病成了现代疾病的典型代表之一。

目前，全球近三分之一的人患有一种或多种过敏性疾病。因此在 1999 年，过敏性疾病被世界卫生组织列为 21 世纪需重点研究和防治的三大疾病之一。2005 年 6 月 28 日，WAO 联合各国变态反应机构共同发起了对抗过敏性疾病的全球倡议，将每年的 7 月 8 日定为世界过敏性疾病日。旨在通过增强全民对过敏性疾病的认识，共同预防过敏反应及过敏性哮喘。

何为过敏？

免疫应答是人的防御体系重要的功能之一，但是如果这种应答超出了正常范围，即免疫系统对机体内无害物质进行攻击时，则称为变态反应，即过敏，因此过敏性疾病又称变态反应性疾病。

过敏反应是指已免疫的机体在再次接受相同物质的刺激时所发生的反应，反应的特点是发作迅速、反应强烈、消退较快；一般不会破坏组织细胞，也不会引起组织损伤，有明显的遗传倾向和个体差异。严重情况下可累及呼吸、消化、神经等系统，造成皮肤病变，重症者可危及生命。

准确地说，过敏反应是指已产生免疫的机体在再次接受相同抗原（任何可诱发免疫反应的物质）刺激时所发生的组织损伤或功能紊乱的反应。

典型的过敏性疾病包括过敏性鼻炎、哮喘、湿疹、药物过敏、食物过敏、结膜炎、全身性严重过敏反应、过敏性休克等。

过敏的表现

很多人都不把过敏当回事，或者自己过敏了都不知道。其实过敏离我们并不遥远，过敏是复杂的免疫系统疾病，还容易引起并发其他疾病，严重时会发生休克和有生命危险。过敏，已经成为人类健康的一大阻碍，所以对待过敏性病应该早发现，早防治。

那么，我们应如何通过哪些小线索去早点识别出过敏的征兆呢？

（1）如果皮肤反复起各种类型的皮疹，干燥瘙痒，那可能是皮肤过敏

（图 14-1）。

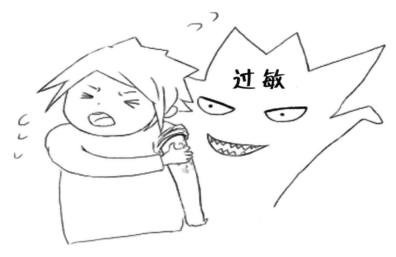

图 14-1　过敏的征兆之一

（2）如果经常觉得鼻子痒想揉，喷嚏打得很频繁和剧烈，鼻涕状为清水多，有间断交替性鼻塞，眼底被黑眼圈覆盖，那就可能是过敏性鼻炎。

（3）如果在夜间或清晨反复咳嗽，遇到冷空气或刺激性气味时咳嗽加重，甚至出现喘息、胸闷、气促、呼吸困难，那可能是过敏性哮喘。

（4）如果吃完或喝完东西后，身体觉得很不适，出现腹痛、腹泻、恶心、咳嗽、哮喘发作、胸闷提不上气、出现荨麻疹、甚至休克，那可能是食物过敏。

🔍 常见的过敏原

1. 最常见的过敏原

引发过敏的因素有很多，最常见的过敏原可分为以下 5 种。

（1）吸入式过敏原。如柳絮、花粉、灰尘、螨虫、毛发、油烟、气味等。

（2）食入式过敏原。食品或饮料类如蛋白、牛奶、肉、海鲜、酒精、蔬菜、水果、药品等。

（3）接触式过敏原。如紫外线、金属饰品、化妆品、护肤品、洗浴用品、染发剂、香水、衣服、塑料化学制品、冷热空气、寄生虫、细菌、病毒等。

（4）自身组织抗原。压力、精神心理问题、电离辐射、微生物感染、烧伤外伤等因素可能使自身组织抗原发生组织或结构变化，或释放自身隐蔽抗原，也可能会成为过敏原。

（5）注射式过敏原。如异种血清、青霉素、链霉素等。

2. 气候变化对儿童过敏性疾病的影响

儿童是过敏人群的"主力军"，在过敏人群中占有很大的比例。儿童体质比较敏感且身体对病毒等的抵抗能力偏弱。气候是影响儿童过敏的主要因素之一。

（1）过敏性鼻炎。过敏性鼻炎已成为全球性的公共卫生问题，困扰全世界 10%～40%的人口，主要表现为鼻痒、鼻塞、阵发性喷嚏和清水样涕，可伴有眼红、眼痒、流泪等症状。季节性儿童过敏性鼻炎多呈季节性发作、受气候因素影响较大，常见的致敏原包括尘螨、花粉、真菌等季节性吸入物。韩国一项涉及 14 678 名儿童的研究显示，室内尘螨致敏率最高达 86.8%，其次为花粉（38.7%）和霉菌（13.5%）。

（2）过敏性皮炎：一种慢性炎性皮肤病，多发于儿童早期。美国一项关于儿童的前瞻性研究发现，长期气候变化会造成过敏性皮炎的患病率增加，尤其是在高温和阳光暴露增强时。

（3）气候变化直接作用于儿童过敏性疾病。高温会激活迷走神经支气管肺纤维 C-纤维感觉神经，引起反射性支气管收缩，影响呼吸系统；而低温通过降低肺功能和肺活量显著抑制人体免疫系统，有利于呼吸道病毒的存活和运输，增加呼吸道炎症，导致呼吸道狭窄等而影响哮喘的发生和恶化。

关于过敏的认识误区

1. 过敏是免疫力低下引起

过敏的发生并不是因为免疫力低下，过敏是机体在受到刺激时发生的一类特殊的免疫应答。因此，过敏反应的发生与免疫力强弱没有必然的关系，而主要与过敏原及体内产生的特异性免疫球蛋白 E 抗体（lg E）有关，而免疫力强弱与过敏的反应程度有关。

2. 我很忌口了，怎么过敏还会发作

我们要明白，食物只是引起某些过敏症发作的原因之一。导致过敏的原因有很多种，食物只是其中之一。除了食入性过敏外，还有其他的如吸入性过敏、接触性过敏以及精神或神经性过敏，这些都不是忌口就能解决的。

3. 只注重治疗，不注重护理

很多人只重视过敏症的治疗，但很少关注过敏症后期的护理。例如皮肤性过敏，平时也需要对皮肤进行长期性的护理，皮肤屏障毕竟遭到了破坏，不仅仅要用药，还要使用一些必要的修复皮肤的医学护肤品，平时也要注意保暖及防晒工作。

4. 对皮肤过度清洁或者从不清洁

正确的皮肤清洁方法很重要。对于皮肤过敏性病患者来说，过度清洁和从不清洁都是不对的，要选对沐浴产品，最好为弱酸性温和无刺激的产品，远离添加物质多的产品，它们通常表现为香味浓，颜色深，泡沫多。洗浴时水温不宜过高，频繁过度清洁和从不清洁都为大忌。

5. 忽略精神因素、生活规律对过敏的影响

诚然，过敏多是由于体质因素和接触过敏原决定的，和精神因素没有必然的联系，但如果长时间精神紧张、焦虑、烦躁不安等，则会加重过敏反应。不健康的生活规律也一样，如三餐不规律、抽烟喝酒、通宵熬夜等等。要想彻底远离过敏，就要从方方面面调整自己的生活。

6. 过敏症不会遗传

过敏和遗传是有一定程度上的关系的，目前的研究确认，如果家族中的多位成员患有过敏性疾病，那么其后代成为过敏性疾病病人的概率就会比正常人大得多，例如当父母都是过敏体质时，其子女有 70%的可能是过敏体质；单纯母亲是过敏体质，其子女有 50%的遗传机会；单纯父亲是过敏体质，其子女有 30%的遗传机会。

7. 随着年龄的增长，可以摆脱过敏症的困扰

随着年龄的增长，因人而异，过敏人群的过敏反应是可能会一定程度的减弱的，但它的影响是不会消失的，过敏人群不可能完全摆脱过敏的困扰。

🔍 如何远离“过敏君”？

自然环境的变化和现代生活方式是造成过敏性疾病逐年增加的重要原因，远离过敏性疾病最重要的方法是预防。预防过敏性疾病，最重要的是养成健康的生活方式，修复我们受损的免疫系统，重塑免疫平衡（图 14-2）。

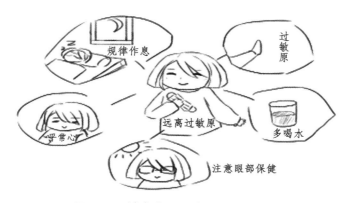

图 14-2　健康生活方式，预防过敏

1. 远离过敏原

避免接触过敏原是最重要的预防措施，平时应保持室内通风、定期清洁地面、清除发霉物品、避免书报堆积，替通风系统加装隔尘网，并用除湿机降低室内湿度，杜绝居家及环境常见的过敏原如尘螨、家尘、二手烟、霉菌、宠物毛屑、花粉等。

2. 日常多喝水

身体出现过敏反应后，多喝水可以让体内的有害物质随着尿液排出体外，并能缓解充血现象，达到缓解患者过敏症状的目的。经常过敏的人应多喝水，尽量每天摄取 8 杯以上（约 2 000 mL）的水。

3. 规律作息与充足睡眠

规律的作息与充足的睡眠有利于保持良好的身体状态，有助人体免疫系统的平衡，预防过敏。过于劳累和长期的熬夜，都会大大降低人体的免疫力，体内的激素分泌紊乱，从而导致过敏的产生。

4. 留意食物过敏原

经食物过敏原检测与医生诊断，确定有食物过敏者，就要暂时禁止再食用致敏食物。部分病情不稳定的过敏患者不宜吹冷气入睡。温差过大对部分不稳定的过敏患者不好，因为病情不稳定的过敏患者对温差比较敏感。对于病情不稳定的过敏患者，即使是夏季吹冷气，也不可以将温度调得太低，可以加电风扇帮助室内空气流通与温度稳定，维持一定的恒温。

5. 注意眼部保健

注意眼部化妆品的使用，注意用眼卫生，不吃过于辛辣的食物，不去环境恶劣的地方等，都可以有效阻断细菌的入侵。有过敏性结膜炎病史者，外出宜戴上太阳眼镜，避免花粉和霉菌孢子引起过敏。

6. 保持平常心

减少压力，放松心情，能降低过敏发作的概率。反之，压力大、情绪不稳定会导致身体免疫机能的运作失常，诱发各类过敏反应。

🔍 长知识了！那些闻所未闻的过敏疾病

（1）衣服过敏。印度有一农夫，四十余年都没有穿过衣服，一直裸露身体，这可不是因为他有什么特殊癖好，而是因为他对衣服过敏。

（2）静电过敏。英国一位名叫梅根·史都华的女孩得了一种奇怪的病——对静电过敏，她身上每产生的一次静电，都可能使她身亡。

（3）水过敏。与水接触而产生皮肤过敏反应。澳大利亚一位名叫艾什蕾·莫丽斯的女孩 14 岁时曾得过异常急性扁桃体炎，在使用大剂量青霉素治愈扁桃体炎后，她却遭遇了另一种可怕的疾病：她接触任何温度的水都会有严重的过敏反应。从此以后她便不能洗澡、不能出汗、甚至不能流泪。

（4）划痕过敏。当皮肤用指甲或其他钝物划过后，局部先出现一道道的红斑风团，随即风团水肿高出皮肤，并在红斑风团的边缘出现红晕现象，其形状很像皮肤被皮鞭抽打后留下的痕迹。

（5）温度过敏。空气温度无论是过低还是过高，都使得某些患者身体出现大面积强烈的刺痛和瘙痒，如千万根针在同时扎一样，身上也出现严重的风团疹和红斑。

（6）运动过敏。"我不能锻炼"可能真的不是一句逃避运动的借口，是由于过敏体质所导致，多数与遗传因素有关。运动性过敏主要指运动前没有任何变化，在运动后 20 分钟左右，皮肤上会出现丘疹和红疹，并且伴有剧烈的瘙痒感，严重的还可能导致皮损或脓性分泌物渗出。

（7）精液过敏。女性过敏体质者在精液进入体内时，会引起过敏反应，使局部或全身皮肤黏膜的微血管扩张，通透性增加，眼皮、口唇等出现肿胀现象。这种过敏使夫妻不能同房，甚至不能生育，严重者可导致身亡，世界上第一例因精液过敏而死亡的案例发生在 1958 年。

（8）情绪过敏。"一夜白头"并不是只出现在故事或影视中，医学上有一个特有的名词，叫情绪性过敏。中华医学会发布的一项调查显示，紧张、压力、愤怒等情绪，会让很多人反复出现红疹、瘙痒等皮肤过敏症状。

（9）小麦过敏。小麦是引发我国过敏性休克最多的食物。2016年9月北京协和医院首次在国际公布的中国过敏性休克的诱因排序中，食物占到诱发过敏性休克主要原因的77%。其中，小麦更是"一马当先"，占到总诱因的37%。

过敏性疾病研究与展望

（1）过敏性疾病的干预与治疗点。从过敏原阻断，有效减少室内外过敏原的刺激。

（2）过敏性疾病的一级预防。一级预防是在明确有危险因素接触前，采取预防措施，尽量避免接触致敏性强的物质，预防特异性 IgE 的发生。一级预防越早越好，早预防就能达到早避免的效果。

（3）需要更多的研究开发和检测新的免疫调节剂。如各种微生态制剂疫苗和药物，并得到临床循证支持。

延伸阅读

远离过敏性疾病顺口溜

过敏症、过敏病，不论春秋与冬夏。

发病部位不固定，发病时间无准信。

体质敏感在作梗，花粉尘螨和真菌。

各种病原要注意，室内时刻要通风。

消尘除螨要谨记，作息饮食均平衡。

体育锻炼增体质，从此远离过敏君。

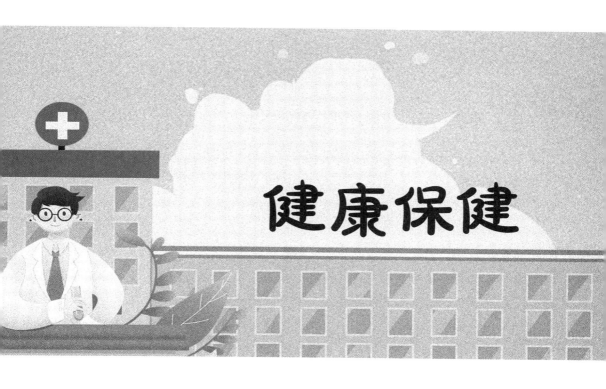

健康保健

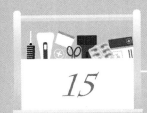

15 这些损害听力的坏习惯你有吗?

—— 国际爱耳日（每年的 3 月 3 日）

🔍 全国爱耳日和国际爱耳日的起源

据世界卫生组织估算，目前全世界有轻度听力损失者近 6 亿，中度以上的听力损失者 2.5 亿。目前估计我国有听力障碍的残疾人约 2 057 万，居各类残疾之首，约占全国人口的 14.25‰，其中七岁以下聋幼儿达 80 万左右，每年还将新产生聋儿 3 万余名。老年性耳聋患者约 949 万，随着人口预期寿命增长和社会进入老龄化，老年性耳聋的患者人数还在不断增加。

导致耳聋的因素有耳毒性药物、遗传、感染和疾病等，因环境噪声污染、意外事故导致耳聋的人数逐渐增多。这一人数众多、特殊困难的残疾人群体，已引起全社会，特别是卫生部门的高度重视。全国部分城市已经成立了防聋指导小组，开展了耳聋的流行病学调查，并积极拓宽与世界卫生组织及其他国际组织的合作领域，广泛开展学术交流。卫生部组织颁发的《常用耳毒性药物临床使用规范》，对加强耳聋性药物的使用管理，减少听力语言残疾的发生发挥了重要的作用。1998 年 1 月，卫生部、教育部、民政部、全国妇联、中国残联等有关单位的领导及在京的听力学界、特殊教育学界的知名专家进行座谈，大家一致建议由卫生部门牵头，尽快确立全国"爱耳日"，加强社会宣传，普及耳聋预防和康复知识，以减少耳聋发生。

1998 年 3 月，在政协第九届全国委员会第一次会议上，社会福利组 15 名委员针对我国耳聋发病率高、数量多、危害大，预防薄弱这一现实，提出了《关于建议确立爱耳日宣传活动》的第 2330 号提案。这一提案引起了有关部门的高度重视，经中国残疾人联合会、卫生部等 10 个部门共同商议，确定每年 3 月 3 日为"全国爱耳日"。

1999 年国务院人工作协调委员会所属的全国残疾人康复工作办公室正式将我国设定"爱耳日"活动列入 1999 年度工作计划。而后，中国残疾人联合会、卫生部、教育部、民政部、中华全国妇女联合会、国家计划生育委员会、国家质量技术监督局、国家药品监督管理局、国家广播电影电视总局、中国老龄协会等十部委局共同确定每年的 3 月 3 日为全国"爱耳日"，并于 2000 年在首都和各省会城市成功地开展了第一个全国"爱耳日"宣传教育活动。2000 年 3 月首次全国爱耳日座谈会在北京人民大会堂举行。首次全国爱耳日的主题是："预防耳毒性药物致聋"。

2007 年，由中国残联，卫生部及世界卫生组织主办的首届国际听力障碍预防与康复大会在北京召开。会议发表《北京宣言》，发出建立国际爱耳日的倡议。2013 年 3 月 19 日，世界卫生组织将每年的 3 月 3 日确定为"国际爱耳日"（图 15-1）。

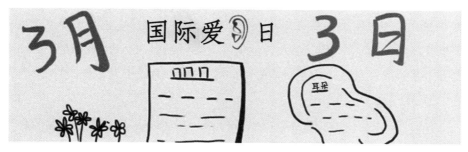

图 15-1　国际爱耳日

听力与语言是人类相互交流和认识世界的重要手段。然而，耳病和听力障碍的阴霾却始终袭扰着人类。听力障碍严重影响着这部分人的社会交往和个人生活质量。为了降低耳聋发生率，控制新生聋儿数量的增长，做好预防工作尤为重要。要加强社会宣传，普及耳聋预防和康复知识，以减少耳聋发生。卫生部颁布的《常用耳毒性药物临床使用规范》，规定了 30

种耳毒性药物的使用标准，指导医生正确、规范地使用药物，减少和避免因药物导致的听力语言残疾。但是，我国新生聋儿数量多，康复需求大，而且由于经济条件和技术能力的限制，只能达到年训 2 万名聋儿的能力。因此，除采取必要的康复手段外，积极开展新生儿耳聋预防工作、控制新生聋儿数量是一项十分重要的工作。每年国际爱耳日的宣传教育活动，对减少耳聋发生，提高人口素质具有重大意义。

🔍 我国听力残疾状况介绍

根据国务院组织的第二次全国残疾人抽样调查数据显示，全国听力残疾（含多重残疾）人共有约 2 780 万，其中单纯听力残疾人约 2 004 万，多重残疾人中有听力残疾人约 776 万。听力残疾现残率为 2.11%，其中城市现残率为 1.79%，农村现残率为 2.27%，农村高于城市。听力残疾（含多重残疾）以 60 岁及以上老年人为主，占 73.58%，其次是 15～59 岁组，占 24.89%，7～14 岁组占 1.04%，0～6 岁组占 0.49%。60 岁及以上组听力残疾三、四级占 79.13%，4～6 岁组一、二级残疾占 67.36%，0～3 岁组一、二级残疾占 83.90%，可见听力残疾在老年人中以轻、中度聋居多，在儿童中以重度、极重度聋居多；15 岁及以上人群以单纯听力残疾为主，占 72.65%，0～14 岁听力残疾以多重残疾为主，占 64.55%；农村听力残疾发生危险性是城市的 1.27 倍。

听力残疾人职业集中在农、林、牧、渔、水利业，受教育程度比较低。全部人群主要致残原因是老年性聋、原因不明性耳聋和中耳炎，60 岁及以上组主要致残原因依次为老年性耳聋、中耳炎、全身性疾病、噪声和爆震及药物性耳聋等，0～6 岁听力残疾的主要致残原因，除不明原因外依次为遗传、母孕期病毒感染、新生儿窒息、药物性耳聋、早产和低出生体重儿。聋儿的康复需要社会宣传爱耳、防残的科学知识，家长应多了解这方面的知识，并采取措施保护胎儿和婴儿的顺利成长，以尽量减少儿童残疾因素的影响。

生活中常见影响听力的陋习（图 15-2）

1. 常戴入耳式耳机

经常戴入耳式耳机，声音传入耳膜里，耳膜如果长时间地处于振动的状态，很容易受到损伤。另外，据不完全统计，地铁及公交车的背景噪声达 70 分贝。在嘈杂环境下，人们会不自觉地提高耳机音量，对听力可能造成一定的损害。在公交车、地铁及其他嘈杂环境中最好不要戴耳机听音乐。

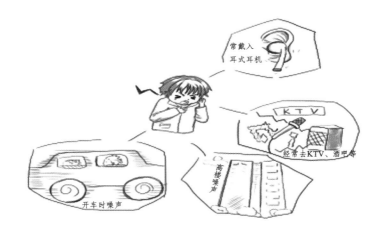

图 15-2　导致耳聋的多种因素

2. 经常去 KTV、酒吧

KTV、酒吧等背景噪音可高达 110 分贝，可以一瞬间"偷走"人们的听力。应尽量避免在这类嘈杂环境中久待，或是戴上防噪耳塞。

3. 开车时开窗户

开快车时的风噪声和开慢车时的交通噪音都会损伤听力。开快车时风噪声可能会超过 100 分贝，对听力损伤很大。除此之外，大声鸣笛、车内大音量听歌等，同样会对耳朵造成伤害。在开车过程中，尽量关上车窗，音乐音量别开太大。

4. 不良生活习惯

许多人喜欢通宵玩游戏、看小说、泡吧蹦迪、打麻将等，导致睡眠严重不足。睡眠不足会使睡眠质量变差，情绪烦躁焦虑、身体过度疲劳，免疫力下降，神经功能紊乱，出现神经衰弱，从而导致耳鸣等现象的发生；而长期耳鸣会引起烦躁、焦虑、紧张、害怕或者抑郁的情绪，又会导致失眠，从而造成睡眠不足与耳鸣之间的恶性循环。

🔍 耳聋的分类与分级

（一）耳聋的分类

1. 按听力损伤的程度分类

（1）轻微听力损伤：无交流困难，但采用听力仪器测定听力比正常差。

（2）轻度听力损失：一般距离内听不清小声讲话。

（3）中度听力损失：听一般的讲话感到困难。

（4）中重度听力损失：听大声讲话感到困难。

（5）重度听力损失：仅能听到耳边的大声喊叫。

（6）极度听力损失：几乎听不到任何声音，连耳边的大声呼喊亦不能听清。

2. 按耳聋发生的时间分类

可分为先天性耳聋、后天性耳聋等。

3. 按病变的部位分类

可粗略分为传导性耳聋、神经性耳聋和混合性耳聋等。

（二）耳聋的分级

临床上以 500～2 000Hz 的平均听阈（人刚好能听到的最小声音强度）为准进行分级。常用的分级法为：

（1）轻微听力损失：听力损失为 16～25 dB。

（2）轻度听力损失：在一般的距离内听不清小声讲话，听力损失为 26～40 dB。

（3）中度听力损失：听一般的谈话感到困难，听力损失为 41～55 dB。

（4）中重度听力损失：听大声讲话亦感困难，听力损失为 56～70 dB。

（5）重度听力损失：仅能听到耳边的大声喊叫，听力损失为 71～90 dB。

（6）极度听力损失：几乎听不到任何声音，连耳边的大声呼喊亦不能听清，听力损失在 90 dB 以上。

保护耳朵

1. 预防耳内进水，防止外耳道发炎

我们的外耳道深达 2.5 cm，而且还不直，外耳道皮肤还有许多纤细的绒毛。游泳、洗澡或洗头时如果耳内进水，水不容易流出来，可能会诱发急性外耳道炎，如果治疗不及时会导致听力下降。

尤其是已经有外耳炎或鼓膜穿孔的人，更容易导致中耳炎。中耳一旦发炎会出现耳朵长期流脓的症状，症状严重时会导致渐进性的听力损害，治疗起来也非常繁琐、费事、费力。

那么，一旦外耳道进水了应该怎么办呢？

可以通过单脚踮脚蹦跳的运动让水流出来，或用棉签轻轻地把水吸出，也可以用电吹风吹耳，使耳内的水蒸发出来。

2. 谨慎用药，防止药物性耳聋

我们听觉的产生和耳内有一个叫耳蜗的结构密切相关，耳蜗结构中有一种毛细胞，它们的作用是将声波转化为电信号，这些毛细胞非常娇弱，许多药物对它们都会造成伤害，像氨基糖苷类消炎药（如庆大霉素、卡那霉素等）会损伤毛细胞，从而造成听力损伤，这种因药物引起的耳聋被称为药物性耳聋。

有的人对这些药物极为敏感，即便用上一点点这些药物，也会引起药物性耳聋。因此，在使用药物特别是上述药物的时候一定要慎之又慎，必须在医生指导下应用。

3. 感冒后或坐飞机后耳朵疼痛要及时治疗

我们的耳朵和鼻咽部通过一个叫作咽鼓管的结构相通。这个结构的作用是调整耳朵内外的压力。

上呼吸道感染可以顺着咽鼓管逆行感染耳朵而引起急性中耳炎；飞机在起飞和降落的时候机舱内压力变化过大，咽鼓管不能及时调整耳内压力，也会引起急性中耳炎。

中耳内炎症如果不能及时消除就会引起听力障碍，严重时还会引起中耳化脓性病变，甚至引起鼓膜穿孔等。因此在感冒后或者坐飞机后耳朵出现问题要及时请耳鼻喉科医师诊治，切莫耽误了病情。

4. 突然出现听力下降要第一时间诊治

现在随着生活节奏的加快，许多人的生活压力、精神压力明显增加，医学调查发现，与之相伴的一种疾病——突发性耳聋也明显增加了。

突发性耳聋表现为突然发生的听力下降，还伴有耳鸣、眩晕或耳内闷塞感。突发性耳聋是一种急症，是一种特殊类型的"脑梗死"，因此治疗越早越好，所以说"时间就是听力"一点都不过分。如果病史超过 15 天，听力恢复就较难了。

为预防突发性耳聋，生活中要做到劳逸结合，避免过度熬夜等。一旦突然出现听力下降或耳鸣等应该尽快向耳鼻喉科医生求助。

5. 预防噪声性耳聋很重要

噪声对人类的危害是多方面的，对听觉器官的损害最为明显。噪声引起的耳聋被称为噪声性耳聋，噪声性耳聋治疗起来难度很大，一旦出现还会有听力持续下降的症状。有人喜欢带着耳机大声听音乐，这是现代社会引起噪声性聋最常见的原因之一。

防治噪声性耳聋的主要方法是预防。如不要长时间音量过大听耳机音乐；过节放鞭炮要离鞭炮远一点，并尽可能捂上耳朵；长期生活在噪声环境中的人应该戴隔音用耳塞、耳罩，合理安排工作时间及工间休息。

6. 不正确地掏耳朵会损伤耳朵

有人喜欢用手指甲、发卡、挖耳匙甚至铁签掏耳朵，这其实非常危险，稍不注意就会刺破外耳道皮肤，导致外耳道发炎，甚至会导致鼓膜穿孔，最严重的会影响听力。

自己掏耳朵时最好用棉签沾上一些酒精，轻轻在外耳道转动，尽量不用指甲、铁签等尖锐的物品掏耳朵。另外不要形成频繁掏耳的习惯，一般来说，一周左右一次足矣。

长期不掏耳朵，则可能形成耵聍栓塞，这时自己很难掏出来了，应到医院由医生用专门器械取出。

 延伸阅读

感谢家人的爱，让我能优雅地活着

说起遗传性耳聋，很多人对它的感觉是既陌生又熟悉。熟悉的是我们身边的聋哑人群体以及大街小巷中时不时会冒出来的一个助听器广告招牌，而陌生的则是遗传性这三个字，没有经历过耳聋症状的朋友们可能永远也不会知道：耳聋也会遗传。在基因层次上去讲，遗传性耳聋其实属于一种单基因隐性遗传病，以下就是一位有遗传性耳聋症状女孩的亲身自述：

我是一位患有前庭导水管扩大疾病（先天性耳聋）的女孩，从小就自尊心极强，一直都不愿意接受耳聋这个现实，但是父母用他们无微不至的爱终究融化了我。刚出生的时候，在父母眼中我的表现一切都正常，然而到了幼儿园我的耳聋症状开始慢慢显现了出来，比如学拼音的时候我会把妈妈听成 mang mang。那个时候我四周的声音一切都是不正常的，所以不爱看电视，也不爱与人交流。我爸注意到我的异常后，便带着我去医院做检查，连续辗转了几个医院后，我被确诊为"前庭导水管扩大"。当时医生对我爸说的话我至今记忆犹新："没办法治，只能带助听器了，等18岁再考虑做个人工耳蜗。"那一刻，仿佛晴天霹雳，从此之后，我便开始了和助听器相伴为生的漫长生活，早上带晚上睡觉前取，日复一日，期间我的脾气无时无刻不在爆发着。

在我上大专的时候，那是2013年，当地的市医院免费开展公益性基因检测普及服务，当时父母是打算给我生个弟弟的（我的情况计生政策允许二胎），所以就去做了基因检测。基因检测结果出来，报告显示我爸妈都是耳聋基因隐性携带者，至此导致我耳聋的真正"元凶"也水落石出。当检测报告出来的那一天，我很清晰地记得爸妈在房间里谈了很久很久，接着第二天爸爸就带着我去市里最好的医院做了人工耳蜗手术，只做了右耳，爸爸是事业单位的工人编制，妈妈没有正式工作，在事业单位当临时工，为了我，家里前前后后已经花了不少钱。

在做完人工耳蜗后，为了训练我右耳的听力及敏感度，爸爸专门准备了一个厚厚的本子，上面记录的全部是训练过程中的拼音和音节等，在父母坚持不懈的努力以及照顾下，我很快便适应了人工耳蜗并开始能正常与人交流，至此我仿佛真的跟正常人无异。在这段时间里，我真的万分感谢父母无微不至的爱，爷爷奶奶也没有因为我的症状而嫌弃我，反而对我更加关心、更加照顾，是他们的爱扫走了我内心最深处的阴霾。

虽然如今的我依旧会因为别的女孩能自由扎起头发而我却只能披着，别人在坐地铁公交时能戴耳机听歌我却只能看着手机发呆而偶尔心生抱怨。但在内心深处，我一直觉得自己是个被幸运眷顾的人，比起因家庭条件差等原因而无法补救听力的人来说，我是幸运的，更幸运的是，我的家人都万分爱我，我也相信，在爱的温暖下，我紧闭的心扉终将有一天会彻底敞开。

（资料来源：网络"优品生活圈"，本文有修改。）

16 哪些症状提醒足部健康告急?

——全国爱足日（每年的 5 月 29 日）

　　足被视为"人的第二心脏"，对其进行保养非常重要。足部问题常常因发病缓慢、较为隐秘的特点，导致大家对其重视程度不够。一个人在漫步、竞跑及跳动时，每天每只脚总计大概会承受上百吨的压力，每 100 人中大约有 1/4 的人被足疾困扰。不管是青少年还是成人，足部疾患人数都呈逐年上升趋势。关注足部健康、提高足部保护意识，常态化开展足部健康教育迫在眉睫。"529"取自于汉语"我爱脚"的谐音，设立"全国爱足日"旨在提升大众爱足意识，增强对足部健康的了解和足部疾病的认知（图 16-1）。

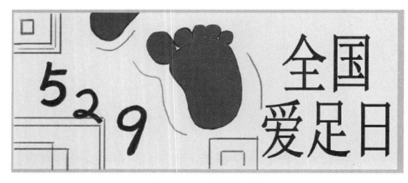

图 16-1　全国爱足日

🔍 全国爱足日的起源和意义

　　爱足日是我国首创，2016 年 3 月由西南医院（现第三军医大学第一附属医院）唐康来教授在首届中国足健康高峰论坛上提议设立，后受到全国足踝外科、康复医师与支具矫形专家等的支持，从而确立在每年的 5 月 29 日开展爱足宣传活动，以引起大家对足健康的重视。随后在世界足踝联盟倡导下，2017 年举办了主题为"One World, Two Feet"（足行天下）的全球爱足日，至此全国爱足日推广成为全球爱足日，社会影响力显著提升。我们的脚是由 26 块骨头、33 个关节和肌腱肌肉等百余个部件组成，一旦某个部位出现不适，都会影响足功能的发挥，产生疼痛和功能障碍。每年的 5 月 29 日这天，各地会通过健步走、义诊、讲座等方式普及足部健康知识，宣传足部常见病、多发病防治策略，增强了全社会足部健康保护意识。

常见困扰足部健康的疾病

一般来说，较为常见足部疾病有足茧、鸡眼、甲沟炎、水泡、脚臭等（图 16-2），这里分享几种识别技巧和常规处理方法。其实，每个人一生或多或少都会经历足部不适或疾病，有的严重需要就医；有的较轻，在家自行处理即可。针对不同情况，灵活进行应对，能够避免情况恶化。

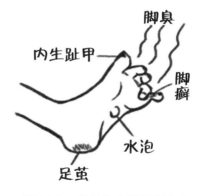

图 16-2 常见的几类足部疾病

1. 内生趾甲

修剪趾甲时如趾甲剪得又短又尖，则边缘很容易发生嵌甲的情况。正确的做法是先用温水把趾甲软化，然后用指甲刀沿着趾甲轮廓平整修剪，最后用锉刀把边缘磨平。此外，鞋子选择不合适，也会发生内生趾甲，尤其是过紧的尖头鞋、女性高跟鞋。

治疗建议：如果发炎，先用温水清洗干净患处，局部涂抹一些抗生素软膏后，将干棉片垫在趾甲的边缘，从而使新生的趾甲向外长而不是嵌到肉中。一日两次，每次 15 分钟以上，坚持 10 天以上就能见到效果。

2. 足茧

足茧俗称老茧，病名为胼胝，常因患处经常受压、摩擦引起成片的角质层增厚，与患者的身体素质、足畸形或职业有一定关系。长时间的劳动、跑步、走路等重复活动，都可能造成脚部外表皮磨损老化，形成茧子。一般的脚茧子只影响脚部美观，若不在意的话可以不去掉，而一些严重的脚茧子则在行走时会刺痛，就必须得去除了。

治疗建议：去除茧子的方法很多，不可盲目使用，要根据个人的情况选择去除方法。发现茧子后不要使用锐器去戳，正确的做法是用温水将其软化，用浮石轻轻除去增厚的皮肤组织。

3. 水泡

水泡是一种皮肤表面的隆起，戳破后会有脓水，也可能会引发感染。通常是因皮肤受到反复摩擦，比如鞋子不合适或未穿袜子等。

治疗建议：不要刻意刺破或挑破水泡，因为外层皮肤可以防止微生物感染。正确的处理方法是使用肥皂水或者湿纸巾轻轻擦拭水泡表面，然后擦涂抗生素软膏，并使用纱布遮盖，以防止进一步损伤和引发感染。每天更换新的袜子，改穿合适的鞋子。

4. 脚臭

脚是人体最容易出汗的部位之一，当汗液和局部细菌混合后，细菌代谢会产生难闻的异味。

改善建议：选择纯棉的袜子和更为透气的皮革或布质的鞋子，防止汗液聚集。有研究结果表明，柠檬醛、香茅醛、香叶醛等香料，能够在一定程度上抑制脚臭。

5. 脚癣

脚癣是由真菌感染引起。真菌喜阴暗、温暖、潮湿的皮肤环境，尤其是脚趾缝隙处，会导致瘙痒、脱皮甚至引起疼痛。脚癣必须使用抗真菌药物软膏治疗。

足部健康出现问题的征兆

足部位于人体末端，也是血液循环的终端，尽管与心脏距离较远，但有很多穴位与其他器官相连。身体其他部位一旦出现不良症状，很快足部也会产生反应。日常生活中，脚被袜子和鞋包裹着，一般不易受到损伤，所以人们很少去留意自己的脚的健康情况。其实，脚对人体健康起着"报警器"的作用，若是足部出现以下信号时，务必要引起重视。

1. 足瘙痒

脚部皮肤痒，最可能的原因有两个：一是细菌感染引起，如出现水泡，有可能与个人平时不注意卫生有很大关系；二是体内的血糖可能过高，影响到血液循环和代谢，脚部又是血液循环的末端，过多的血糖堆积在此，脚部皮肤就容易瘙痒。

2. 脚抽筋

相信很多人都有过脚抽筋的经历，特别是晚上睡觉时，有时候都能被疼醒，很多人都认为脚抽筋是因身体缺钙了，这只是原因之一，身体如缺钙的话，容易影响到骨骼的正常生长和代谢，引起肌肉抽搐，进而引起脚抽筋、腿抽筋等现象；除了缺钙，还要考虑是否有血液循环受阻的因素，血液循环不畅通，也会引起肌肉抽搐，发生脚抽筋。

3. 脚寒冷

脚趾冰凉的一大原因是血液循环差，有时候与长期吸烟、高血压或心脏病有关。糖尿病失控导致的神经损伤也会导致脚寒。

其他病因还包括甲状腺功能减退和贫血。出现脚寒最好看医生，查清病因。

4. 脚　痛

引起脚痛的原因有很多，如因走路时间长，出现脚掌酸痛，可能不是疾病征兆。但如脚部出现持续性疼痛，则可能是糖尿病的前兆，因为血糖浓度高会破坏脚部的神经，让压力或者不小心的摩擦产生刮伤或者刺激。

长时间穿不合脚的鞋子也会导致脚痛。然而，出现脚痛还要考虑是否是应力性骨折（又称疲劳骨折）。打篮球和长跑等强度过大的运动容易导致脚部应力性骨折，骨关节炎患者从事这类运动危险更大。

脚部灼痛在发生外周神经损伤的糖尿病患者中十分常见。脚部灼痛的其他可能病因还包括：B族维生素缺乏、脚气、慢性肾病、下肢血液循环差和甲状腺功能减退等。

脚跟疼痛的最常见病因是足底筋膜炎。关节炎、运动过量、鞋子不合脚等也会导致脚跟疼痛。

5. 脚　肿

站立过久、长途飞行、妊娠等都可能导致脚肿。

脚肿的其他原因还有：血液循环不良、淋巴系统疾病、血栓、肾病及甲状腺功能减退等。

🔍 脚部护理小妙招

人体健康与足联系密切，足对人体具有重要养生保健作用。古人很早就重视足部健康，其中"足浴"以其简便灵验的特点，盛行千载而不衰（图16-3）。古书《琐碎录》中称，足是人之底，一夜一次洗。文坛巨匠苏东坡、陆游分别留有"主人劝我洗足眠，倒床不复闻钟鼓""洗脚上床真一快，稚孙渐长解烧汤"的诗句。贵为"天子"的乾隆皇帝，也信奉"晨起三百步，晚间一盆汤"的养生之道。

（1）日常生活中我们可以经常泡脚，经常按摩足底。祖国传统医学认为，人的足底聚集着身体器官六十多个反射区，手法力度都适当的按摩，可以刺激反射区缓解身体器官的不适。随着现代社会竞争压力的日渐增强，足疗日益盛行。如果经常用热水浴脚，能刺激足部穴位，增强血脉运行，调理脏腑，舒通经络，增强新陈代谢，从而达到强身健体、祛除病邪的目的。我国民间歌谣云："春天洗脚，升阳固脱；夏天洗脚，暑湿可祛；秋天洗脚，肺润肠濡；冬天洗脚，丹田温灼"，也是颇有道理的。

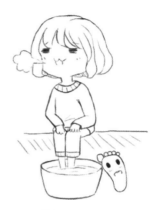

图 16-3　足浴

（2）注意脚部保暖。即使是夏天也一样，脚部受凉就会出现这样那样的疾病。特别是老年人，即便是夏天，也应尽量穿双薄点的棉袜或透气性好的丝袜，在皮肤和鞋之间建成一道"屏障"，避免脚部受凉。此外，还应避免脚部被冷风直吹，下雨时最好穿雨鞋。

（3）穿对鞋子护脊椎。很多人没有注意到，鞋子穿不对，对脚乃至人体全身都可能造成伤害。不合适的凉鞋、人字拖、高跟鞋等可能会导致脚变形，从而对人体的内脏功能产生刺激。比如大拇指因穿鞋不当受挤压，可能会影响人体的头部功能；大拇指内侧畸形还可能会伤害脊椎、影响人体的甲状腺功能等。因此，夏天最好穿柔软、舒适、透气性好的布鞋或真皮凉鞋。鞋后跟以高 1.5～2 cm 为宜，这样有利于支撑足弓，减少足部疼痛。要少穿厚球鞋、高跟鞋、人字拖。

（4）注意脚部清洁，应每天洗脚、勤换袜子。夏天更要注意脚部的清洁，这样才能更好地避免脚部被真菌感染。

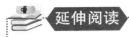

足部穴位知识

脚部穴位与人体多个器官相对应。脚部穴位有涌泉穴、太溪穴、昆仑穴、厉兑穴、申脉穴等（图16-4）。

涌泉穴

位置：足底前三分之一与后三分之二交界处。

主治：开窍醒神，宁心安神。适用于头目昏花、失眠、头项痛、足心热、中风、下肢瘫痪、目涩咽干等病症。

感觉：局部按压胀痛明显，有时可向下肢发散。

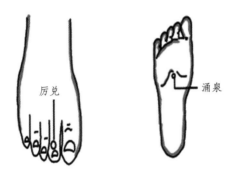

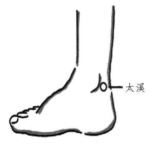

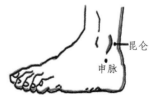

图16-4　足部常见保健穴位

厉兑穴

位置：在第二趾外侧端，距趾甲角 0.1 寸。

主治：常用于面肿、口喎、牙痛、鼻衄、鼻流黄涕、胸腹胀满、多梦等病症的治疗与保健。

昆仑穴

位置：在外踝与跟腱之间的凹陷处，平外踝高点取穴。

主治：常用于腰骶部疼痛、足跟肿痛、头痛、头项强痛、落枕、坐骨神经痛及目眩等病症的治疗与保健。

申脉穴

位置：在外踝正下方凹陷处。

主治：常用于头痛、失眠及腰腿痛的治疗与保健。

太溪穴

位置：在内踝高点与跟腱之间的凹陷处。

主治：常用于月经不调、遗精阳痿、小便不利、咽喉肿痛、牙痛、耳鸣、耳聋、失眠、咳嗽、气短、腰痛、足跟痛等疾病的治疗与保健。

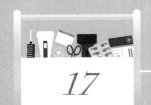

眼睛不舒服怎么办？

—— 全国爱眼日（每年的6月6日）

世界上最远的距离是什么？

是你在我眼前，而我却看不清你。

"水是眼波横，山是眉峰聚，欲问行人去那边，眉眼盈盈处。"

我们都知道眼睛被称为"心灵的窗户"，清澈明亮的双眸，目光流转之处，总是无需更多言语表达。眼睛是人脑获取信息最重要的器官，大约有一半的知识与记忆都是通过双眼获取，其重要性不言而喻。

目前在我国约有500万盲人，占世界盲人数的18%，并且保持着每年约45万人失明的速度，这意味着每一分钟就有一人失明，是世界上失明和视力损伤最严重的国家之一；据世界卫生组织的研究报告显示，我国近视患者人数多达6亿，青少年近视居世界第一，有各种各样眼部问题的人更是不计其数。

所以，请爱护和珍惜你的双眼！

🔍 全国爱眼日的起源和目的

1992年，天津医科大学眼科教授王延华与流行病学教授耿贯一首次向全国倡议设立爱眼日，倡议得到眼科学界和眼科专家们的强烈响应，并将每年的5月5日定为"全国爱眼日"。1996年，卫生部、教育部、团中央、中国残联等12个部委联合发出通知，将爱眼日活动列为国家节日之一，并重新确定每年的6月6日为"全国爱眼日"。

设立全国爱眼日旨在让更多的人们注意到眼睛保健的重要性；让全民都参与到其中来，加强全民爱眼意识，提高民族健康素质，动员社会各界力量，共同关心人们的眼睛；加强眼睛保健的健康宣教，让人们对自己的双眼有初步的了解，并且逐渐认识到眼病、视力筛查的重要性，正确对待眼保健以及视光学产品等；通过每年的爱眼日主题，教会人们如何关爱自己的眼睛。

常见的眼部疾病

1. 近 视

近视是指远视力下降，近视力正常，只能看近不能看远，视物模糊不清。近视受遗传、环境、用眼习惯等综合因素的影响，具有家族聚集性。

2. 散 光

散光是眼睛的一种屈光不正常的表现，受角膜弧度的影响。患有散光的人看东西最直观的感受就是有重影，其对视力的影响非常大，且很难治愈。

3. 黄斑病变

黄斑病变是"致盲杀手"之一，特别是对于年长人士和高度的近视患者。黄斑区是视网膜的一个重要区域，位于眼后极部，主要与精细视觉及色觉等视功能有关。一旦黄斑区出现病变，常常出现视力下降、眼前黑影或视物变形。

4. 青光眼

青光眼是指一类眼压升高，长期的高眼压压迫视神经，进而导致视野缺损及视力下降的疾病的总称。患者感受表现为视野缩小、视力清晰度下降、眼胀眼痛等不适。

5. 远 视

远视是指平行光线聚焦在视网膜之后，和近视刚好相反，看不清楚近处的事物，常伴有视疲劳，严重者还会出现眼眶疼痛、头痛等。

6. 糖尿病视网膜病变

该眼部疾病是糖尿病慢性病常见的并发症之一，是糖尿病导致眼部部分血管损伤，尤其在眼底视网膜上产生的一种继发性病变，发展到晚期对视力的影响巨大，甚至可以致盲。

7. 白内障

白内障是老年人发病率很高的眼部疾病，随着年龄的增长，眼内组织器官老化，营养代谢跟不上，导致眼睛内的晶状体发生混浊，早期表现为视力下降、视物模糊、畏光、单眼重影等，严重者后期可致失明。

8. 红眼病（急性卡他性结膜炎）

红眼病是由致病微生物感染或多种因素引起的结膜组织炎症，可单眼发病，也可双眼同时感染，患者表现为异物感、灼烧感、怕光、流泪、结膜分泌明显增多等，感染性很强，任何年龄人群都易感染。

9. 麦粒肿（睑腺炎）

麦粒肿是发生在眼睑腺的急性化脓性炎症病变，大多由葡萄球菌感染所致，患者主要表现为患处红、肿、热、痛等。

10. 飞蚊症（玻璃体混浊）

所谓的飞蚊症是指患者在看东西的时候，视野范围内有一些微小的漂浮小阴影，它的形状不定，如点状、圈状等。一般发生于近视眼人群和老年人群，玻璃体液化和玻璃体后脱离是飞蚊症的主要原因。

🔍 日常生活中导致眼部疾病的原因

导致眼部疾病的原因多种多样，除感染、外伤及其他疾病引发的并发症等以外，日常生活中可能导致眼部疾病的原因也有很多种，下面是常见的几种原因。

1. 长期饮酒

我们常说喝酒伤肝，其实酒精不仅伤肝，还伤眼！酒精可是你双眸最大的敌人之一，根据酒精浓度的不同可导致眼部受到不同程度的伤害，长期饮用酒精度稍低的酒可致眼睛充血、畏光、灼烧感、流泪；长期饮用高酒精度酒可致眼部疼痛，视物模糊，甚至导致结膜、眼角缺血坏死失明。

2. 长期吸烟

吸烟产生的烟雾中的毒素会侵犯到视神经节细胞和视神经通路，影响到视野，患者在早期会有一些色觉障碍，尤其对红色更为敏感，嗜烟过度会产生视力减退，严重的甚至形成中毒性的弱视。

3. 干　燥

干燥会使得眼睛长期处于亚健康状态，会损伤角膜，影响视力，对眼睛的损伤是很大的，这时，干眼症眼药水必不可少。

4. 过度日晒

过度的紫外线对眼睛影响是很大的，例如对晶状体可以导致白内障的产生，对黄斑可以形成水肿性等，阳光强烈时，就很有必要佩戴墨镜了。

5. 空气污染

低质量空气中的粉尘、颗粒物等可能会附着在眼球表面，眼睛的黏膜系统对粉尘及化学物质等极为敏感，其中以感染结膜炎最为常见。

6. 盲目节食

很多女孩子减肥首先就会从饮食上下手，肉菜都不吃，导致营养不均衡，而错误节食也会影响眼睛的健康，水果和蔬菜中丰富的维生素 C、维生素 E、胡萝卜素等都可以有效地预防眼部疾病。

7. 化妆品

内眼线和睫毛膏可导致睑缘炎，假睫毛和眼影可引发眼睛发炎，长时间戴美瞳也会引起角膜炎和结膜炎，所以，在化妆时一定要多多注意。

8. 睡眠不足

偶尔的几次失眠对眼睛没有什么影响，但是如果长期失眠则会诱发视疲劳导致出现眼干眼涩的症状，而且长时间失眠还会导致很多疾病，人体的免疫力也会下降。

9. 长期使用电子产品

长期使用电子产品，会对眼睛造成压迫，导致眼内供血不足，造成胀疼感，出现重影等。同时长时间看电子产品会导致眼睛干涩，进而诱发炎症和感染。

10. 高强光

一般情况下，短时间内强光刺激对身体影响不大，但长时间的强光刺激，则有可能引起眼底视神经、视网膜的损害。

🔍 认识误区

1. 眼保健操并不能治疗近视，所以没益处

眼保健操是有用的，但前提是正确的眼保健操。正确的眼保健操确实可一定程度上预防近视，但也招架不住你各种疯狂用眼。另外，眼保健操的功能是预防近视而不是治疗近视，它可以适当地缓解眼睛的疲劳。

2. 做了近视手术眼睛就正常了

近视眼手术只是矫正了你的视力，手术的目的是矫正屈光不正，手术改变的只是眼球的屈光度，现有的技术还不能改变已经拉长的眼轴。

3. 盲目相信某些眼药水可以治愈近视

目前没有任何科学研究证实眼药水可以治疗近视，眼药水通常是用于治疗眼部疾病、缓解眼疲劳、改善眼睛干涩等，绝没有治疗近视眼一说。宣传可治疗近视的眼药水没有科学依据，千万不要去尝试。

4. 戴眼镜近视度数会加深

近视了却不戴眼镜，这如同讳疾忌医。在近视了的情况下，佩戴相应正确度数的眼镜，且保证正确用眼，是可以将近视度数控制在一个稳定的范围的。不坚持佩戴眼镜还会加重用眼程度，反而使近视度数加深。所以，戴眼镜跟加重近视度数绝没有直接的关联。

5. 近视眼老了就不会得老花眼了

很多人都会有这样的认识误区"近视眼与远视眼可以相互抵消"，认为上了年纪的近视人就不会得老花眼了，但其实两者之间没有必然的关联，你可以在近视的同时也有老花眼。

🔍 护眼指南

1. 不用手揉眼睛

手上的细菌是真的多，不要以为你洗了手就完全干净无菌了。用手揉眼睛会直接把细菌带进眼睛里，细菌进入眼睛后，用力的揉搓还会使得细菌感染面积扩大。在眼睛实在不舒服的情况下，正确的方法是先闭上双眼，再轻轻用双手按摩眼皮。

2. 不乱用眼药水

不管是什么病都得对症下药，眼睛也一样。不同的眼药水作用不一样，不管你是为了缓解眼睛干涩、眼睛疲劳还是用于治疗炎症，都要在医生的指导下使用，切不可乱用眼药水。

3. 慎戴隐形眼镜

现在很多近视的人都选择佩戴隐形眼镜，但由于隐形眼镜由高分子材料制成，透气性较差，长时间佩戴可导致眼角膜缺氧，在这种情况下就很容易遭到细菌的感染，导致角膜炎、角膜溃疡的发生。同时，长时间佩戴隐形眼镜可导致角膜上皮受损及泪膜质量下降而导致干眼症的产生。

4. 连续用眼绝不超过 1 小时

通常眼睛的疲劳和干涩都是由于长时间用眼造成的，眼睛长时间处在工作状态，没有得到充分的休息。连续用眼最好不要超过一小时，在连续用眼后保证休息 10 分钟以上，可眺望远方、闭目养神、做眼保健操等。

5. 阳光强烈时外出要戴太阳镜

在太阳光强的情况下出门一定要戴太阳镜，阳光中含有大量的紫外线，长期照射会伤害到你的眼睛，可导致黄斑病变，诱发散光，老人容易得白内障。而且由于夏天太阳热量大，眼角边容易出现晒斑，夏天戴太阳镜则能起到遮阳避光的效果。

6. 多吃黄绿色蔬菜

黄绿色蔬菜中多富含维生素 A、维生素 B、维生素 C、锌、钙、硒、玉米黄素、叶黄素等，这些都可以有效地防止眼睛功能性退化。

7. 打乒乓球、多转动眼睛

在打乒乓球过程中，眼球会随着乒乓球来回移动，多转动双眼，对于促进眼球的血液循环、消除眼疲劳、预防近视有一定好处。

8. 经常锻炼

体育锻炼可以促进全身乃至眼部的血液循环，能有效地消除身体疲劳，锻炼视力，保护视神经，预防相关眼部疾病。

9. 多眨眼睛

研究显示，一般人平时每分钟眨眼的次数为 15～20 次，但是当我们使用电子产品的时候，眨眼的次数则只有平时的一半。所以，工作中聚精会神的同时也别忘了多眨眨眼睛。

10. 用电子产品时光线适宜

保持眼睛与电子产品屏幕的距离得当，屏幕亮度不要过亮或过暗。不要在强烈的或太暗的光线下看书、写字。

小眼睛，大视界！保护视力，从我们做起！和我们一起为 EYE 而行吧！

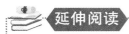
延伸阅读

原来古人也近视！

早年勤倦看书苦，晚岁悲伤出泪多。

眼损不知都自取，病成方悟欲如何。

白居易是唐代三大诗人之一，主要作品有大家较为熟悉的《长恨歌》《琵琶行》等。前面这首诗节选自白居易的《眼暗》。现代研究认为，这首诗主要描述了作者自己深受近视之苦，看来我们古代的文人墨客也逃不过近视啊！

古人不玩手机也会近视？

古代照明技术不发达，夜读照明成本高。据说北宋时，10 文钱可以买到一斗粮食，大约相当于现在的 12.5 斤。而据研究者考证，宋神宗年间每根蜡烛的价格为 150 至 400 文不等，所以一般家庭的读书人是不可能秉烛夜读的。

古时那些有志向的读书人白天埋头书堆中奋笔疾书，夜晚则发悬梁锥刺骨挑灯夜读，在昏暗的油灯下学习，加之不知道劳逸结合保护眼睛的重要性，不重视保护眼睛，久而久之就近视了。

欧阳修也在《读书》中自嘲："吾生本寒儒，老尚把书卷。眼力虽已疲，心意殊未倦。"看来咱们的大文豪欧阳修也时常为自己的眼疾担心。

（资料来源：网络百家号.2019-08-28.原标题为"原来这些古代名人都是近视眼"。本文有修改。）

保护眼睛顺口溜

眼到书本有一尺，胸离书本有一拳。

乘车走路不阅读，趴着躺着勿看书。

电子产品要少看，时间长了要关掉。

久视伤目危害大，劳逸结合放心上。

双目本是心灵窗，相关疾病要治好。

心明眼亮精神好，放眼世界多美好。

18 心脏求救的信号有哪些?

—— 世界心脏日（每年的 9 月 29 日）

🔍 世界心脏日的起源

世界心脏日于 1999 年由世界心脏联盟设立，2000 年 9 月 24 日为第一个世界心脏日，以后每年 9 月的最后一个星期日为世界心脏日。自 2011 年起，世界心脏日改为每年的 9 月 29 日。设立世界心脏日的目的是在世界范围内宣传关于爱护心脏的知识和心血管疾病的致病因素，让公众认识到健康的心脏对生命的重要性。

心脏是人体健康的关键，保护心脏对我们每个人来说都很必要。心脏的体积约为成年人拳头大小，质量约 300 g，但却是我们体内血液循环的核心。心脏的每一次跳动都为我们的新陈代谢注入新鲜的养分，我们生命中的每一分钟，都与心脏息息相关。世界心脏日的永恒主题为"健康的心，快乐人生"，其重要意义在于唤起公众对心脏健康的重视，呼吁公众积极采取行动，有效预防心血管疾病的发生。

🔍 关于心脏疾病的数据统计

据统计，全世界每年约有 1 750 万人死于心脏病，占死亡总人数的 30%。在中国，目前约有 3.3 亿人患有心血管疾病，2016 年心血管疾病死亡人数约 397.5 万，占全国死亡总人数的 41.1%，为我国居民的首要死因，死亡人数列世界第一。心脏病高发已成趋势，我国每年约有 50 万例心脏病新发病例和 55 万例猝死病例。统计数据显示，在发生猝死的患者中，有人根本不知道自己患有心脏病，其中 70%的人因为没有得到紧急救助而失去生命。另有专家表示，80%的心源性猝死是由冠心病及其并发症引起的。心力衰竭、瓣膜疾病、先天性心脏病和严重的心律不齐等也可导致猝死。根据一项针对国人的调查，39%的人不知道心源性猝死可以预防，对其有效预防措施的知晓率更低；而 54%的人不了解心脏骤停后的黄金抢救时间是 4 分钟内。该数据充分表明国人心血管健康状况不佳，并反映了国人没有意识到预防心血管疾病的重要意义。

心脏疾病的危险因素

具体来说，心脏性疾病有两大类危险因素。

（一）可调整的危险因素

1. 环境因素

环境因素包括空气污染、高温、严寒等。

2. 社会环境

如社会经济状况低下（贫穷导致），竞争压力大等。

3. 自身因素

（1）高血压和高脂血症。

（2）饮食不当。经常暴饮暴食，大吃大喝，高盐、高脂、高糖饮食，而水果、蔬菜和水等摄入不足，这些人心血管疾病的发生率将高于普通人。

（3）吸烟（主动或被动）。烟草中的尼古丁会收缩血管，一氧化碳会损害血管内壁。吸烟易引起冠状动脉粥样硬化，是导致冠心病的重要因素之一。

（4）肥胖。肥胖会引起代谢失衡，是患心脏病的危险性信号。

（5）口腔卫生不良。口腔疾病的某些细菌会引起心内膜炎，并进一步诱发相关的心脏病。

（6）睡眠过多或不足。

（7）精神压力。患有精神紧张，焦虑、易怒等情绪障碍，长期慢性压力等的患者易患心脏病。

（8）运动不足或过度。长期缺乏运动不止对心脏造成一定损伤，对体内各个系统都有一定损害。而普通人运动过度可导致心肌肥厚，经常进行剧烈运动可引发心房纤颤。

（二）不可调整的因素

1. 增龄（衰老）

年龄增加会导致动脉损伤、狭窄，心肌薄弱或增厚。

2. 性　　别

男性心血管疾病的患病率高于女性，但绝经期后妇女的心脏病患病率和病死率明显升高。

3. 药　　物

长期使用某些药物，如糖皮质激素等可影响心脏功能。

4. 家族病史

在家族中，男性 55 岁以下和女性 65 岁以下发生心脏病，提示患者的心脏病可能与家族遗传有关。

此外，还有其他疾病可继发心血管疾病，如急、慢性感染，慢性阻塞性肺疾病，胃心综合征，胆心综合征，糖尿病，肾血管异常，血小板异常等疾病。

心脏骤停怎么办

心脏骤停是指由于心血管疾病引发的突然意识丧失、心脏射血功能终止、呼吸停止、大动脉搏动消失。这时应马上对患者进行心肺复苏。心肺复苏的意义是通过人工呼吸和胸外心脏按压，帮助患者恢复心跳和呼吸，为进一步的抢救处理争取时间，一旦发现有人倒地后，应尽快实施心肺复苏"五字诀"。

（1）呼：评估现场环境的安全性，双手轻拍患者双肩，在患者左右耳边轻呼"师傅，师傅，你怎么了，你怎么了"，若无反应，可判断其意识丧失。

（2）叫：指定人群中的某人呼叫"120"寻求帮助。

（3）压：将患者平躺，观察患者胸部起伏 5～10 秒。将示指和中指放在患者颈动脉搏动处感受有无跳动。如果没有胸部起伏或颈动脉搏动，应解开患者的衣服和皮带，行胸外心脏按压。

（4）抬：开放通畅气道，将患者头偏向一侧，清理口鼻分泌物，取下其活动的义齿，打开气道，抬头扬颌，注意保护颈椎。

（5）吹：左手捏住患者的鼻子，右手扶颌微抬，口对口吹气两次，每次吹气应持续一秒以上。胸外心脏按压与人工呼吸交替进行，按压与通气比为 30∶2。

每连续操作 5 个循环后评估一次。如果观察发现患者的颈动脉搏动和呼吸没有恢复，则应继续按压和人工呼吸，直到救援人员的到来。

🔍 冠心病的典型症状及紧急救治

冠心病的典型症状为由于心肌缺血而引发的心前区疼痛，胸闷乏力，呼吸困难等，可伴有恶心呕吐、大汗等症状，病情严重者可出现心力衰竭、低血压或休克等表现。冠心病急性发病可表现为心绞痛和心肌梗死，心绞痛往往是心肌梗死的前一阶段。心肌梗死的发生可并发心律失常、休克或者心力衰竭，常可危及到生命。部分冠心病患者还可能出现心室壁瘤、心脏破裂、血管栓塞等并发症。

被确定为高危或经诊断患有冠心病的人群，应随身携带硝酸甘油。如果发生胸痛，可口服以缓解症状。通常来说服用一颗可缓解疼痛，如果服用三粒仍不起作用，则应尽快拨打急救电话。心绞痛通常可以在 15 分钟内缓解，如超过 30 分钟仍未缓解，应考虑心肌梗死的可能。一旦有发病情况，需立即停止运动，安静休息，并自己或他人立即拨打急救电话，等待急救人员到达，及时送医。

🔍 冠心病的预防及日常健康维护

1. 冠心病的预防

（1）绝对戒烟，严格限制饮酒；

（2）控制血压低于 120/80 mmHg*；

（3）监测并控制血脂水平；

（4）严格控制血糖；

（5）适量运动并有效控制健康的体重，预防肥胖；

（6）保持乐观的生活态度，减轻压力，调节情绪；

（7）均衡饮食，避免高盐、高脂、高糖饮食。

2. 冠心病的日常生活维护

（1）严格遵照医嘱口服药物，不可随意改变药物用量，不可随意停药，更不能擅自更改药物。

（2）饮食清淡，且饮食定量，严格控制盐、蛋白质和脂肪的摄入，避免摄入过多饱和脂肪酸和反式脂肪酸。尽量食用脂肪含量低，蛋白质和不饱和脂肪酸含量高的优质肉类。

（3）不要过度劳累，运动过度可导致心肌肥厚，多数冠心病患者在过度劳累后都会引起冠心病的发作。

（4）可进行适当的运动，并保持充足的睡眠。

---

* 注：临床上使用的血压计量单位有 kPa 和 mmHg 两种，两者之间的换算关系：1 mmHg=0.133 kPa，1 kPa=7.5 mmHg。

（5）定期复查，及时就医，防治并发症，提高生活质量。

延伸阅读

　　马季，原名马树槐，1934 年出生于北京。中国新相声代表人物、著名相声大师和表演艺术家，近现代相声艺术承前继后的关键人物。随着著名相声大师马季在家突发心脏病逝世的消息的发布，许多人深感痛心。马季是一位多年的冠心病患者，曾经有过心肌梗死病史，虽然对自己冠心病的病情有"自知之明"，但因一时疏忽，上厕所时心脏病突然病发，而他却没有随身携带硝酸甘油等救命药，且未被及时送医而撒手人寰，令人惋惜。

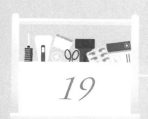

19 如何拥有良好睡眠？

——世界睡眠日（每年的 3 月 21 日）

对于现代人来说，可能很多人的睡眠状态是这样的：

春眠不觉晓，哈欠上门找。

晚上睡不着，白天醒不了。

睡眠时间占据了我们每个人一生的三分之一，同食物和水一样，睡眠是维持人生存的必备条件，然而，如今全国乃至全世界人民的睡眠状况又如何呢？

据世界卫生组织统计：在全球 70 多亿人口中，有 27% 的人有睡眠问题，全世界大约每天有 3 000 人因为睡眠呼吸暂停综合征而导致死亡。

而中国有关睡眠的研究数据显示：我国约 24.6% 的居民睡眠有问题，成年人失眠率约为 38.2%，六成以上的"90 后"觉得睡眠时间不够。长期的睡眠质量不好，伴随而来的则是各种疾病及日渐缩短的寿命，睡眠问题已成为全球性的健康问题。

如果你也是那个深受睡眠问题困扰的人，请不要过于焦虑，因为以上这组惊人的数据告诉你，你不是一个人在战斗！

🔍 世界睡眠日的起源和目的

1. 世界睡眠日的起源

进入 21 世纪，人们的健康意识空前高涨，"拥有健康才能拥有一切"的理念深入人心。充足的睡眠，均衡的饮食和适当的运动，是国际社会公认的三项健康标准。严重的睡眠问题早已引起了国际社会的广泛关注。为唤起全民对睡眠重要性的认识，国际精神卫生和神经科学基金会主办的全球睡眠和健康计划，于 2001 年发起了一项全球性的活动——将每年的 3 月 21 日定为"世界睡眠日"（图 19-1）。2003 年，中国睡眠研究会把"世界睡眠日"正式引入中国。

图 19-1　世界睡眠日

2. 世界睡眠日设立的目的

为了提高全世界人类身体健康水平而设立了世界睡眠日。睡眠问题不仅影响人的免疫系统，更重要的是，失眠往往是身体潜在某种疾病的外在表现之一。

设立世界睡眠日的目的，是为了引起人们对睡眠重要性和睡眠质量的关注，提醒人们要注重睡眠健康及质量，缓解国际睡眠问题。通过世界睡眠日的宣传活动，为人们普及健康睡眠方面的知识，帮助人们拥有更好的睡眠，更好地拥有健康。

🔍 睡眠问题的常见认识误区

1. 睡眠问题就是指失眠

睡眠问题有很多表现，并不单单指失眠和熬夜，像睡眠过多、夜惊、梦魇、梦游综合症、磨牙症、发作性睡眠、时差综合征等都是睡眠问题的表现（图 19-2）。

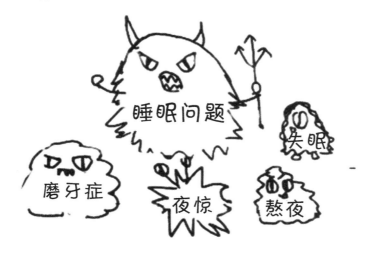

图 19-2　常见的睡眠问题

2. 睡的时间长等于睡得好

睡的时间长并不一定说明睡得好，睡的时间短也不一定说明睡得不好。不能把睡眠时间长短作为睡眠质量是否好的判断标准。

人有个体差异，有些人可能睡 6 小时就能恢复体力，完成一天的活动，而有些人则可能需要 8 小时的睡眠才能从疲劳中恢复过来。判断睡眠质量，要看早上醒来后体力、精力是否都得到了恢复，头脑是否有清醒的感觉，白天的工作是否有效率。

3. 晚上熬夜，白天补觉

因玩手机或打游戏而晚睡的人，常延迟起床时间，在白天补偿睡眠，甚至有些人认为一天不睡也不要紧，后面几天多睡会儿就可以补回来，但长此以往，会形成晚睡晚起的恶性循环。

有一句健康谚语："一夜不睡，十日不醒。"意思是说一个晚上不睡觉，即使是睡上十日，也无法把一个晚上不睡的损失补回来。睡眠是绝对补不回来的，一定要在该睡觉的时候就睡觉。

4. 打呼噜等于睡得好

很多人认为打呼噜的人睡得香，其实并非如此，打呼噜时出现的呼吸暂停可以导致身体各个器官缺氧，严重的睡眠呼吸暂停甚至可能危及生命。

5. 失眠等于失眠症

几乎每个人都曾有过失眠的经历，但并不是说失眠了，就是患上失眠症了。只有当失眠引起的症状维持两周以上，且一定影响到白天的工作、社交活动时，才可以称之为"失眠症"。

患上失眠症的这部分人群一定要尽早就医。但也不要因为偶尔一两次的失眠就给自己扣上失眠症的帽子，越是在意失眠，越容易引起精神紧张，反而更会导致晚上睡不好。

6. 喝酒有助于睡眠

酒精对于最初的入眠确实有所帮助，但长期、大量的饮酒却会削弱睡眠质量。事实上，酒精让人较长时间处于浅睡眠，减少深睡眠，延迟进入快动眼期睡眠，从而大幅降低睡眠质量。

7. 运动有助于睡眠

临睡前较大运动量的运动会使大脑过度兴奋，错过理想的入睡时间，导致睡眠质量下降，而理想的运动时间应该在午后，所以若是为了助睡眠，一定要选择好运动时间和运动强度。

8. 完全依赖助眠药物

完全依赖药物入眠会导致身体形成对药物的长期依赖，因此不建议盲目、长期服用助眠药物。无法入睡时，要及时就医，不可自行服用药物，一定要在医生的嘱咐下购买使用助眠的药物。

9. 尽管不讨人喜欢，但打鼾几乎是无害的

打鼾即打呼噜，是睡眠呼吸暂停综合征的常见症状，这种睡眠障碍会增加相关疾病的患病风险，包括患心脏病、心房颤动、哮喘、高血压病、青光眼、肾脏疾病以及认知和行为障碍。睡眠呼吸暂停综合征大约影响30%的人群，但是仅约10%被诊断。所以打鼾危害不应该被忽视。

睡眠问题的表现及所带来的危害

在现代高节奏的都市生活中，"睡个好觉"俨然已经成为一种奢侈，而睡不着、睡不好、睡不够正是睡眠问题的集中表现。有研究显示，1942年，人们每晚的平均睡眠时间大约是8小时，而今天，这个数字减少为6.8小时。我们大多数人都深知睡眠的重要性，却不了解睡眠问题会带来什么样的严重后果。美国知名科技网站"商业内幕"曾经刊登过一篇文章，列出了多国研究得出的睡眠问题引起的20个危害。

（1）脾气暴躁。当人们专注于某件事时，若被打断就会产生如脾气变暴躁等负面情绪。以色列研究人员发现，睡眠不足会将这种负面情绪放大。

（2）情绪低落。有研究发现，影响人们情绪的两大因素之一是睡眠，晚上睡眠质量好的人，情绪较为正面，反之则情绪不佳。

（3）头痛。有一些引起头痛的确切原因仍无法完全找到，但研究发现，36%~58%睡眠不足的人醒来时会出现头痛症状。

（4）体重增加。睡眠不足的人，体内激素会失衡，可能导致食欲增加，想吃高热量食物，控制冲动行为的能力也会降低。这些因素可能导致体重快速增加。

（5）视物模糊。睡眠时间越少，越容易导致视觉偏差，视野暗、看不清，甚至出现幻觉。

（6）反应迟缓。睡眠不足，会让人对外界事物的反应变得迟钝。

（7）口齿不清。根据研究，若连续36小时不睡觉，说话时容易重复使

用相同的字词、速度缓慢、含糊不清，很像喝醉酒的人说话的样子。

（8）车祸风险高。缺觉的人开车，就像酒驾一样危险。

（9）易得病。长时间睡眠不足，身体的免疫力会下降。如果你经常感冒，很可能是睡眠不足惹的祸。研究显示，连续两星期每天睡眠不够 7 小时的人，感冒的风险是睡满 8 小时以上人的 3 倍。

（10）疫苗效用减弱。睡眠不足时注射疫苗，其效用会因免疫力较差而打折扣。

（11）更怕疼。多项研究显示，若晚上没睡够，人体对疼痛的敏感度会提高，对疼痛的忍受力会降低。

（12）学习能力降低。短期记忆是决定学习成效的关键因素之一。睡眠不足的人，短期记忆能力会减弱，影响学习效果。此外，如果没有足够的睡眠，注意力很难集中。

（13）容易健忘。睡得越少，越容易健忘，老年时患上认知障碍的风险也会增加。

（14）做事老出错。研究发现，一晚不睡可导致数字错误增加 20% ~ 32%。睡眠不足的人做投资决策时，也极易出现经济损失。

（15）肠胃出问题。有研究发现，睡眠不足容易引起炎性肠道疾病；患有克罗恩病（肠道疾病）的人，若睡眠不足，复发风险将高一倍。

（16）性欲降低。睡眠不足会降低体内睾丸激素的分泌，导致性欲降低。

（17）糖尿病风险高。睡眠不足会影响胰岛素功能，加重 2 型糖尿病；此外，也有研究发现，睡眠不足与罹患糖尿病有相关性。

（18）心脏病风险高。相较于睡满 8 小时的人，每天只睡 4 小时的人血压会高出许多，更易罹患心脏病。

（19）患癌风险高。关于睡眠与癌症之间的关联，目前的研究仍在初期阶段，不过就目前的结果来看，睡眠不足确实会增加患癌的风险，特别是大肠癌与乳腺癌。

（20）猝死风险高。长期睡眠不足的人，猝死的风险明显增加。

如何检测自己的睡眠质量是否达标

（1）入睡快，在30分钟之内即可入睡。

（2）睡眠深不易惊醒，醒后5分钟内又能再次入睡。

（3）睡眠时无噩梦、惊梦现象，梦醒后可很快忘记梦境。

（4）起床后精神状态好，反应敏捷，无疲劳感。

（5）白天工作、学习效率高，无睡意。

如果以上问题有三个为否定答案，且已经持续1个月以上，说明已经有较为严重的睡眠问题。若为肯定答案，那么恭喜你拥有优质的睡眠。

睡眠质量检测方法：共有十条内容，请根据自己的实际情况选择相符合的选项。选项有四种：A（经常）、B（有时）、C（很少）、D（从未），每一条内容只允许选择其中一项。

（1）睡眠时间不规律，不能按时上床睡眠。

（2）工作或娱乐至深夜。

（3）躺在床上时脑子里全是白天见过的人和发生的事，难以入睡。

（4）入睡后稍有动静就能知道。

（5）自觉整夜做梦，醒来时觉得很累。

（6）很早就醒来，而且再也睡不着了。

（7）有点不顺心的事就彻夜难眠。

（8）换个地方就难以入睡。

（9）一上夜班就睡眠不好。

（10）使用安眠药才能入睡。

每一项选择得分为：A：5分，B：2分，C：1分，D：0分。然后将总分相加，最高为50分。如果总分小于5分，说明睡眠质量良好；总分在5~20分之间，提示睡眠质量比较差，总分大于20分，可以认为有较明显的睡眠问题或睡眠障碍，建议尽早咨询医生以解决相关问题。

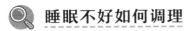

睡眠不好如何调理

（1）坚持有规律的作息时间，在周末不要睡得太晚，如果周六睡得晚而周日起得晚，那么周日晚上就可能会失眠。

（2）睡前勿猛吃猛喝。在睡觉前大约两个小时吃少量的晚餐，睡前不要喝太多的水，因为晚上不断上厕所会影响睡眠质量，晚上少食富含油脂或辛辣的食物，因为这些食物也会影响睡眠。

（3）睡前远离香烟和咖啡，建议睡前不要喝咖啡和浓茶。

（4）选择锻炼时间。下午锻炼是帮助睡眠的最佳时间，而且有规律的身体锻炼能够提高夜间的睡眠质量。

（5）长时间的睡眠要放在晚间。白天的睡眠时间严格控制在一个小时以内，且一般不要在下午三点后继续睡觉。

（6）保持安静。睡前关掉电视、收音机和手机等，因为安静的环境对提高睡眠质量非常有益。

（7）睡前洗澡。睡觉之前洗个热水澡有助于你放松肌肉，可令你睡得更好。

（8）不要过分依赖安眠药，服用安眠药一定要遵从医生指导，建议服用安眠药一般不要超过四周。

（9）适当地建立"睡眠仪式"，即利用一些固定的、有先后顺序的、能舒缓情绪的细节，来帮助入睡。如温水泡脚、睡前瑜伽等。"睡眠仪式"可依据个人的喜好或繁或简。轻轻地舒展身体或听听音乐或看看不具恐怖色彩的书等，不管选择哪种方式，坚持做一件事，直至成为你身体夜间休息的暗示。

（10）睡觉姿势。一般情况下，正常的睡觉姿势是没有严格规定的，但科学研究表明，右侧卧位是对身体比较好的姿势，对心脏、肝脏等器官都有益，切记不要趴着睡觉，否则会伤害颈椎和腰部。

现代生活节奏迅速，生活压力大，以至于很多人都有睡眠问题，低质量的睡眠不仅会使人白天疲惫不堪，还会影响人的生活质量，做什么事情都难以提起兴趣，甚至是心有余而力不足。没有好的睡眠就没有好的精神状态，睡眠是我们身心健康、精力充沛的保障，全面健康不容忽视。

所以，从今天起，好好睡觉吧！

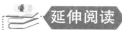 **延伸阅读**

曾饱受失眠折磨的郭沫若

郭沫若先生，研究文学、历史、考古和哲学等诸多领域，被世人誉为"全能文化冠军"，堪称中国20世纪文化发展历程的"标本"。

1914年在日留学期间，郭沫若因用脑过度患上了严重的神经衰弱，常常感到心悸、乏力且夜多噩梦，每晚只能睡三四个小时，记忆力也大不如前。

失眠的困扰，让年轻的郭沫若感到非常苦恼。一次偶然的机会，他在《王文成公全书》中了解到王阳明以"静坐"健身的方法。于是，在一个晚上，他在临睡前静坐30分钟，第二天清晨起床后再静坐30分钟，开始了他人生中第一次静坐锻炼。半个月后，郭沫若的睡眠质量竟大有好转，记忆力也恢复如常，甚至长时间运动都不感觉疲惫。

此后，郭沫若数十年如一日坚持静坐，体质也逐渐由弱变强，为他事业的良好发展奠定了基础。郭老认为静坐能使大脑得到充分的调整和休息，脑健则身强，进而防病健身、修养性情。晚年，郭老对自己独到的养生方法有感而发："静坐于修养上是真有功效，我很赞成朋友们静坐。我们以静坐为手段，不以静坐为目的，是与进取主义不相违背的。"

（资料来源：魏明.青岛日报.原题为"郭沫若曾饱受疾病折磨 却安享87岁高寿"。本文有修改。）

睡眠顺口溜

君若求长寿，养生必为首。

起居需定时，睡眠不可少。

想要身体好，天天得睡早。

想要寿命长，亥时得上床。

该睡觉时熬，颠倒把命耗。

游戏到天光，内脏受暗伤。

读书夜夜熬，心脉都受伤。

影视无限长，一场又一场。

健康有限度，身体勿拖垮。

心平气和觉，舒畅梦中笑。

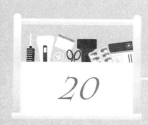

提升自我免疫的方法有哪些?

—— 世界强化免疫日（每年的 12 月 15 日）

🔍 世界强化免疫日的起源及目的

12 月 15 日是"世界强化免疫日"（World Strengthened Immunity Day），世界强化免疫日是 1988 年第 41 届世界卫生组织大会确定并实行的。世界强化免疫日主要是为消灭脊髓灰质炎而设立的。

脊髓灰质炎（又称小儿麻痹症）是少数能被消灭的传染性疾病之一，这主要是因为脊灰病毒仅感染人、已经有有效的疫苗、一旦免疫抗体终生持续存在、没有慢性病毒携带者、没有动物或昆虫宿主、脊灰病毒仅在环境生存非常短的时间、一旦病毒离开人体宿主（如通过免疫）它将很快死去。对于消灭脊髓灰质炎，世界卫生组织推荐采取常规免疫活动、群众运动、监测、扫荡式接种等四大策略，尤为突出的是为强化免疫而采取的群众运动形式——国家强化免疫日。

强化免疫是相对于常规免疫而言的，普通免疫是通过接种疫苗这种对疾病有预防作用的生物制剂的途径，从而达到预防和控制一些容易感染的疾病的目的，而强化免疫则是对常规免疫的加强。它与计划免疫（对新生儿有计划地实施疫苗接种）共同构成计划免疫体系。

一般来说，孩子出生后，体内由母体带来的免疫力，会逐渐减弱或消失，这时就必须适时地进行预防接种（即计划免疫）。许多人认为只有孩子才需要接种疫苗，成人则不必，这是错误的认知。因为接种疫苗后，在人体内产生的相应抗体会针对性地起到预防某种疾病的作用，但不是一劳永逸的。到了一定时间，有的抗体会逐渐减弱或消失，从而对相应疾病的预防作用降低，这时就需要加强。比如麻疹，虽然孩子在出生时曾接种过，但在年龄大些及流行期，还是需要加强接种，以强化免疫效果。为了提高全民族的健康素质，必须重视和加强预防接种工作。

什么是免疫？

所谓免疫，表面意思是免除瘟疫。用现代的观点来讲，人体具有一种生理防御、自身稳定与免疫监视的功能，就叫作免疫。准确的定义是，免疫是机体识别和排除抗原性异物即机体区分自己与非己进而排除异己的功能。通常对机体有利，但在某些条件下也可对机体有害。

（1）生理防御。就是人体抵御病原体、毒性产物侵犯，使人免患感染性疾病，包括细菌性疾病、病毒性疾病以及其他微生物的疾病。

（2）自身稳定。人体组织细胞在不停地新陈代谢，随时有大量新生细胞代替衰老的和受损伤的细胞，而免疫系统相当于人体健康的守护卫士，能够及时地把衰老和死亡的细胞识别出来，并把它们从体内清除出去，从而保持人体的稳定，这就是免疫所起的作用，叫自身稳定。

（3）免疫监视。主要是对发生突变的细胞进行自身监视，及时识别出来并把它们消灭掉，在人体抗肿瘤方面起到了很大作用。

平常大家所说的免疫，很多人认为就是人体的抵抗力，实际上从本质上来讲，免疫并不是单纯代表人体的抵抗力，而是指机体的一种生理性保护功能，包括机体对异物、病原生物体或者非变生物体的识别，排除和消灭等一系列过程。当然，这种过程可能会引起自身的组织损伤，也可能没有组织损伤，所以免疫是一个综合的概念。

那么什么是强化免疫呢？强化免疫是指国家或地区针对某种传染病的发病或流行情况和人群对该传染病的免疫状况进行分析后，决定在短时间内对某年龄段人群进行的普遍免疫，它是对常规免疫的加强。

 ## 国家免疫规划疫苗种类和免疫接种注意事项

疫苗分为两类。一类是免疫规划疫苗，是指政府免费向公民提供，公民应当依照政府的规定受种的疫苗，包括国家免疫规划确定的疫苗，省、自治区、直辖市人民政府在执行国家免疫规划时增加的疫苗，以及县级以上人民政府或者其卫生主管部门组织的应急接种或者群体性预防接种所使用的疫苗；另一类是非免疫规划疫苗，是指由公民自费并且自愿受种的其他疫苗。

1. 目前我国国家免疫规划疫苗种类（表 20-1）

居民接种疫苗要到防疫站或医院的保健科。但狂犬疫苗由于其所预防疾病的特殊性，则必须到防疫站进行接种。为预防乙肝，接种乙肝疫苗前，应先查乙肝五项（又称"2 对半"），无乙肝病毒感染者应接种乙肝疫苗。

表 20-1　国家免疫规划疫苗种类

疫苗	接种对象 月（年）龄	接种剂次	备注
乙型肝炎（乙肝）疫苗	0、1、6 月龄	3	出生后 24 小时内接种第 1 剂，第 1、2 剂间隔≥28 天
卡介苗	出生时	1	
脊髓灰质炎（脊灰）减毒活疫苗	2、3、4 月龄，4 岁	4	第 1、2 剂，第 2、3 剂间隔≥28 天
百日咳-白喉-破伤风（百白破）联合疫苗	3、4、5 月龄，18～24 月龄	4	第 1、2 剂，第 2、3 剂间隔≥28 天

疫苗	接种对象 月（年）龄	接种剂次	备注
白喉-破伤风（白破）联合疫苗	6岁	1	
麻疹-风疹（麻风）联合疫苗	8月龄	1	
麻疹-流行性腮腺炎-风疹（麻腮风）联合疫苗	18～24月龄	1	
流行性乙型脑炎（乙脑）减毒活疫苗	8月龄，2岁	2	
A群脑膜炎球菌多糖疫苗	6～18月龄	2	第1、2剂间隔3个月
A群C群脑膜炎球菌多糖疫苗	3岁，6岁	2	2剂间隔≥3年；第1剂与A群脑膜炎球菌多糖疫苗第2剂间隔≥12个月
甲型肝炎（甲肝）减毒活疫苗	18月龄	1	
乙脑灭活疫苗	8月龄（2剂），2岁，6岁	4	第1、2剂间隔7～10天
甲肝灭活疫苗	18月龄，24～30月龄	2	2剂间隔≥6个月

数据来源：中国疾病预防控制中心

2. 免疫接种注意事项

● 接种前做好个人卫生，如洗澡，换上宽松的衣物。如果有发热、流涕等感冒症状或严重湿疹、急性传染病时，应暂缓接种。

- 在接种前，将个人身体状况详细告知接种医生，最好携带相关病例资料，请医生判断是否可以接种。

- 接种后注意事项：接种完疫苗后，一定要留在医院观察 30 分钟，以防出现严重过敏反应。

- 接种后 24 小时内不要洗澡，以免伤口感染，避免受凉和剧烈活动。

- 有时会出现低热、头痛、皮疹、恶心等症状，属于轻微不良反应，注意多喝水促进体内代谢产物的排泄，一般 1～2 天后就会好转。

- 当注射局部疼痛比较严重时，可用干净毛巾热敷。如果出现比较严重的不良反应时，应及时咨询医生并治疗。

- 乙肝疫苗接种完后一两个月可以检查表面抗体滴度。

增强免疫小常识

1. 营养搭配

充裕平衡的营养成分对增加抵抗力十分关键，日常饮食应留意类型多种多样，包含高蛋白食物（鱼、蛋、鸡、猪瘦肉、豆蛋白质等）、高纤维食物（全麦面包、吐司面包、燕麦片、黑米和别的高纤维制品）、绿叶蔬菜和含阿拉伯胶较高的新鲜水果（西兰花、大白菜、洋白菜、芥蓝、莴笋、苹果、梨、橘子、香蕉苹果等）、人体必需的脂肪类（鱼油、大豆油、核桃仁、白芝麻、南瓜籽、亚麻油等）。

2. 适当健身运动

适当锻炼能提高免疫力。每日最少做 30 分钟的健身运动，如游水、散步、骑单车、慢跑等，这类运动对提高免疫力也极有帮助。

3. 多喝水

水为生命的起源，是生产制造人体营养成分的关键化学物质，多喝水能推进身体基础代谢，产生人体需要的能量，有利于人体健康。最健康的水是白开水，不能用饮料来代替。推荐每天摄入 1 000~2 000 mL 水。

4. 合理睡眠

经常熬夜造成休息不好会导致免疫力降低，而有效充足的睡眠和规律作息，才可以维持人体的免疫力，协助对抗病毒。

5. 少喝酒

酒精会比较严重地减弱各类细胞免疫的正常作用，所以最好不喝酒。要喝的话也须有一定的控制，尽量少喝，酒精会对人体的大部分器官造成难以估量的损害。

6. 维持开朗心态

开朗的心态有利于提升人体免疫力，过大的精神压力、孤独、焦虑、抑郁等消极情绪会抑制人体免疫系统。适当缓解压力，用积极主动的心态应对人生道路，对提高免疫力有积极意义。

HPV 疫苗知识

1. HPV 疫苗知识

HPV 疫苗，即人乳头瘤病毒疫苗，可预防人乳头瘤病毒（HPV）感染引起的宫颈癌。宫颈癌主要由感染人乳头瘤病毒引起，该疫苗通过预防 HPV 病毒感染，进而有效预防宫颈癌的发病，可防止人体感染疫苗所涵盖的人乳头状瘤病毒亚型变异。研究发现，99.7%的子宫颈癌都是因感染 HPV 造成的，HPV 也可以引发其他相对少见的癌症，如阴茎癌、喉癌、肺癌和肛门癌等。HPV 的主要传播途径是性传播和接触传播。

HPV 主要通过性接触传播，所以每个性活跃的女性都存在感染致癌性 HPV 的风险。此外，HPV 的感染除了性行为外，还可通过直接接触感染；如手接触了带有 HPV 的物品后，在上厕所、沐浴时就有可能将病毒带入生殖器官；或者是生殖器官接触到带有 HPV 的浴巾等物品，都有可能被感染。

HPV 疫苗的接种按 0，2，6 月免疫程序肌内注射 3 剂。不良反应有接种位点疼痛、发红、肿胀，发热，头晕，头疼，恶心，肌肉关节疼痛，晕厥等。

接种注意事项：① 接种前，必须认真了解所接种疫苗的有效性和安全性（包括可能出现的不良反应）以及禁忌证。② 接种后，必须留观 15 ~ 30 分钟，无其他反应后方可离开。③ 一旦出现不良反应，应积极配合疫苗接种工作人员做好反应处理工作。

2. HPV 疫苗分类

HPV 疫苗现在有二价、四价和九价共三种。

（1）HPV 二价疫苗。该产品系采用杆状病毒表达系统分别表达重组 HPV16 型和 18 型的 L1 病毒样颗粒，经纯化，添加 MPL 和氢氧化铝佐剂等制备的双价疫苗。该疫苗是首次申请在我国上市的新疫苗，研究数据表明在国内目标人群中应用的安全性和有效性与国外具有一致性。二价疫苗的推荐接种年龄为 9 ~ 45 岁。

（2）HPV 四价疫苗。默沙东公司研发出全球第一个 HPV 四价疫苗"佳达修®"（Gardasil®），并通过优先审批在美国上市。这款四价疫苗可预防四种人乳头瘤病毒（HPV 6，11，16，18）所导致的疾病。四价疫苗的推荐接种年龄是 20 ~ 45 岁。

（3）HPV 九价疫苗。这款疫苗于 2014 年在美国获批上市。2018 年 4 月 28 日，国家药品监督管理局有条件批准用于预防宫颈癌的九价 HPV 疫苗在中国上市。九价疫苗可以防治 HPV 6、11、16、18、31、33、45、52 和 58 型病毒，适用于 16 到 26 岁的女性。

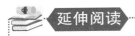

疫苗的诞生

疫苗对保障人类健康、促进社会发展作出了巨大的贡献。从人痘、牛痘发明以来，疫苗已有两百多年的历史，人类通过预防接种疫苗，已抵御和消灭很多烈性传染病。据记载，疫苗接种方法最早应用于天花。早在唐宋时期，我国就有采用"种痘"（人痘法）方法预防天花的记载。清代的医书里记载了四种种痘法，痘衣法、痘浆法、旱苗法和水苗法。把天花病人或涂有天花疱浆的衣服给小孩穿，称为痘衣法；用棉花蘸天花患儿的新鲜痘浆，塞入被接种对象的鼻孔，称为痘浆法；把痂皮烘干、研成粉末吹入接种对象的鼻子里，称为旱苗法；把痘痂研为粉末，加少许水即成痘苗，用新棉裹所调痘苗在内，捏成枣核样，塞入接种对象的鼻孔内，称为水苗法。此方法经印度、西亚逐渐西传，18 世纪初传入欧洲。

英国人爱德华·琴纳（Edward Jenner）被称为"天花疫苗之父"。1796 年，英国医生爱德华·琴纳在乡间行医，他发现农场的挤奶工很少患天花，但一般都会得牛痘。他猜测，牛痘与天花相似，但毒性很弱，对健康不会产生很大影响，是否牛痘让他们获得了对天花的免疫力呢？于是他产生了一个大胆的想法，从挤奶女工手上的痘痂里取了一些脓液，接种给了一名 8 岁男孩。之后，男孩发了烧，但无大碍。最关键的是，琴纳随后给这个男孩接种了天花，但男孩并没有出现天花病症。琴纳通过这个步骤证明，接种牛痘确实能让人获得对天花的免疫力。这一实验使得人类彻底打败了天花瘟神，琴纳的工作也被认为是为免疫学奠定了基石。实际上琴纳并没有生产出真正意义上的疫苗，但难能可贵的是他提供了一种对抗疾病的思路。

健康顺口溜

（1）吃饭七成饱，穿戴适当少，耐点饥和寒，益寿又延年。千古之名言："若要身体安，三分饥和寒。"

（2）早饭好而少，午饭厚而饱（八九分饱），晚饭淡而少。一顿吃伤，十顿喝汤。宁可锅中存放，不让肚肠饱胀。

（3）"黄金作物"老玉米，营养保健数第一。"营养之花"大黄豆，抗癌蛋白最优秀。小米镇静又安眠，除湿健脾肠胃安。晚上睡个安稳觉，大便不稀又不干。荞麦、燕麦有"三降"：降压、降脂、降血糖。山药土豆红白薯，它们都有"四吸收"：吸收血糖与血脂，吸收水分与毒素。防糖尿病护肠胃，通便不得胃下垂。

（4）绿茶豆汁葡萄酒（红），抗癌健身命长久。酸奶蘑菇骨头汤，延年益寿保健康。

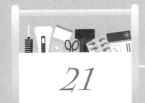

营养餐如何搭配更科学？

——中国学生营养日（每年的 5 月 20 日）

中国学生营养日的起源和目的

1989 年成立的中国学生营养促进会在营养学家于若木的主持下，结合世界卫生组织"2000 年人人享有卫生保健"的战略目标，制定了 1991 年至 2000 年十年学生营养工作计划。这一计划命名为"护苗系统工程"，其中确定每年 5 月 20 日为"中国学生营养日"。2001 年 5 月，教育部、卫生部联合颁布文件（卫疾控发〔2001〕120 号），将"中国学生营养日"法定下来。

设立"中国学生营养日"的目的在于广泛、深入宣传学生时期营养的重要性，大力普及营养知识，促进学生营养宣传工作的制度化。营养学专家在首届中国学生营养健康节新闻发布会上呼吁，尽管城乡生活日益富裕，但城乡中小学生的营养与健康问题仍应引起全社会的重视关注。营养状况和营养成分的优劣是影响一个民族人口素质的重要因素，它直接关系到青少年体能与智能的发育状况。国家学生饮用奶计划专家委员会主任蒋建平认为，由于某些营养素缺乏所造成的营养不良，并未随着经济发展而自然消失。据他介绍，有数据表明，不论城市与农村，中小学生的日均摄入钙的量明显不足，仅达到供给量标准的 40%～50%。

《2019 年世界儿童状况》发布会上，中国营养学会副理事长马冠生教授表示，中国六岁以下儿童生长迟缓比例为 8.1%，其中城市比例为 4.2%，农村为 11.3%；而中国六岁以下儿童的消瘦率为 2.0%，其中城市地区的比例为 1.5%，农村为 2.4%。总体来看，农村儿童的营养状况更令人担忧。房红芸等研究发现，2013 年我国东部地区各省份的 0～5 岁儿童低体质量率、生长迟缓率和消瘦率最低，中部地区的省份居中，检出率较高的省份为经济欠发达的西部地区，尤其是广西、贵州、云南三省儿童营养不良率较高。因此，在我国城乡大力宣传普及营养科学和食品卫生知识，消除"营养盲"刻不容缓。与此同时，第八次全国学生体质与健康调研结果显示，中小学生超重肥胖率上升，2020 年国务院六部门已印发《儿童青少年肥胖防控实施方案》予以针对性解决。

1989 年 5 月 20 日全国启动了"中国学生营养日"活动。在此基础上，为进一步促进改善学生营养状况和营养成分，提高人口健康素质，中国学生营养与健康促进会、中国关心下一代工作委员会、中华慈善总会、中国营养学会、教育部关心下一代工作委员会等决定举办中国学生营养健康节，向社会各界全面宣传学生的营养、食品安全、健康等相关知识，"把关心下一代从我做起"变成每位家长和全社会的自觉行动。昆明市成为首届中国学生营养健康节主办城市。

🔍 全国学生营养状况介绍

随着社会经济的发展，人们生活水平不断提高，但中国学生营养状况仍不容乐观，虽然膳食热量供给基本达到标准，但蛋白质供给量偏低，优质蛋白质比例小、钙、锌、铁等微量元素以及维生素 A 等供给明显不足，特别是膳食中铁的吸收利用率低。城市中小学学生一日三餐普遍是早餐马虎、中餐凑合、晚餐丰富，而实际上应该早餐丰富、中餐吃饱、晚餐少吃才对。学生膳食中植物源性铁的比例过高，铁的质量差、吸收少；学生钙摄入不足，仅为有关标准的 40.6%，这与学生膳食中奶制品、豆类消费量偏低有关。值得一提的是，中学生学业负担重，睡眠不足，导致白天上课注意力不集中，甚至影响脑细胞活力，记忆力减退，学习成绩不佳；饮食不重视，导致营养状况不如小学生；城市学生因生活水平高，学生偏食严重，多吃高热量的巧克力、饼干等食物影响身体发育，同时缺乏体育运动和身体锻炼，而农村孩子大多不偏食不挑食，而且活动量较大，故而城市孩子营养状况普遍不如农村孩子。

另外，由于很多学生和家长缺乏合理的营养知识，学生片面地摄入高脂肪、高蛋白食物，加上运动量不足，我国青少年肥胖症发生率逐年升高，有的地方高达 15.3%。而青少年不良的饮食习惯和生活方式，为成年后罹患心脑血管病、高血压、糖尿病、肝胆疾病等慢性病埋下了"定时炸弹"。

当前，孩子面临的营养问题主要包括超重肥胖、多种营养不良现象、微量元素缺乏、高血压、糖尿病低龄化等（图 21-1）。

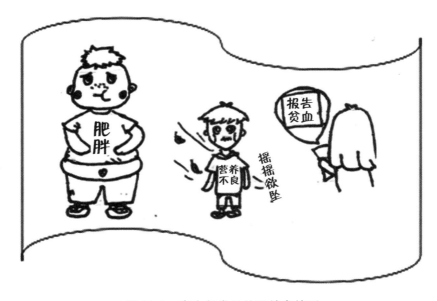

图 21-1　青少年常见的不健康情形

（1）超重肥胖。肥胖不仅会对孩子的身体发育造成严重影响，而且还将增加成年后肥胖相关慢性病的发病风险，如高血压、糖尿病、儿童期至成年期持续肥胖等疾病。此外，肥胖还会影响儿童青春期发育，危害呼吸系统及骨骼，对心理、行为、认知及智力产生不良影响，并诱发非酒精性脂肪性肝病、癌症等。全国学生体质调研数据显示，1985—2014 年中国学生超重肥胖检出率持续增加，尤其是农村男生肥胖呈爆发式增长。截至 2014 年，约 7 个女生中就有一个超重肥胖，约 8 个男生中就有一个超重肥胖。

（2）营养不良。营养不良主要表现为消瘦、生长迟缓和低体重。除了遗传、疾病等因素，儿童营养不良大多是由于不健康的饮食行为所致，如不爱吃富含蛋白质的肉类、蛋类、奶制品等。

第八次全国学生体质与健康调研结果显示，2019 年我国 6～22 岁学生营养不良率为 10.2%。近十年来，各年龄段男女学生营养不良状况持续改善。与 2014 年相比，2019 年全国 7～9 岁、10～12 岁、13～15 岁、16～18 岁、19～22 岁学生营养不良率分别下降 2.1、1.6、2.4、2.6 和 2.3 个百分点。

（3）贫血。中国儿童中最为常见的是缺铁性贫血。长期铁摄取不足或吸收不良等，都有可能造成缺铁性贫血。儿童生长发育快，需要更多营养，若不重视摄入富含铁的食物，容易发生缺铁性贫血，表现为面色苍白、精神不振、烦躁等。

🔍 学生营养基本要求

1. 三餐设计

（1）早餐设计。按照我国学生每日膳食营养素供给量基本要求，一般早餐食谱中的各种营养素含量应占全天供给量的 30%左右。

按照"五谷搭配、粗细搭配、荤素搭配、多样搭配"的基本原则，全天食物种类应达到 25 种以上，尽可能使营养早餐达到丰富营养和平衡膳食的要求。

营养早餐应由粥面类、面点类、肉菜蔬菜类等三部分组成，在餐后加一份瓜果补充维生素。

（2）午餐设计。学生午餐的营养素设计量，应占全天供给量的 35%左右。

学生营养午餐的食物供给量，应包括瓜果蔬菜类、大豆及其制品类、鱼肉禽蛋类等三类食物，所占比例分别为 65%、10%、25%左右较为适宜。

重视菜谱的色、香、味、形、质的合理搭配。

要善于做些价廉物美又营养丰富的菜肴，包括豆制品、猪肝、海带、肥肉、胡萝卜等食物。

（3）晚餐设计。学生营养晚餐营养素的设计量应占全天供给量的 35% 左右，各种营养素的设计量应以补充有益于促进生长发育的营养素多一些。

学生营养晚餐的食物应包括瓜果蔬菜类、大豆及其制品类、鱼禽蛋奶类等三大类食物，所占比例分别为 60%、10%、30%左右较为适宜。

学生营养晚餐的食物种类，应有 6~10 种甚至更多的种类（不包括汤菜料、葱姜蒜调味料）。

要重视菜谱色、香、味、形、质的合理搭配。

图 21-2 为中学生平衡膳食宝塔。

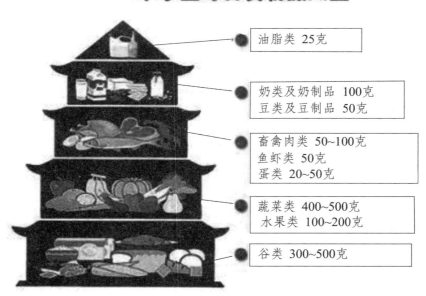

图 21-2　中学生平衡膳食宝塔

2. 培养青少年健康生活方式

（1）吃好早餐。坚持每天吃早餐，种类丰富，保证早餐营养充足。

（2）营养晚餐。晚餐的热量要占全天总热量的 25%～30%，以清淡易消化为主，如果摄入的食物过多、太过辛辣油腻，则会增加胃的负担，影响睡眠。

（3）天天喝奶。为了满足骨骼生长的需要，要保证每天喝奶 300 mL 或者相当量的奶制品，可以选择鲜奶、酸奶、奶粉或奶酪。

（4）足量饮水。每天应少量多次、足量饮水。6～12 岁儿童应每天饮水 800～1 000 mL，11～17 岁儿童应每天饮水 1 100～1 400 mL。天气炎热或运动时出汗较多，应增加饮水量。不要等到感到口渴时再喝水，可以课间喝水 100～200 mL 左右。

（5）合理选择零食。选择卫生、营养丰富的食物做零食，零食量以不影响正餐为宜，如水果、能生吃的新鲜蔬菜、奶制品、大豆及其制品或坚果等。油炸、高盐或高糖的食品不宜做零食。吃零食的量以不影响正餐为宜，两餐之间可以吃少量零食，但不能用零食代替正餐，吃饭前、后 30 分钟内不宜吃零食，也不要边玩边吃零食。睡觉前 30 分钟不吃零食，吃零食后应及时刷牙或漱口。

（6）禁止饮酒。提高学龄儿童对饮酒危害的认识。儿童禁止尝试饮酒。加强对儿童聚会、聚餐的引导，避免饮酒。学校开展预防酒精滥用的宣传教育活动，加强对学生的心理健康引导。

（7）不喝或少喝含糖饮料。多数饮料含有大量的添加糖，要尽量做到少喝或不喝含糖饮料，更不能用饮料代替饮用水；如果喝饮料，要学会查看食品标签中的营养成分表，尽量选择碳水化合物或糖含量低的饮料。

3. 青少年健康生活方式 "52110"

（1）每天应吃 5 个拳头大小的水果。

（2）每天用电脑、玩电子游戏的时间少于 2 小时。

（3）每天进行 1 小时以上中等或高等强度运动。

（4）每天吃肉不超过一个手掌大小（约 100 克）。

（5）不喝含糖饮料。

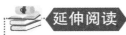延伸阅读

素食至上真的科学吗？

18 个月大宝宝因严重营养不良死亡，只因父母笃信这一饮食信念——素食至上。

30 岁的 Ryan O'Leary 和 35 岁的妻子 Sheila 被捕，因为他们 18 个月大的儿子于 9 月 27 日死亡。这个尚处在学步期宝宝来自美国佛罗里达州，死亡时体重仅 17 磅（7.7 千克），而这是 7 个月大婴儿的平均体重。警察进行尸检发现，这个男婴死前身体脱水，肝脏微脂肪变性，手、脚、腿肿胀，这些都是营养不良的症状。孩子的妈妈对警察说，她们全家都是素食主义者，主食是生水果和蔬菜。警察还注意到他们另外两个孩子也脸色蜡黄。有关部门给这两个年龄分别为 3 岁和 5 岁的孩子称了体重，发现他们的体重都处于该年龄段的最低值。其中小女孩看起来更健康一点，但警察发现这个孩子是 Sheila 和另外一个丈夫所生，她更健康是因为她每两个月会去亲生父亲那里待几周。

近年来，素食主义有逐渐流行的趋势，美国有调查数据显示，素食者在近些年增长速度迅猛。有些人不仅严格要求自己素食，还尽全力要求家人也素食，包括自己的孩子。纯素食虽然是一种生活选择，但是孩子只吃素食真的没问题吗？

有人专门做了调查，发现了一些让人不安的案例：比利时的一对父母，给自己 7 个月大的孩子严格素食直到营养不良而死亡。孩子死时的体重比普通孩子低 3 公斤，而内脏收缩到只有普通尺寸的一半。一对意大利的素食父母，给自己 2 岁的孩子吃纯素食，

小孩因为病情危重而被送入医院，被发现患有严重的营养不良和维生素缺乏，体重也比同龄的孩子轻得多。西班牙一个只有 11 个月大的婴儿，被父母只喂食杏仁奶（纯素食者推崇的、用于替代牛奶的植物饮料），导致患严重的坏血病，背部和腿部出现骨折。一对迈阿密夫妇，只给 6 个月大的孩子喂食豆奶（素食者用来代替牛奶的另一种植物饮料）和苹果汁，导致孩子营养不良而死亡。一对加拿大的夫妇给 14 个月大的孩子喂食纯素饮食，严重影响孩子的身体健康，导致孩子在经历一次本可治愈的感染后死亡。

　　营养不良是一种慢性疾病，像潜伏的火山一般，能量长期累积，一朝爆发，后果不堪设想。媒体的报道只是一小部分，纯素食造成营养不良的真实情况，比以上报道过的案例要多得多。

　　（资料来源：腾讯网）

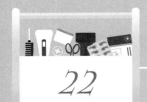

你抽烟时的样子很迷人？

22

—— 世界无烟日（每年的 5 月 31 日）

对于烟草，有一些不可否认的事实。

如今全球约有 13 亿人吸烟，每天有近 150 亿只香烟被消耗，每分钟约 1 000 万支；每 10 秒，世界上就有一人死在"香烟"手上；每年，全球有数百万人死于烟草。在我国，每天约有 5 000 人因为烟草和二手烟暴露而失去生命。

据世界卫生组织称，烟草使用已达到全球流行水平，如果吸烟率像现在一样继续下去，到 2030 年，估计世界各地每年有 800 万人将因吸烟而失去生命。

中国的烟草销量稳居全球第一，烟民数量超过 3 亿，超过了美国总人口，7.4 亿人受二手烟危害，近乎全民吸烟。每年因吸烟和二手烟暴露，导致死亡的人数超过 120 万，中国民众为烟草付出的健康代价惊人。

因此，对于控烟，我们没法不坚决！

🔍 世界无烟日的起源和目的

烟草在全球盛行了 100 多年，烟草最初是生长在南美洲的一种野生植物，最初印第安人将烟叶口嚼或做成卷烟燃烧吸吮。

1977 年，美国首先提出"无烟日"，并在当天，美国全国范围内进行"吸烟危害健康"的宣传。此后美国把每年 11 月第 3 周的星期四定为本国的无烟日。以后，英国、马来西亚、中国等国家和地区也相继制定了无烟日。

1987年11月,世界卫生组织建议将每年的4月7日定为"世界无烟日",并于1988年开始执行。1989年起,"世界无烟日"改为每年的5月31日。中国也将该日作为中国的无烟日。

全球烟民众多,控制烟草危害是一个具有长期性、艰巨性和复杂性的公共卫生问题,如若不加以控制,人类未来的健康将难以保障,因此世卫组织设立"世界无烟日"旨在有力控制全球烟草危害,共同维护人类健康。

没有任何消费品能像烟草一样,使如此众多的人口毫无必要地丧生。20世纪,它已夺去了约1亿人的生命,如再不采取行动,它将在21世纪使多达10亿人死于非命,而所有的这些死亡我们都可以通过努力而得到有效的预防,每一年的世界无烟日都在为人们敲着警钟,提醒人们关注烟草的危害,维护人类健康。

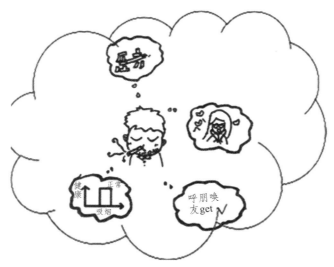

图22-1 关于吸烟认识的误区

🔍 关于吸烟认识的误区（图22-1）

1. 吸烟能够解压

有吸烟的朋友说,吸烟确实会有让自己有放松解压的感觉。但实际上,吸烟是在做深呼吸的动作，一个人不管是心情不好还是压力大，都可以通过深呼吸来放松心情，缓解压力。吸烟只能满足身体对尼古丁的需求，烟雾的有害成分反而会加剧焦虑和精神失调的可能，同时可能增加心跳次数，升高血压，并不能让人真正地放松，如果长期靠吸烟解压消愁，那最后你可能只有靠药物续命。

2. 吸烟很有魅力

你是否认为，你吸烟时的样子很迷人？殊不知不吸烟的人有多么厌恶吸烟，并且烟草中的尼古丁等会损害皮肤中的纤维和结缔组织，导致皮肤失去弹性和韧性，使皱纹增多，眼袋增大。香烟的烟雾还会熏黄熏黑皮肤，连手指和牙齿也会一并变色。统计数据表明，吸烟者与不吸烟者相比，其面容至少早衰 5 年。所以简单来说，就是你吸烟的样子不仅不迷人，可能还会因吸烟而变丑。

3. 吸烟可以促进交友

吸烟真的可以促进交友吗？那你可能是想多了，要不就是影视作品看多了而被误导了。绝大多数的人想必都不愿和浑身烟味的人待在一起吧？吸烟不仅对交友无益，甚至你呼出的二手烟还会伤害到周围朋友的健康，给他人留下不好的印象，得不偿失啊！

4. 吸烟没那么大危害，有些人吸了一辈子烟也没事，不吸烟的人还不是一样得肺癌

总有人会抓住那么极个别的特殊例子来反驳吸烟有害的观点。吸烟是肺癌、冠心病、慢性呼吸系统疾病、脑卒中等多种疾病的危险因素，烟草造成的疾病和死亡并不会随时发生，往往可能延迟 10 年到 20 年甚至更长时间才发生，吸烟的危害实际上被人们大大地低估了。的确，吸烟的人不是 100%会得慢性阻塞性肺部疾病（慢阻肺）或肺癌，但是慢阻肺、肺癌患者中有 80%～90%的人是吸烟者。

5. 我吸烟量小，没什么瘾，不会有什么危害

这是不对的。首先，吸烟者的成瘾性大小存在个体差异，吸烟量小不一定烟瘾就小，不少人每天的吸烟量不大，但烟瘾却很大；由于香烟中的尼古丁是高度成瘾性物质，95%以上的吸烟者会成瘾。其次，量变引起质变，即便是一支烟，燃烧后都会产生大量的有害物质。相较之于大量吸烟的人，吸烟量小对身体的危害确实可能会小一点。尽管吸烟量小，但如果长期吸烟，同样会对身体造成极大的伤害。

6. 烟龄长、吸烟量大的人不适合戒烟，戒烟后会出现身体不适

有很多人认为戒烟后身体会出现不适，甚至生病。吸烟者在戒烟后感到的各种不舒服其实是身体不适应的表现，是很正常的，毕竟身体习惯了那么多年的烟雾。戒烟的过程实际上是人体机能逐渐恢复健康的过程。

在现实生活中也会有长期吸烟的患者在戒烟后不久就检查出患肺癌的例子。戒烟当然不是患癌的原因，而是由于多年的抽烟，烟草中的有害物质在体内大量累积，对身体已经造成了不可挽回的损害。其实在戒烟后，吸烟者各种疾病的患病率都在下降，其中患癌症的风险下降最慢，往往要到多年后才能表现出来。

记住 "早戒比晚戒好，戒比不戒好"。吸烟者与不吸烟者相比，平均寿命约减少 10 年。有数据显示，35 岁以前戒烟，能避免 90%吸烟引起的心脏病；59 岁以前戒烟，在 15 年内死亡的可能性仅为吸烟者的一半；与持续吸烟者相比，戒烟者更少伴有疾病和残疾。任何年龄戒烟都会获益，戒烟越早越好。

7. 吸焦油含量低的卷烟，危害会降低

事实上，科学研究已证实，任何一种烟草制品对人体都是有害的，根本不存在所谓的安全烟。我们平时在烟盒包装上看到的焦油量，并非等于人吸入的焦油量。美国菲利普莫里斯公司在 1977 年的研究报告中就承认，吸烟者实际摄入的焦油量比机器测得的香烟中的焦油量要高出 3 倍。另外，

低焦油卷烟会让人产生补偿吸烟现象，即焦油量降低后，吸烟者为了维持血液中尼古丁的浓度，会采取"补偿行为"，即吸得更深、吸的量更多。随着吸烟次数和量的增加，吸入烟草中的其他有害物质也会增加。

🔍 烟草对身体的危害

烟草的烟雾中含有数千种有毒物质，吸烟对人体健康造成的危害是难以想象的，且烟草危害身体的高低程度同烟龄、吸烟量是成正比的。

大量研究数据表明，吸烟与多部位恶性肿瘤和其他慢性疾病有直接的关系，可导致生殖与发育异常。如肺癌的发病率，吸烟者为不吸烟者的 10.8 倍；肺癌的年死亡率，不吸烟者为 12.8/10 万，每日吸烟 10 支以下者为 95.2/10 万，每日吸烟 20 支以上者为 235.4/10 万，是不吸烟者的 18.4 倍.

（1）烟草烟雾含有四十多种致癌物质，例如苯、砷、一氧化碳等，在致癌物质的作用下会引起体内相关基因突变使得细胞正常的调节控制机制失调，最终导致癌变细胞和恶性肿瘤。而且不管是主动吸烟还是被动吸二手烟，都会极大地提高患癌率。研究表明，吸烟与肺癌、口腔和鼻咽部癌、喉癌、食管癌、胃癌、肝癌、胰腺癌、肾癌、膀胱癌及宫颈癌都有直接相关的关系，此外，结肠直肠癌、乳腺癌和急性白血病也与吸烟有不小的关联。

（2）吸烟对呼吸道免疫功能、肺部结构和肺功能均会造成不同程度的损伤，引起多种呼吸系统疾病。吸入人体的烟雾对呼吸道及肺部器官有恶性刺激的作用，是慢性支气管炎、肺气肿、慢性气道阻塞、肺癌等的主要诱因之一。烟雾会刺激咽喉、气管和肺，诱发咳嗽，破坏支气管内皮细胞表面的纤毛，降低呼吸系统防御功能。

（3）烟草烟雾中的有害物质会直接地影响人体生殖及发育功能，吸烟会损伤遗传物质，对人体的内分泌系统、输卵管功能、胎盘功能、免疫功能、孕妇和胎儿心血管系统以及胎儿组织器官发育等造成不良影响。有充分证据说明，女性吸烟可以降低受孕概率，会导致前置胎盘、胎盘早剥、胎儿生长受限、新生儿低出生体重以及婴儿猝死综合征的发生等。此外有证据提示，吸烟还可以导致男性勃起功能障碍，女性异位妊娠以及自然流产等。

（4）吸烟可极大地加重 2 型糖尿病病情，并且香烟中的去甲烟碱等会造成血管收缩，破坏血液循环，提高糖尿病患者发生大血管及微血管并发症的风险率，此外，吸烟对身体伤口，例如手术后伤口的愈合非常的不利。吸烟也易引发一系列脑血管疾病，加大老年痴呆的发病率。

🔍 医生来支招

把吸烟者的比例降低一些，中国人群整体的健康素养和寿命都会有显著的提升；吸烟者戒烟，就可以去除人生中完全可以把控的最大的健康和生命的风险。

要加大对烟草造成的健康风险以及戒烟所带来的健康收益的宣传力度，要增强公众对于吸入烟草尤其是吸入二手烟草危害的认识。

每个不吸烟的公民，或多或少都曾遭受二手烟的侵害，二手烟并不比一手烟危害性小，受到的危害持续的时间更久。吸烟对自己对他人健康都有严重威胁，戒烟才是最好的选择。请珍惜这来之不易的生命和健康！不要吸烟，更不要吸二手烟！

"你有千万个拒绝吸烟的理由，

别给自己找一个吸烟的借口，

做无烟公民，

从拒吸第一支烟开始，

拒绝烟草，拥抱健康！

希望不仅仅是 5 月 31 日，每天都应该是无烟日。"

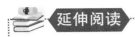

鲁迅先生与吸烟

作为近代中国最伟大的文学家之一，鲁迅先生的文章影响了一代又一代的中国人，他的文学作品对后世影响巨大，蜚声世界文坛。生活中的他，有两样东西是不可缺少的，就是书和烟。

关于鲁迅先生何时开始抽烟已无从考证，但可以知道的是，鲁迅先生抽烟很早，加上自己不良的生活习惯，致使自己疾病缠身，吸烟是他至死都没有戒掉的嗜好。他在杭州师范任教的时候，烟瘾就已经很大了，每天都要抽上十几支。对于香烟的品牌他没有过多讲究，便宜就行，买贵的花销太大。被问到一天要抽多少烟，鲁迅先生自己是这样说的："我酒是早不喝了，烟仍旧，每天三十至五十支。"

抽这么多的烟严重影响到鲁迅先生的身体健康，他的夫人许广平女士曾多次劝他少抽烟，他才减少抽烟的数量，改为每天30支左右。鲁迅先生曾经也是学过医的，他知道抽烟对健康的危害，但是就是戒不掉。1936年鲁迅先生患上肺结核，必须住院治疗。他的主治医师严肃地告诉他不能再抽烟了，再抽就可能保不了命了。可是戒烟对于鲁迅先生来说比登天还难，他只是每天减少了抽烟量。几个月后鲁迅先生逝世了，年仅56岁。

戒烟顺口溜

缕缕青烟雾缭绕，空气污染超指标。

妇孺小孩很苦恼，活像一个受气包。

烟草焦油含量高，有害物质少不了。

百害无利你可知？害人害己会悔恨。

若要家人开心笑，先把吸烟戒除掉。

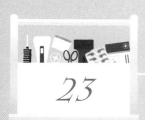

23 不同性别的保健有差异吗?

——世界保健日(每年的 10 月 13 日)

近年来,随着人们生活水平的提高,人们对生活的要求已不仅仅停留在温饱的层面上,越来越多的人开始关注自身的保健,养生保健成了热门的话题。研究表明,保健已经成为预防疾病的有效手段。自 1950 年起,在每年的 10 月 13 日,我们都会迎来"世界保健日"。

🔍 世界保健日设立背景

"世界保健日"由第二届世界卫生大会依《世界卫生组织组织法》正式确定,每年的世界保健日都要选择一个与公共卫生领域相关的主题,旨在提高全世界公众对这一保健领域的认识,借此激发起一项长期宣传活动,促使该领域工作的开展。

"世界保健日"期间,包括中国在内的世界卫生组织各会员国,都举行纪念活动,推广和普及有关健康知识,以提高人民健康水平。

"世界保健日"的设立与世界卫生组织的成立和《世界卫生组织组织法》的批准密不可分。1946 年 2 月,联合国经社理事会决定召开卫生方面的国际会议,同年 6 ~ 7 月召开第一届世界卫生大会,世界卫生组织正式成立,总部设在日内瓦,并于 7 月 22 日正式批准了由 61 个国家签署的世界卫生组织《世界卫生组织法》。为了纪念《世界卫生组织组织法》批准日,第一届世界卫生大会决定,将每年 10 月 13 日定为"世界保健日"。第二届世界卫生大会决定自 1950 年起,正式确定每年的 10 月 13 日为"世界保健日"。

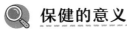 保健的意义

1. 未病先防

养生保健在中国有着悠久的历史，早在春秋战国时期，我国中医学经典著作《黄帝内经》中就全面地总结了先秦时期的养生经验，明确地指出"圣人不治已病治未病"的养生观点。世界卫生组织发布的健康公式显示，健康（100%）=生活方式（60%）+环境（17%）+遗传（15%）+医疗卫生服务（8%）。从中可见，个人生活是影响健康的最大因素。保健对促进个人健康发挥着巨大的作用，在医疗保健体系可持续性方面有重大潜力，对人们健康有着举足轻重的地位。

2. 已病防变

许多常见病、慢性病，无论是中医还是西医，目前为止都只有控制，还没有治愈的办法，常常需要三分治疗，七分调养。依据《"健康中国2030"规划纲要》的目标，到2030年，要基本实现高血压、糖尿病患者管理干预全覆盖，实现全人群、全生命周期的慢性病健康管理。糖尿病、高血压等疾病被称为慢性非传染性疾病，严重影响人类健康，它们大都与不健康的饮食、缺乏锻炼、吸烟和过量饮酒等可避免的行为性风险因素有关，而正确的健康管理方式能够规避这些风险因素，控制慢性病的发展与变化。

如何保健

（一）男性保健

（1）饮食规律，搭配合理。一日三餐要规律，可根据一年四季适当调整饮食时间，也就是中医所说的"顺应四时"。早餐要吃好，午餐要吃饱，晚餐要吃少，可以适当加餐，切忌暴饮暴食或不吃早餐。在饮食方面，碳水化合物、蛋白质和脂肪的比例分别为55%~60%、15%~20%、20%~30%。

平时要多吃清淡食物，粗细搭配，荤素兼顾，品种多样，控制主食量，适量进食动物蛋白。注意少油、低盐、低糖。多食纤维素含量高的食物和新鲜蔬菜水果，少食高胆固醇的食物。

（2）生活规律，劳逸结合。安排好生活与工作，形成良好的生活规律，如按时就寝，早睡早起，尽量避免加班加点，不熬夜，不睡懒觉。每周工作后可适当安排出去郊游散心，以身体健康为首要。

（3）坚持锻炼，增强体质。体育锻炼可以增强体质，提高抗病能力，改善心肺功能，还能够促进血液循环，增强机体的基础代谢率，降低肥胖率，从而减少糖尿病、高血压的患病概率。比较适合中老年男性的健身方法有散步、慢跑、打太极拳等，此外，将一些适当的理疗如针灸、推拿应用于疾病预防与治疗中，能够有效缓解临床症状，提高临床疗效。

（4）戒烟戒酒，远离疾病。"吸烟有害健康"是人们耳熟能详的话语。研究表明，烟草的烟雾中的有害物质高达数千种，是癌症、心脑血管疾病和慢性阻塞性肺炎等疾病的危险因素。同时，二手烟也与呼吸系统疾病、心血管疾病和肿瘤等多种慢性疾病的发生密切相关。

（二）妇女保健

1. 经期保健

（1）要注意清洁卫生。月经期用的卫生巾或卫生纸要柔软、清洁、吸水性强，不要买廉价劣质的卫生用品。勤换卫生巾，也不要使用囤积过久的卫生巾。

（2）每晚用温水洗外阴部，勤换内裤，淋浴洗澡，不坐在盆里洗澡。

（3）注意保暖，下半身尤要避免受寒，不游泳和避免淋雨，不坐凉地，夏天不吃大量冷饮。

（4）经期不做剧烈运动，避免重体力劳动，以免引起月经过多或过少以及痛经或闭经。

（5）经期可能出现情绪波动，如易怒易哭等，可出现嗜睡或下腹部有下坠感，只要适当休息，有充足的睡眠即可。

（6）可通过中医调体辨识，若属于偏颇体质的，可从针灸、药物、运动、饮食、作息等方面调体养生。

2. 孕期保健

（1）孕早期保健。

① 生活起居要有规律，避免过劳，保证有充足的睡眠。

② 保持心情舒畅，避免各种精神刺激。

③ 避免不良环境、病毒感染、接触各种致畸因素。

④ 服药要遵医嘱，不吸烟，不饮酒。

⑤ 注意营养，若膳食中摄入叶酸不足应补充。

⑥ 按时接受早孕检查和保健指导。

（2）孕中期保健。

① 孕中期胎儿生长发育加快，应当加强营养。

② 做好胎儿生长发育的监测。

（3）孕晚期保健。

孕晚期胎儿发育较孕中期更快，因此孕期营养及胎儿生长发育监测为保健重点，此外应预防孕晚期的并发症，如妊高症、胎位不正、产前出血、早产等，此阶段重点是监测胎儿在宫内的状态。具体应该注意：定期产前检查，孕 28 周后每二周检查一次，孕 36 周后每周检查一次；做好孕期家庭自我监护，发现异常及时到医院就诊。

3. 产褥期保健

（1）母乳喂养婴儿，多与婴儿密切接触，多抚触、拥抱婴儿。

（2）产妇应保持良好的心情，居住环境清洁，空气流通，温度适宜。

（3）产妇如果无某种疾病的限制，应该吃各种食物以获取丰富的营养。

（4）产妇要注意个人卫生，每天应刷牙，清洗外阴，勤换内衣，夏天可以淋浴。

（5）产妇应尽早排尿和下床活动，以利于子宫恢复。

（6）产妇10～14天可开始产后运动，产后运动可增加产后体质恢复，可使妊娠期松弛的肌肉恢复正常，帮助体形复原，预防产后腰背疼痛等问题。

（7）产妇因体内某些生理变化，很容易出现情绪不稳定、焦虑、委屈、哭泣等心理症状，此时丈夫和家人要特别关心她。

（8）当产妇出现体温高于38℃，阴道分泌物恶臭，阴道流血，面色苍白等情况，应立即到医院就诊。

（9）产后要注意避孕，选择适合的避孕方法。

4. 更年期保健

（1）端正认识，解除顾虑。要认识到更年期是妇女一生中必经的生理阶段。

（2）养成有规律的生活习惯，按时作息，起居有常。

（3）适当参加文娱体育及社会活动，多读书报，避免孤单寂寞或空虚无聊，锻炼身体，分散对各种不适症状的注意力。

（4）协调家庭生活，减少不良刺激因素，要学会乐观，控制改善不良情绪。

（5）必要时可在医生指导下服用镇静药或性激素类药物。

（6）性生活可照常，无需忌讳。

（7）若出现阴道流血，必须及时就诊。

（三）老年保健

（1）饮食均衡，食物品种丰富。多食用蔬菜水果；主食提倡杂粮与精粮搭配适当，适量补充坚果类零食；不吃剩菜剩饭，适当控制油盐摄入量。早、中餐可以吃得好些，晚餐宜早、少、清淡些，餐后半小时散散步，延缓高脂血症、糖尿病和高血压的发生。

（2）适量补水，少量多次。晨起时、日常、睡前和起夜时都应该补充适量水分，不要等有口渴感才喝水。补水以温开水为宜，部分可以饮用茶水和果汁代替。

（3）如厕方面：老年男性排尿障碍往往和前列腺疾病有关，当出现排尿不畅、尿线变细或尿频尿急等情况，建议及时就诊检查治疗。老年女性由于激素水平改变，容易反复发生尿路感染，出现尿频、尿急、尿痛甚至血尿等症状而不得不进行抗感染治疗，因此提倡日常多饮水，常排尿，同时注意局部清洁卫生，不过分劳累，不宜久坐不动。其次老年人易出现便秘，应避免长时间卧床和久坐，适量活动，推荐散步、打太极拳等活动，适量补水，尤其注意晨起饮水量可适当增加，饮食补充适量动植物油，多摄入蔬菜瓜果以增加膳食纤维补充，早晚空腹时可以采用顺时针摩腹等帮助肠蠕动的物理方法。

（4）睡眠方面：早睡早起，冬夏有别，顺应节气，规律生活，适当午休，累则小憩。

（5）适当锻炼：顺应时节，结合兴趣，规律适量，不勉强、不过度。

（6）心理方面：保持平和、喜乐、知足的状态，忌攀比、斗气、争执、猜忌等负面情绪。

🔍 常见的保健认识误区

随着人们生活品质的提高，人们的保健意识逐渐加强，从原来的看病治病转向预防生病。人们对保健品有了新的认识，保健品市场需求量日渐增加，保健品市场快速发展。但人们对保健品仍存在不少认识上的误区。

1. 保健品可以帮助人们治疗疾病

生活中常见的保健品有很多种，如保健食品、保健化妆品和保健用品等。市场上的保健品一般是指保健食品。从根本上说，保健食品只是一种功能性食品，属于食品范畴，只适宜于特定人群食用、具有调节人体机能但不以治疗疾病为目的，且对人体不产生任何毒理性危害。因此人们受到疾病危害时，一定要到专业正规的医院进行系统的诊断和治疗，在医生的指导下使用针对性的药物进行治疗处理，绝对不能妄想通过使用保健品的方式来达到治愈疾病的效果。

2. 听信广告，夸大作用

虚假医药保健品可能通过所谓"专业医生讲座"等方式兜售，各种"神医"和所谓的患者代表推销各种保健品，对一些患有慢性疾病需要长期服用药物的老年人进行"洗脑式"的轰炸，让部分消费者信服而不断花钱买大量保健品。

3. 免费礼品、免费体检、免费旅游吸引人

不良商家常常以抽奖、免费体检、免费旅游、健康讲座等噱头吸引消费者，然后通过虚构身体检测数据和免疫力报告等方式谎称消费者患有疾病，并虚构或过度夸大保健品的功能和疗效向消费者销售保健品。下图为不良商家非法向消费者销售保健产品的通常套路。

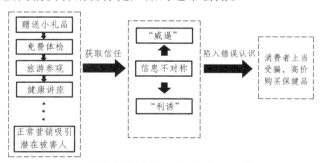

图 23-1　不良商家向消费者非法销售保健品的套路

保健品的消费群体大多是中老年人，不良商家正是抓住老年人注重医疗保健，但是大多缺乏自我防范意识，辨别真伪意识薄弱等特点，为老年人设下无数圈套从而达到自身的利益。

世界保健日的设立让我们关注自身的心理和生理的健康，规律作息，保持良好的生活方式。但在提高自我保健意识的同时也要提高自我防范意识，避免受骗上当，切实维护好自身财产安全。

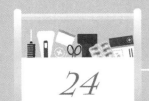

24 男性也有更年期吗？

——世界更年期关怀日（每年的 10 月 18 日）

10 月 18 日为"世界更年期关怀日"。根据世界卫生组织估计，到 2030 年，全世界会有 12 亿以上的妇女处于更年期，我国的更年期女性也将超过 2.1 亿，约占总人口的 1/7。如果有一天，你发现妈妈突然变得蛮不讲理，吹毛求疵，或许你还未意识到，妈妈到了一个特殊的时期……

女性更年期综合征自测：

（1）首先需要确定年龄在 40 岁以上。

（2）睡眠质量低，夜梦多；睡眠时间虽不少，但仍觉疲劳。

（3）皮肤干燥，缺乏弹性和光泽。

（4）月经周期不规则或停经。

（5）记忆力减退，常常丢三落四，或者有远期的老年痴呆症。

（6）性冲动减少或缺乏，性亲密有疼痛不适感，甚至厌烦。

（7）有阵发性上身发热发红、出汗或夜间盗汗现象，有时伴心慌。

（8）情绪易波动，较以前容易落泪，甚至出现抑郁症和焦虑症。

（9）潮热，出汗，常觉身体不适，但医学检查各项指标仍在正常范围。

（10）常常想起小时候或年轻时的经历，变得特别敏感。

（11）身体素质变差，出现骨关节疼痛，甚至出现骨折。

（12）对以往感兴趣的事失去兴趣，做事缺乏积极主动性。

（13）开始担心退休后的生活和经济问题。

（14）有时感觉生活失去意义和动力，在阴雨天尤其如此。

（15）拟定的计划常常完不成。

女性朋友如果以上自测题符合 6 项，那么有可能患有更年期综合征，请最好尽快咨询医生或去医院进行检查。

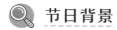 节日背景

世界更年期医学会选定每年的 10 月 18 日为"世界更年期关怀日"，并召集全世界 49 个国家，期望共同重视中老年妇女的健康，并采取行动进行更年期教育保健活动。更年期是许多疾病明显增加的时候，糖尿病、骨质疏松、心脑血管疾病、老年性痴呆症、妇科肿瘤等众多疾病等集中向女性袭来。由于公众对更年期综合征的认识还不够，因此专家呼吁，要加强对更年期女性的指导和教育。

更年期综合征的自述

我叫作更年期综合征，通常是指女性更年期综合征，也被称作围绝经期综合征。我的出现是因为主人绝经前后的过渡时期卵巢功能减退，性激素水平逐步下降。我的到来会让主人体内各系统产生一系列的功能紊乱，如月经不规律，或者有很大的情绪波动，还伴有失眠、疲倦乏力、肌肉骨关节痛、头晕/头痛、心悸、抑郁等。其实绝经是一个自然现象，但是把我诱导出来的病因就非常复杂了，难以预防。维持身心健康，确保充分、均衡的营养或许有助于降低我出现的风险。

1. 刚开始时我会让主人发现自己出现的症状

（1）月经不规律：出血量、经期长度、周期频率、规律性均可能发生异常。

（2）潮热、出汗。面部、颈部、胸部等处出现潮红、发热、出汗，通常持续数分钟，每天可反复发作。

（3）出现心悸、眩晕、头痛、失眠、耳鸣等症状。

（4）注意力难以集中，情绪波动，焦虑、抑郁。

（5）感觉疲乏、无力、心情低落。

2. 等我逐渐发展，主人的症状会变得严重，从而出现以下症状

（1）泌尿生殖系统症状：阴道干燥、性交困难、反复泌尿生殖系统感染、尿痛/尿急。

（2）骨质疏松：雌激素缺乏致使骨量快速丢失，一般在 5～10 年内出现骨质疏松。

（3）可能患上阿尔茨海默病。

（4）心血管病变。体内糖脂代谢异常，动脉硬化、冠心病发病风险上升。

总之，我的出现确实会让主人感到不适，但是办法总会有的，主人要放松心态噢！

🔍 更年期综合征的认识误区

认识误区 1：只要有不适，经检查暂时找不到原因，年龄又在 40～60 岁，就肯定是更年期综合征所致。

正确认识：这样的考虑有时"证据不足"，应到专科医生处就诊检查以进一步明确诊断。

认识误区 2：患更年期综合征是女性自然生理规律，不用检查和治疗。

正确认识：如果不进行雌激素补充治疗或其他治疗，女性绝经后罹患各种疾病的危险将不断增加，例如骨质疏松、心脑血管病、乳腺癌、宫颈癌等，所以有必要定期做体检，而一些女性朋友却常常忽视了这一点，延误疾病诊治。

认识误区 3：药物都有副作用，因此症状一有改善就可以自行将药物减量甚至停用。

正确认识：开始在医生指导下进行雌激素补充治疗或用其他药物治疗的患者，应该在门诊继续随访，以便医生了解治疗效果、是否有药物不良

反应等，从而进行治疗方案的调整。

认识误区 4：我没有心理障碍，不用心理治疗。

正确认识：情绪不佳等心理问题和更年期的其他症状会相互影响，导致恶性循环，因此需要及时心理干预。

认识误区 5：过于信赖保健品。

正确认识：一些保健品广告夸大效果，称能够滋养卵巢、延缓更年期的到来，这是不可能的。部分保健品中可能有植物雌激素的成分，有减轻绝经相关症状的作用，但需要提醒的是，即使服用植物雌激素也需要进行相关检查，也可能有不良反应。

认识误区 6：肚子变大，身体发福，应该节食减肥。

正确认识：出现这样的情况主要是因为绝经导致雌激素不断地减少，对脂肪的代谢能力在逐步地减退。这个时候，想要控制好身材，就要注意饮食健康，而不是盲目节食减肥。必要的时候，还要进行适当的运动。

如何顺利度过更年期

我国女性的平均预期寿命为 77.3 岁，平均绝经年龄是 50 岁，这相当于有三分之一的生命在绝经后期中度过。"更年期没什么大不了，熬一熬就过去了"的想法万万不可取。更年期综合征可持续多年，造成女性的生活质量下降，还容易导致其他疾病如宫颈炎、子宫颈癌、卵巢癌、老年性痴呆等的发生。所以更年期女性应当重视全面的综合管理，包括饮食、运动、心理、药物等多个方面。

1. 饮食管理

（1）均衡饮食，重视补钙。更年期女性因为卵巢激素分泌不足，骨质容易流失，此时不宜贸然节食，否则有增加骨质疏松的风险，应该维持均衡的饮食，并且多摄取含钙高的食物。充足的钙质同时也能避免夜间盗汗、腿部抽筋或情绪沮丧。

（2）多食用可助眠的食物。如黄豆、山药、红枣、百合等，对于改善更年期女性尿频症状、失眠症状等有很大的帮助。

（3）多喝水。补足身体所需水分，能减轻发热潮、红等不适。

（4）少喝咖啡与酒。咖啡因和过量的酒精会影响睡眠，也会影响体内激素水平，让骨质流失得更快。

2. 适量运动

保持规律的一周 3~4 次中等强度运动，每次半小时以上，如跳广场舞、打球、游泳、慢跑、打太极拳或者骑自行车等。

3. 保持良好生活方式

合理安排作息，保证每天 7~8 小时睡眠，晚上最好在 11 点前入睡，充足睡眠可以增强机体免疫力。同时应戒烟限酒，吸烟会加速卵巢衰退，加重潮热出汗症状。

4. 学会自我调节

心理干预在更年期能发挥较大的作用。更年期的妇女应该认识到衰老是一个必然过程，并不一定意味着疾病和痛苦，应尽量保持愉快的心情和良好的社交关系，多出去走走，或寻求家人的关怀与理解，找一些志趣相投的人参加兴趣班，从中获得成就和满足感。

5. 不要拒绝激素

当卵巢功能衰退，体内缺乏雌孕激素时，给予适当的激素补充治疗，可以缓解更年期带来的各种症状。当然，激素补充必须咨询专业医生，排除禁忌证，万万不可自己盲目使用。

🔍 男性更年期

男性更年期是以男性体内的生化环境、激素水平、心理状态由盛至衰突变为基础的过渡阶段，但此过程相对比较平稳，临床表现基本无异常；若此过程过于激烈，出现一系列异常的临床表现时，则称男性更年期综合征。中国正步入老龄化社会，这就意味着将有更多男性有可能经历更年期综合征这一疾病。

1. 男性更年期综合征的临床表现

主要临床表现包括：① 精神症状，如情绪低落、忧愁、伤感、失眠健忘、烦躁易怒等；② 神经功能紊乱症状，如烦热不安、潮热汗出、头晕、胸闷、气短等；③ 泌尿生殖系统症状，如性功能减退、尿频、夜尿多等。

2. 保健措施

（1）注意饮食，戒烟戒酒。注意不要偏食肥甘厚味，荤素搭配，营养均衡，固定用餐时间，少吃多餐，养成良好的用餐习惯。

（2）多锻炼，劳逸结合。处在事业期的男性要注重锻炼，不能久坐久卧，每周 3～4 次的锻炼能够养成乐观的心态，保持心情愉快。

（3）定期体检，遵从医嘱。定期进行体检有利于疾病的早发现早治疗，对于一些由于激素紊乱而影响的疾病有早期诊断作用。不要听信广告谣言，听从医生安排至关重要。

（4）控制情绪，寻求帮助。处于更年期的男性由于工作或者家庭的压力会给自身带来很大的心理负担，可以寻求家人帮助，帮助疏解宣泄心中的压力。

（5）注意防护，深入了解相关知识。这个时期的男性生理会发生一些变化，可能导致骨质疏松，要注意防护，避免骨折。平日也要多了解咨询男性更年期的相关知识。

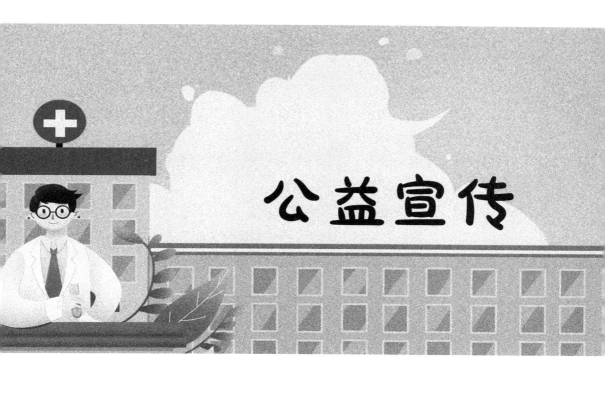

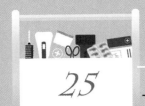

如何避免大脑记忆被"侵蚀"？

——世界老年性痴呆病宣传日（每年的9月21日）

25

有这么一群人，他们常常出现"炒菜忘记放盐，见到熟人或朋友忘记人家姓名，刚读过的信息转眼就不知道内容，从前对数字很敏感、现在却怎么也记不住"的尴尬情况。这到底是什么原因引起的呢？其实，这就是阿尔茨海默病的典型症状（图25-1）。据中国老年保健协会阿尔茨海默病分会数据显示，我国有世界上最多的老年人口，痴呆老人超1 000万，约占世界总病例数的五分之一。这一数字随着我国人口老龄化的到来仍在攀升。据调查表明：75岁以上的老年痴呆患者约有8.26%，80岁以上高达11.4%。

1994年，世界阿尔茨海默病协会在英国爱丁堡庆祝该协会成立10周年之际，将每年的9月21日确定为"世界老年性痴呆病宣传日"。世界上许多国家都在这一天举办各种活动，来宣传预防和治疗老年性痴呆病的相关知识。

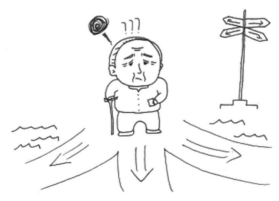

图25-1 阿尔茨海默病患者记忆障碍

如何看待老年痴呆

老年痴呆是一种老年期常见的综合征，是由脑器质性疾病引起的认知功能缺陷或衰退，可伴随精神和运动功能症状，损害患者日常生活能力。临床上主要表现为渐进性记忆障碍、认知功能障碍、人格改变障碍、语言障碍等神经精神症状，严重时甚至生活不能自理。老年痴呆主要包括阿尔茨海默病（又称老年性痴呆）、血管性痴呆、混合性痴呆和其他类型痴呆，其中以阿尔茨海默病和血管性痴呆为主，约占全部痴呆的 70%～80%。本书所涉及的基本指阿尔茨海默病。65 岁以前发病者，称早老性痴呆；65 岁以后发病者称老年性痴呆。

老年性痴呆症是一种常见的老年慢性神经疾患，是病人广泛性大脑皮质萎缩和退行性病变引起的，主要以功能减退和行为性格障碍为主。对老年性痴呆患者来说，记忆化作流沙，亲人变得陌生，心智犹如孩童，世界重新归零。世界上有很多名人，他们的人生充满辉煌，但步入老年后，也没能逃脱阿尔茨海默病的折磨，如美国第 40 任总统里根、英国铁娘子撒切尔夫人、《百年孤独》作者马尔克斯、华裔物理学家光纤之父高锟等。关注老年痴呆患者群体的生活健康，让他们有尊严地活着，具有重要的社会意义。

一些病患家属或朋友常常很困惑：老人"糊涂"得什么好像都记不住，但对过去发生的事情，特别是有深刻印象的事件——比如过去曾经经历过的战争、参加过的某些政治活动、出席过哪些重要会议、包括对失去亲人的记忆等却都保存得相对完整，记得十分清楚。出现似乎矛盾的这种现象正是痴呆病患者给人们的一种错觉。因为这种病产生缓慢且隐匿，很少有人能说清是什么时候开始生病的。阿尔茨海默病根据认知能力和身体机能的恶化程度可分成早期、中期、晚期三期。在早期，患者的近期记忆减退明显，而远期记忆受损但未完全丧失，因此，如果仅凭老人远期记忆没出现问题就认为什么事情也没有，只是有点"老糊涂"了，这种认识是错误的。早期的症状主要表现为进行性的记忆减退，即忘性大，前说后忘；时间和空间定向力下降，有时出门迷路，回不了家；对熟悉的人叫不出名字等。在中期时，随着病情发展，患者的远期记忆也会逐渐丧失殆尽，甚至会出现错构、虚构及妄想，把过去发生的事情说成是现在发生的，把几件互不关联的事情串在一起，出现张冠李戴现象，甚至会从头到尾地述说一件根本没有发生过的事情。到了晚期，记忆障碍最严重时会表现为连亲人都不认识，甚至连镜子或照片中的自己都辨认不出来；生活不能自理，出现进食困难、大小便失禁、发音不知其意，最后处于植物人状态，需要专人护理，给家庭带来很大的痛苦和负担。

🔍 引起老年痴呆的发病因素

如今很多老人陆续患上老年痴呆，这种病症并不是身体上的疼痛，而是神志不清醒、认知存在障碍，他们很多时候就像个小孩子，智商也下降明显。老年痴呆发病原因是多种多样的，只要能够及早预防，就有助于减少发病的可能性。

常见老年痴呆发病的危险因素有：

1. 遗传因素

国内外研究表明，有老年痴呆家族史的人，得老年痴呆的风险是其他人的 3 倍，有血管性危险因素发生老年痴呆的可能性加大。一般来说可分为家族性和散发性两种，其中家族性和遗传有关，但基因遗传模式尚未查明。

2. 生物因素

研究表明，年龄越大，患老年痴呆的风险越大。女性比男性患老年痴呆比例更高。接受过正规教育者，发病年龄比未接受过正规教育者可推迟 7 ~ 10 年。

3. 合并疾病因素

糖尿病合并心脑血管疾病以及患有肥胖等代谢性疾病，患者的认知障碍会加速恶化。一些躯体疾病例如甲状腺病、免疫系统疾病和癫痫等，也容易导致患老年痴呆症。此外，交通意外、重拳击打、跌倒等都可能对颅脑造成严重损伤，而颅内损伤往往无法逆转，因此会大大增加受伤者日后患老年痴呆的概率，颅脑损伤越严重，以后患老年痴呆的可能性也就越高。

4. 生活因素

有调查表明，痴呆与个人的精神状况关系密切，抑郁、思虑、易怒、悲伤等不良精神刺激以及长期离群独居、丧偶且不再婚、不参加社交活动等生活状态容易导致阿尔茨海默病的发生。

老年痴呆症的发病因素很多，应该在生活中更多地关注。如果您的家人有老年痴呆症的症状，一定要注意定期去医院找专业的医生进行检查确诊，并尽早采取有效的治疗。患上这种疾病后老年人可能会有很多负面情绪，因此，家庭成员必须陪伴老人积极治疗，缓解疾病。

老年痴呆的发病症状

有部分人对老年痴呆存在错误理解，认为痴呆是自然衰老的结果，人老了都会这样，没必要特别在意。其实，老年痴呆属于慢性疾病，只要尽早干预，就能延缓病症恶化，帮助老年人改善晚年生活质量。那么这种病的发病人群有什么样的行为特征呢？

1. 语言表达障碍

比如忘记简单的词语，说出来的话让人难以理解，或者话到嘴边却不知道如何表达；反复说同一件事情，语言用词贫乏空洞，刚开始是说话漏字，后来可能发展为逻辑不清、自言自语等。

2. 判断力受损

丧失对一些事物的正确判断能力。

3. 理解能力下降

阿尔茨海默病早期患者与人交流往往会出现一定的障碍，跟不上他人的交谈思路。智力水平出现下降，例如买菜付钱等简单的算术都算不清楚；原来是英语老师，却连最简单的单词都不会拼写；曾经是个熟练的老司机，开着车却突然迷路等。这些都是智力下降的表现，需要引起注意，不能单纯以为是年龄大脑子反应慢。

4. 情绪或行为的改变

性格改变往往出现在疾病的早期，患者变得缺乏主动性，活动减少，孤独、自私特征明显，对周围环境兴趣减少。但也存在曾经内向的人突然变得外向了，部分老人患上老年痴呆症后，反而喜欢跑出去玩，从而增加了老人走失的风险。早期阿尔茨海默病患者的"视空间"功能已受损，独自外出可能不认识回家路。

5. 记忆力障碍

患者早期记忆障碍是轻度的，对最近发生的事情明显地遗忘，对过去的事情却可以回忆起来。反复重复同一简单的行为，如购物多次付款，做菜重复放盐等。到了病情中期，可能会出现精神和行为障碍，如幻听、错觉，被窃妄想、被害妄想、夸大妄想等；也有可能产生配偶另有婚外情等无中生有的想法。

🔍 对老年痴呆的四大认识误区

认识误区1：老年痴呆是老糊涂，并不需要治疗，随着年龄的增长，老年人的记忆力和反应速度可能会有所下降，但绝不会影响到日常生活。这种认识是错误的，实际上，老年痴呆是一种严重危害老年人生活质量的疾病，需要尽早诊断，尽早治疗。

认识误区2：老年痴呆不能早发现。人们常常忽视中老年阶段出现的记忆力下降，反应迟缓等症状，而当发现这些症状对日常生活造成影响时，老年人的认知水平可能已经达到中度痴呆的状态，从而错过最佳治疗时间。因此及早开展科普宣传，普及有关老年痴呆的预防知识和痴呆早期症状知识十分重要。全社会参及防治痴呆，让公众掌握痴呆早期症状的识别，鼓励凡有记忆减退主诉的老人及早就医。

认识误区 3：老年痴呆不会致命，只是记忆力差点。老年痴呆早期表现为丢三落四，忘性大，这很可能会引起各类灾难事故。中期则逐渐出现迷路，不认识家人，打人骂人等精神状态，给家庭和社会带来很大负担。晚期则是各脏器功能衰竭，危及生命。

认识误区 4：老年痴呆没办法治，只能任其发展。阿尔茨海默病临床前期和轻度认知损害都属于痴呆前期，这是最佳治疗时期，此时治疗效果显著。同时，老年痴呆中有一部分是心脑血管疾病、代谢性疾病、营养不良性疾病、脑积水等造成的，有些通过积极治疗可以逆转或延缓痴呆病症的发展。

怎么做才能更好预防痴呆的发生

1. 饮食均衡

饮食要清淡，避免摄入过多盐分及动物性脂肪。一天食盐的摄取量应控制在 6 克以下，少吃动物性脂肪及糖类食物，蛋白质、食物纤维、维生素和矿物质等都要均衡摄取。常吃蔬菜、鱼肉、坚果等的人群，患阿尔茨海默病的概率较低。健康饮食能预防心血管疾病和糖尿病等，而这类疾病造成的微小心脑血管病变，常常是引起大脑损伤的原因。

2. 适度运动，保持健康体重

维持腰部及脚的强壮，手的运动也很重要，常做一些复杂的手工会促进大脑的思维活动。体育锻炼能帮助维持肌肉力量，增加身体的协调性，帮助远离肥胖、心血管疾病，这些疾病本身也是阿尔茨海默病的危险因素。

运动还能改善情绪，平和心境，减少焦虑感，减缓记忆力和智力的下降。65 岁以下人群应保持或减轻体重，通过合理均衡的体育锻炼、控制热量摄入及规律作息等保持或减轻体重，确保体重指数保持在 18.5 ~ 24.9。65 岁以上人群不宜太瘦，若出现体重减轻趋势，应密切监测其认知功能状态。

3. 训练大脑

经常性地挑战一下记忆力和智力，打扑克、打麻将和棋类比赛等都有一定的作用，用这些游戏刺激大脑，让思维运转起来。

4. 戒烟限酒，生活有规律

老年人应戒烟，控制饮酒。生活要有规律，保证足够的睡眠，坚持午睡，看电视时间不宜过长。

5. 积极防治高血压、心脑血管疾病和糖尿病等慢性病

这类疾病是老年痴呆的发病因素，早发现、早诊断、早治疗有利于延缓或减少痴呆症的发生和发展。

6. 安全指导

尽量避免老年跌倒摔伤。外伤损伤大脑也可导致痴呆。高龄者走路时应使用拐杖。

对于已有老年痴呆的患者，应该为患者提供稳定而熟悉的生活环境，规律的生活习惯。防止老年痴呆患者走失，还需要家属耐心的照顾，尽量引导患者参与简单的家务或工作。

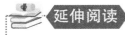 **延伸阅读**

十指健脑操

多年的研究发现，手指对于人的健康有着十分重要的作用，手指操能起到消除疲劳、减轻精神负担、缓解紧张情绪的功能。手指有很多神经连接大脑，运动手指可以充分刺激这些神经，有

助于增强脑功能，预防或抑制认识障碍的发展。每天做手指操 10 分钟，对改善记忆力很有帮助，可以起到预防老年痴呆的作用。

第一节　点指运动

大拇指分别与食指、中指、无名指、小指相点。食指、中指、无名指、小指分别做屈曲运动。每指四个节拍。此节共四个八拍。

第二节　扩张运动

双手掌心向下，五指并拢，向中间靠近，再五指张开向两侧分开。然后双手掌心向上，五指并拢，向中间靠近，再五指张开向两侧分开。此节共四个八拍。

第三节　握拳运动

先左手在上，双手交叉握拳相扣；再右手在上，双手交叉握拳相扣。右手五指沿左手手腕趴至左肩，然后左手五指沿右手手腕趴至右肩。

第四节　勾指运动

大拇指分别与食指、中指、无名指、小指相点并交叉环扣，每次四个节拍。

第五节　展翅运动

双手拇指交叉放于胸前，掌心向内做四个节拍，转至掌心向外做四个节拍，然后一手掌心向内一手掌心向外各做四个节拍。

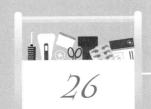

缺碘只会得大脖子病吗？

——全国碘缺乏病宣传日（每年的5月15日）

为什么要设立全国碘缺乏病宣传日？

1. 碘缺乏病分布最广，侵犯人群最多

在全世界，至少有130个国家的10亿人生活在碘缺乏的环境中。碘缺乏病主要流行在山区、丘陵以及远离海洋的内陆，但平原甚至沿海也有散在的病区。过去除冰岛外，世界各国都有不同程度的流行。亚洲的喜玛拉雅山区、拉丁美洲的安第斯山区、非洲的刚果河流域等都是有名的重病区。

我国是碘缺乏危害比较严重的国家，涉及地域广、威胁人口多。我国的各省、自治区和直辖市中，除上海外都不同程度地发生着地方性甲状腺肿大；除上海、江苏外，各地都有地方性克汀病流行，这两种疾病都与碘缺乏有关。全国受碘缺乏威胁的人口约为4亿人，约占全世界碘缺乏区人口的37.4%，亚洲病区人口的62.5%。

"全国碘缺乏病宣传日"也被称为"全国碘缺乏病防治日"。1993年9月国务院召开"中国2000年消除碘缺乏病动员会"，会议提出将5月5日定为"全国碘缺乏病防治日"，借以加大宣传，提高人们对防治碘缺乏病的认识。自2000年起，我国将"全国碘缺乏病防治日"改为5月15日。

2. 历年碘缺乏日主题

2020年5月15日第27届主题："众志成城战疫情，科学补碘保健康"
2019年5月15日第26届主题："科学补碘益智，健康扶贫利民"

2018 年 5 月 15 日第 25 届主题："'碘'亮智慧人生，共享健康生活"
2017 年 5 月 15 日第 24 届主题："每天一点碘，健康多一点"
2016 年 5 月 15 日第 23 届主题："坚持科学补碘，建设健康中国"

碘缺乏的原因

1. 环境缺碘，人体摄取碘不足所致

碘是影响智力发育的重要的微量元素之一，人体缺碘会造成不同程度的损害，导致发生碘缺乏病，乃至残疾。当人体较长时间生活在缺碘环境中，每天摄入的碘量不足 50 微克时，就可发生多种疾病，如地方性甲状腺肿、地方性克汀病、地方性亚克汀病及影响生育而出现的不育症、早产儿、死产、先天畸形儿等，这些病统称为"碘缺乏病"。

但碘缺乏除表现为以上疾病形式外，更主要是影响胎儿的脑发育，导致儿童智力和体格发育障碍，造成碘缺乏地区人口的智能损害。当所处环境的土壤、水源，经过长期的雨水冲刷、冰川融水冲刷等原因，造成碘含量偏低，使植物、粮食中的碘含量偏低，就会导致机体碘的摄入不足，从而造成机体损害。

2. 食物是身体内碘的主要来源

人体碘元素主要来自饮用水和食物，如果饮用水和食物缺碘，就会造成人体缺碘。而食物是身体内碘的主要来源。如果我们生活环境的土壤含碘少，生长在这种土壤上的植物含碘也少，吃了低碘饲料的各种动物（如羊、牛、狗和兔等），也会碘营养不足。因此，身体的碘营养状况同环境密切相关。如果我们长期以含碘低的粮食和肉类为食品，就会出现碘营养不足，健康就会或多或少受到影响，所有的人都不能幸免，特别是儿童和妇女。

碘缺乏的危害

碘缺乏严重危害人类健康,碘缺乏病的主要表现是:

1. 地方性甲状腺肿（图 26-1）

碘缺乏可以引起甲状腺代偿性增大,通常没有明显的症状,但如果长期存在则可以引起甲状腺增大非常明显。甲状腺在颈部旁边有食管、气管,可以造成食管压迫、吞咽困难,也可以压迫气管造成呼吸困难,可能就需要做手术来解除压迫。

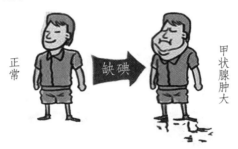

图 26-1　碘缺乏引起的地方性甲状腺肿

2. 地方性克汀病

严重碘缺乏会引发地方性克汀病,表现为聋、哑、呆、傻。

3. 影响胎儿和儿童的生长发育

如果碘缺乏发生在胎儿期,没有被及时发现,在出生以后会出现呆小症,影响宝宝的大脑发育和骨骼的成熟,智力会明显低下,而且骨骼发育受影响以后出现身材矮小甚至死胎。碘缺乏还可损害儿童大脑神经发育,表现为不同程度的智力缺陷、学习能力低下等。

 如何判断是否缺碘

1. 查尿碘

人体每天从尿中排除的碘能反映身体内碘营养水平。吃的碘多,尿碘就多；吃的碘少，尿碘就少。所以尿碘是判断人体摄入碘多少的最敏感指标。

2．看儿童甲状腺肿情况

儿童体内碘缺乏持续 3～4 个月之后，甲状腺就会出现明显的肿大，表现出"粗脖根"或"大脖子"。儿童生长发育迅速，需碘量多，因此儿童是碘缺乏最敏感的人群。我国将 8～10 岁的学龄儿童定为碘缺乏病监测的主要目标人群，通过定期检查这些儿童的甲状腺肿大情况，以及他们尿中含碘多少，就可以判断该地人群碘缺乏情况。

🔍 坚持食用含碘食物，享受健康生活

1．食用碘盐（图 26-2）

食盐加碘是消除碘缺乏病最根本、安全、经济、简便的措施。只要认真落实以食盐加碘为主的综合防治措施，就可以取得投入很小、产出很大的社会效益和经济效益。补碘要坚持长期性、日常性和生活化的原则。碘盐贮存时注意密封、避光、避免受热和存放过久，烹调时不要用盐爆锅以免碘的丢失。对于缺碘地区的居民来讲，要坚持食用碘盐，一旦停用，地方性甲状腺肿仍可能会复发。

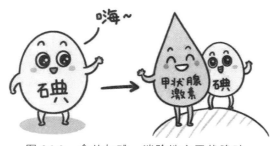

图 26-2　食盐加碘，消除地方甲状腺肿

2．使用碘油

碘油是一种有机碘化合物，可以工业生产，又称乙基碘油，我国现用碘化核桃油或碘化豆油。通常使用口服方式，碘油可以在肠道被碱性肠液

分解而析出游离碘，被吸收后经肾脏排泄。碘油可以作为碘盐的辅助措施，适用于偏僻、交通不便的深山边远地带和地广人稀、居民食用盐（当地分散的自产盐）不通过商业渠道的地区，以及那些暂时尚不能供应碘盐或不能有效地供应碘盐的地区。

3. 多吃含碘丰富的食物

常见的含碘丰富的食物有海带、紫菜、海藻、海鱼虾等，平时多吃这些食物可以有效预防碘缺乏病。平时家中做菜时可以多加一道虾皮紫菜蛋汤或海带排骨汤等，让可怕的碘缺乏病远离自己和家人。

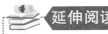

延伸阅读

傻子屯的故事

黑龙江省桦川县有个集贤村，1978 年前曾是闻名全国的"傻子屯"。全村 255 户、1 313 口人竟有 150 人患有严重的地方性克汀病，859 人患有地方性甲状腺肿，不少人失去劳动能力。1978 年后，在党和政府的关怀下，这里的人们坚持吃加碘盐、改水、治病、治穷、治愚，经过多年不懈的努力，"傻子屯"发生了奇迹般的变化。村民如今饮用的水系深层岩隙水，除含有较高碘元素外，还含有丰富的其他微量元素，其中锶的含量还达到国家矿泉水的标准。1990 年这个村成立了酿酒厂，给酒取名为"傻子酒"，不仅在国内畅销，还深得"老外"的喜爱。后来村里还开办了矿泉水厂等多家村办企业，2012 年人均收入已达 6 700 元左右，百姓生活逐渐富裕，昔日的"傻子屯"已经变成了远近闻名的"幸福村"。世界著名碘缺乏病专家、澳大利亚人类营养所所长赫特泽夫妇在考察集贤村后说："你们的工作、你们的榜样力量不仅对中国，对其他国家都有指导意义。"

27 母乳喂养有哪些好处？

——全国母乳喂养宣传日（每年的5月20日）

🔍 全国母乳喂养宣传日的起源和目的

全国母乳喂养宣传日是每年的5月20日。1990年5月10日，国家卫生部决定，将每年的5月20日作为全国母乳喂养宣传日，广泛开展母乳喂养宣传和咨询活动，以强化人们母乳喂养的意识，从而更好地实行计划生育和优生优育。2021年5月20日是我国广泛开展的第31个"全国母乳喂养宣传日"。

全国母乳喂养宣传日是由卫生部为保护、促进和支持母乳喂养而设立的一项重要活动，也是献给所有哺乳母亲与她们孩子的节日，旨在呼吁全社会都来关注和支持"母乳喂养"的观念，让母亲和宝宝建立更紧密的联系。世界卫生组织提倡应母乳喂养至少6个月，并在添加辅食的基础上持续喂养至24个月甚至更长时间，产妇应在生产后30分钟内早开奶，早吸吮，这是提高母乳喂养率的关键。母乳喂养是最经济、最安全和最营养的喂养方式，对新生儿生长发育也最有益。表27-1为全国母乳喂养宣传日历年的主题（2010—2021年）

表27-1 全国母乳喂养宣传日历年主题（2010—2021年）

年份	主题
2010年	母乳不可替代
2011年	母乳喂养好处多

年份	主题
2012 年	每个宝宝都独一无二，每个妈妈都与众不同
2013 年	坚持母乳喂养：贴近母亲
2014 年	母乳喂养：致胜一球，受益一生
2015 年	母乳喂养的正确姿势
2016 年	母乳喂养好处多
2017 年	初乳是婴儿的第一剂疫苗
2018 年	母乳喂养——母爱最好的表白
2019 年	给宝宝 100 分的爱
2020 年	母乳喂养，给宝宝更多保护
2021 年	妈妈的奶，妈妈的爱

母乳喂养的益处

母乳喂养可以为婴儿带来直接的益处和潜在的长期益处。此外，无论是对于哺乳期还是从长远来看，母乳喂养对母亲也有着诸多益处。同时，母乳喂养对于家庭和社会也有着巨大的经济收益。

1. 母乳喂养对孩子的益处

母乳能够满足 6 个月内婴儿的全部营养的需要。母乳里含有丰富的抗感染物质；吃母乳的孩子不容易生病，母乳喂养可促进孩子智力、心理、社交能力更好地发育和发展。母乳喂养给孩子带来的益处具体有：

（1）帮助预防可造成呕吐或腹泻的胃部感染。

（2）帮助预防耳部或肺部感染。

（3）帮助降低婴儿猝死综合征（Sudden Infant Death Syndrome，SIDS）的发生风险，该病是指不足 1 岁的婴儿不明原因突然死亡。

（4）母乳喂养可能也会帮助婴儿在成长过程中以健康速率合理增重。

2. 母乳喂养对母亲的益处

母乳喂养孩子，可促进产妇子宫收缩，减少产后出血，帮助产妇恢复体形；可减少产妇乳腺癌和卵巢癌发病的概率。流行病学调查发现，每多喂一年的母乳，可使妊娠期糖尿病的母亲转变成 2 型糖尿病的概率下降15%。相较于给孩子喂配方奶粉的女性，母乳喂养的女性通常获得的益处具体有：

（1）减少分娩后的子宫出血。

（2）减小精神压力。

（3）孕期结束后可减轻更多体重（母乳喂养至少 6 个月）。

（4）减少喂养孩子的经济开销。

（5）因为孩子较少生病，所以医疗保健花费和误工较少。

（6）可降低发生乳腺癌、卵巢癌或子宫内膜癌等的概率。

此外，母乳喂养对于家庭和社会均有益处。对于家庭，母乳喂养孩子既方便又经济，还可增进家庭和睦；对于社会，有利于提高全民的身体素质，有助于幼儿智力、心理和社交能力的发育和发展。更长远来看，有助于人类基因的良性发展。

🔍 母乳喂养的正确姿势

对每一位哺乳妈妈来说，喂奶都是件辛苦的事。正确的喂奶姿势，对妈妈和宝宝都大有好处，它不仅能保证妈妈和宝宝都感觉舒适，避免妈妈出现乳房疼痛现象，减少乳腺炎的发生，还能使乳汁源源不断，让宝宝的吸吮更加有效。成功的母乳喂养会让妈妈变得更加自信和快乐，同时，会让宝宝身体和心理的发育更加完善。

1. 正确的母乳喂养姿势

（1）母亲的姿势。母亲的姿势要很舒服而放松，多利用枕头、靠垫、椅子把手和脚凳等。

（2）宝宝的姿势。让婴儿靠近母亲，面对母亲的乳房，让婴儿的脸、胸部及腹部在同一平面，母亲可以看到婴儿一边的耳朵，婴儿的肩膀及骨盆侧边成一直线；婴儿的鼻子及上唇正对着乳头，不需要扭转、弯曲或伸展婴儿的头。

（3）让婴儿靠近乳房。等婴儿嘴张得很大时，再将婴儿贴近乳房，而不是移动母亲的乳房去靠近婴儿。在宝宝出生的头一个月，妈妈不仅要托着婴儿的头和肩，也应托着婴儿的臀部。

母乳喂养总体原则是母亲舒适，宝宝安全。

2. 母乳喂养的姿势类别

（1）卧位：半躺，侧卧。

（2）坐姿：橄榄球式、修正橄榄球式、摇篮式，以及任何使妈妈舒服、宝宝安全的姿势。

🔍 如何判断宝宝有没有吃饱

母乳喂养最理想的状态是：从产后即刻接触后，新生儿就一直和母亲在一起，最好让新生儿一直待在妈妈的乳房边。一开始就频繁地哺喂母乳，可以减少涨奶的不舒服，让新生儿习惯吸吮母亲的乳房，也可以促使母亲的奶水更早地分泌充足。所以母婴同室对母乳喂养极为重要。

新生儿和母亲在一起，母亲就可以及时发现新生儿觅食的信号，保证顺应喂养。应该告知母亲泌乳的原理，新生儿的胃容量，不必担心新生儿没有吃饱的原因，以及如何判断新生儿是不是已经吃饱等知识。还可以通过婴儿排泄物判断宝宝有没有吃饱（表27-2）。

表 27-2 新生儿乳汁摄入充足的表现

出生后天数	打湿尿布次数	小便颜色	尿酸盐	大便次数	大便颜色	大便量/g	硬度	体重变化率
第 1 天	1	透明	可能有	1	黑色	≥15	柏油样/黏稠	降低<5%
第 2 天	2～3	透明	可能有	1～2	淡绿/黑色	≥15	变化中	降低<5%
第 3 天	3～4	透明	可能有	3～4	淡绿/黄色	≥15	柔软	降低≤8%～10%
第 4 天	≥4～6（一次性），≥6～8（尿布）	透明	无	4（量多）10（量少）	黄色/松软	≥15	柔软/液体状	增加15～30 g/天

同时，也可根据宝宝体重增长的情况判断宝宝是否吃饱，具体增长情况见表 27-3 所示。也可以前往保健机构检测生长指标，具体可咨询儿童保健医生。

表 27-3 2006 年 WHO 发布的足月儿每周体重增长参考

婴儿年龄/月	每周增重量/g	男孩/g	女孩/g
0～3	149～243	208～250～300	183～216～266
3～6	80.5～143.5	140～160～180	120～140～180
6～9	44～96	80～90～110	80～100～120
9～12	31～81	60～70～80	60～80～100

如何增加母乳量

哺乳期是母亲用乳汁哺育新生儿使其获得最佳生长发育并奠定一生健康基础的特殊生理阶段。母亲的产后情绪、心理、睡眠和营养均会影响乳汁分泌。某些具体情况可造成母亲泌乳不足，比如：① 母乳喂养频率不够。

② 孩子难以吮吸乳汁。③ 身体疲倦、生病或精神上有很大压力。④ 使用某些药物时。⑤ 有较长的吸烟史。⑥ 接受过某些类型的乳房手术。

要保证奶量充足，母亲必须做到以下几点：

（1）婴儿勤吮吸是最有效的催奶办法，母亲应让婴儿进行频繁的吮吸，坚持夜间哺乳。如果吮吸不力，可用吸乳器增加吸乳次数，促进乳汁分泌。

（2）掌握正确的喂养方法。

（3）母亲必须树立母乳喂养的信心。

（4）做好乳房保健。

（5）母亲合理的营养和休息（学会和婴儿同步睡眠）。

（6）不要给婴儿过早地添加辅食，尤其是在婴儿生长不好的情况下。

（7）婴儿与母亲分离时，24 小时内需要挤奶 6~8 次或更多。

（8）母亲渴了要及时地补充水分。

🔍 不适合母乳喂养的情形

如果有以下情况，医生不推荐母乳喂养：

（1）存在可通过母乳喂养传播给孩子的感染，比如 HIV 感染。

（2）正在接受癌症治疗。

（3）正在使用某些药物。某些药物在哺乳期使用并不安全。但具体应咨询医生，听从医生指导。

（4）大量饮酒。饮酒后，少量乙醇会通过乳汁输送给孩子。医生并不确定哺乳期的"安全"饮酒量是多少，因此建议避免饮酒。

此外，如果孩子出生时患有"半乳糖血症"，医生也不推荐母乳喂养。如果母亲不确定自己是否应进行母乳喂养，请询问医护人员。一般有产科的医院都有母婴咨询热线可以免费咨询，同时也会有母乳喂养门诊可以进行母乳喂养指导。

上班后如何坚持母乳喂养

可在上班时携带一个背奶箱，里面放几个奶瓶（或储奶袋）和冰包。中午不能回家的，可白天用吸奶器等吸奶三次，分别在上午、中午和下午各吸奶一次；中午能回家的，可分别在上午和下午各吸奶一次。吸出的乳汁用消毒后的奶瓶或储奶袋盛装，并冷藏（4 °C）。下班后将挤出的奶带回家，放在冰箱里冷藏（4 °C），晚上与婴儿睡觉时亲喂。

注意事项：

（1）吸出母乳应存放于经消毒的密封奶瓶或储奶袋中。

（2）乳汁吸出后应立即放入冰箱（4 °C）或背奶箱中冷藏。

（3）母乳可在冰箱（4 °C）保存 24 小时。

（4）从冰箱冷藏室取出的母乳先用温奶器加热或隔水加热至 40 °C 后再喂哺婴儿。

（5）不可以直接用储奶袋加热，也不可以用微波炉加热，更不可以将乳汁烧开。

母乳的解冻和加热：自然解冻至完全化冻，解冻后用温奶器加热或隔水加热至 40 °C（仅能一次性复温使用）。建议每个奶瓶或储奶袋中的乳汁不宜过多，最好是 120 mL 以下，以避免造成浪费。

母乳的保存：建议用单独的冰箱（或冰柜），不串味，不污染，保存的时间更长。在储奶袋或储奶瓶上写明挤奶的日期，按时间顺序放置在冰箱内，先挤的放上面或前面，后挤的放后面或下面。不同冷藏条件下母乳保存时间如表 27-4 所示。

表 27-4　不同冷藏条件下母乳保存时间

放置的条件	保存时间
室温（25 °C）（最好马上冷藏）	<4 小时
冷藏（4 °C）（新鲜母乳）	<3 天
有冰包的保冷袋（15 °C）（运输母乳）	<24 小时
在冷藏室完全解冻的母乳（4 °C）	<24 小时

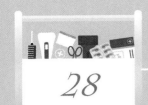

儿童需要接种哪些疫苗？

——全国儿童预防接种宣传日（每年的4月25日）

🔍 全国儿童预防接种日的起源

婴幼儿生长发育阶段，其免疫功能正在完善过程中，容易受病原微生物的感染，疫苗接种是将对身体无害的抗原接种到体内，是预防感染最重要的手段之一（图28-1）。疫苗的接种将从一定程度降低个人医疗负担，是预防、控制、消灭传染病最有效、最经济、最简便易行的手段，对于保障人民群众身体健康，增强国民身体素质具有十分重大意义。

为引起公众对儿童健康的重视，1986年经国务院批准确定，成立了全国计划免疫协调领导小组，并确定每年4月25日为全国儿童预防接种日。

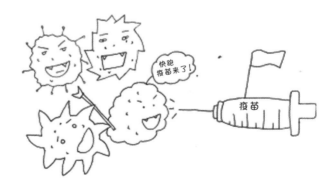

图 28-1　接种疫苗，预防传染病

关于疫苗的一些知识

1. 疫苗的概念

严格来说，疫苗是指为预防、控制疾病的发生、流行，用于人体免疫接种的预防性生物制品。科学研究表明，当细菌或病毒侵入人体时，身体会产生一种抵抗这种细菌或病毒的物质，这种物质叫抗体。不同的细菌或病毒会产生不同的抗体，称为特异性抗体。预防接种就是人为地将减毒或灭活等工艺处理的少量细菌或病毒及其代谢产物接种给人，使机体产生特异性抗体或细胞免疫反应，从而产生针对该种病原体的抵抗能力。

2. 疫苗的种类

根据引发免疫应答的方式及制备技术的不同，现阶段疫苗可分为减毒活疫苗、灭活疫苗、蛋白亚单位疫苗、载体病毒疫苗和 DNA/RNA 疫苗五类。

（1）减毒疫苗。

减毒疫苗的原理是经过多代的繁殖减少病原微生物的毒力，病毒或者细菌仍然存活，接种后在人体内仍然可以繁殖，类似于一个自然感染的过程。这一类的疫苗多具有超过 90%的效力，其保护作用通常延续多年。它的突出优势是病原体在宿主复制，产生一个抗原刺激，抗原数量、性质和位置均与天然感染相似，所以免疫原性一般很强，甚至不需要加强免疫。这种突出的优势同时也存在潜在的危险性：在免疫力差的部分个体可引发感染；突变可能恢复毒力。随着对病原毒力的分子基础的认识的加深可更合理地进行减毒，使减毒更为确实而不能恢复毒力。

（2）灭活疫苗。

这类疫苗是指杀死细菌或者病毒，经过分离、提纯等工艺，保留细菌或病毒中有用的部分，注射人体内引起免疫反应，产生抗体。与减毒活疫苗相比，灭活疫苗采用的是非复制性抗原（死疫苗），因此，其安全性好，但免疫原性也变弱，往往必须加强免疫。需要注意的是，并不是所有病原体经灭活后均可以成为高效疫苗，其中一些疫苗是高效的；有一些部分灭活疫苗的效力低，需要提高其保护率和免疫的持续期，如传统的灭活流感疫苗和伤寒疫苗等。

（3）蛋白亚单位疫苗。

蛋白亚单位疫苗不包含病毒的活成分，而是由可触发免疫反应的病毒纯化片段（如蛋白质抗原）制成。如乙肝疫苗就是以乙型肝炎病毒表面抗原为基础制成。

🔍 儿童疫苗

国家对儿童实行预防接种证制度。我国国家免疫规划共有 14 种疫苗，可以预防 15 种疾病，其中儿童接种的 11 种疫苗，可预防 12 种传染性疾病，包括乙肝、脊髓灰质炎、麻疹、风疹、流行性腮腺炎、白喉、破伤风、甲肝、乙脑等。免疫规划疫苗是国家免费提供的，所有的适龄儿童都应按规定接种。

1. 儿童免疫规划疫苗（表 28-1）

免费年龄段 0 到 6 岁，错过此年龄段需要自费。

3. 儿童非免疫规划疫苗

非免疫规划疫苗是儿童家长自愿选择、付费接种的疫苗，是对免费疫苗的有力补充，可以给孩子提供更加广泛的保护。表 28-2 为儿童非免疫规划疫苗种类、作用及免疫程序。

表 28-1　儿童免疫规划疫苗（2021版）

可预防疾病	疫苗种类	接种途径	剂量	英文缩写	接种年龄														
					出生时	1月	2月	3月	4月	5月	6月	8月	9月	18月	2岁	3岁	4岁	5岁	6岁
乙型病毒性肝炎	乙肝疫苗	肌内注射	10 或 20 μg	HepB	1	2					3								
结核病[1]	卡介苗	皮内注射	0.1 ml	BCG	1														
脊髓灰质炎	脊灰灭活疫苗	肌内注射	0.5 ml	IPV			1	2											
脊髓灰质炎	脊灰减毒活疫苗	口服	1粒或2滴	bOPV					3								4		
百日咳、白喉、破伤风	百白破疫苗	肌内注射	0.5 ml	DTaP				1	2	3				4					
百日咳、白喉、破伤风	白破疫苗	肌内注射	0.5 ml	DT															5
麻疹、风疹、流行性腮腺炎	麻腮风疫苗	皮下注射	0.5 ml	MMR								1		2					
流行性乙型脑炎[2]	乙脑减毒活疫苗	皮下注射	0.5 ml	JE-L								1			2				
流行性乙型脑炎[2]	乙脑灭活疫苗	肌内注射	0.5 ml	JE-I								1,2			3		4		
流行性脑脊髓膜炎	A群流脑多糖疫苗	皮下注射	0.5 ml	MPSV-A							1		2						
流行性脑脊髓膜炎	A群C群流脑多糖疫苗	皮下注射	0.5 ml	MPSV-AC												3			4
甲型病毒性肝炎[3]	甲肝减毒活疫苗	皮下注射	0.5 ml 或 1.0 ml	HepA-L										1					
甲型病毒性肝炎[3]	甲肝灭活疫苗	肌内注射	0.5 ml	HepA-I										1	2				

注：1. 主要指结合性脑膜炎、粟粒性肺结核等。

2. 选择乙脑减毒活疫苗接种时，采用两剂次接种程序，选择乙脑灭活疫苗接种时，采用四剂次接种程序；乙脑灭活疫苗第1、2剂间隔7-10天。

3. 选择甲肝减毒活疫苗接种时，采用一剂次接种程序，选择甲肝灭活疫苗接种时，采用两剂次接种程序。

表 28-2 儿童非免疫规划疫苗

疫苗名称	作用	免疫程序
B 型流感嗜血杆菌疫苗	预防 B 型流感嗜血杆菌引起的疾病，如：脑膜炎、肺炎、败血症、关节炎、会厌炎	2～6 月龄内接种 3 剂，6～12 月龄接种 2 剂，间隔 1 个月，第二年或 18 月龄时加强 1 剂；1～5 岁未接种过的儿童应接种 1 剂
口服轮状病毒活疫苗	预防婴幼儿 A 群轮状病毒所致的重症腹泻	2 月龄～5 周岁婴幼儿，每年应服一次
水痘疫苗	预防水痘、带状疱疹	1～12 岁的健康儿童接种 1 剂；满 4 周岁加强 1 剂
23 价肺炎球菌多糖疫苗	预防 23 种肺炎球菌血清型引起的系统性肺炎球菌感染	2 岁以上高危人群
流感疫苗	预防流行性感冒	6～36 个月儿童：接种 2 剂，间隔 4 周。成人和 3 岁以上儿童：接种 1 剂
甲型肝炎灭活疫苗	预防甲型病毒性肝炎	1～15 岁儿童接种 1 剂，16 岁以上用成人剂量，初次免疫接种 1 剂，间隔 6 个月加强 1 剂
AC 群脑膜炎球菌（结合）B 型流感嗜血杆菌（结合）联合疫苗	预防 A 群、C 群流脑，B 型流感嗜血杆菌引起的疾病	2～5 月龄接种 3 剂，6～11 月龄接种 2 剂，12-71 月龄接种 1 剂
无细胞百白破 B 型流感嗜血杆菌联合疫苗	预防百日咳、白喉、破伤风和 B 型流感嗜血杆菌引起的疾病	3 月龄以上婴幼儿。3、4、5 月龄各接种 1 剂，18～24 月龄加强免疫接种 1 剂

疫苗名称	作用	免疫程序
吸附无细胞百白破灭活脊髓灰质炎和 B 型流感嗜血杆菌（结合）联合疫苗	预防百日咳、白喉、破伤风、脊髓灰质炎和 B 型流感嗜血杆菌引起的疾病	2 月龄及以上婴幼儿。2、3、4 月龄各接种 1 剂，18 月龄加强免疫接种 1 剂
冻干人用狂犬病疫苗	预防狂犬病	暴露前免疫程序：按 0 天、7 天、28 天接种，共接种 3 针。暴露后免疫程序：一般咬伤者于 0 天（第 1 天，当天）、3 天（第 4 天，以下类推）、7 天、14 天、28 天各注射本疫苗 1 剂，共 5 针，儿童用量相同

儿童接种疫苗用途

1. 预防各种传染病

婴幼儿由于身体处于生长发育阶段，免疫力比较差，容易被一些传染病病毒或细菌感染，引起疾病，严重危害婴幼儿身体健康。所以孩子一般从出生后开始就应该按正规免疫程序接种各种疫苗，预防各种传染病。比如孩子从出生后就会接种卡介苗预防肺结核，接种乙肝疫苗预防乙型肝炎等。

2. 预防接种证

孩子入托入学环节之一是要查验预防接种证。国家对儿童实行预防接种证制度。在儿童出生后一个月内，其监护人应当到儿童居住地承担预防接种工作的接种单位或者出生医院为其办理预防接种证。接种单位或者出生医院不得拒绝办理。监护人应当妥善保管预防接种证。

预防接种证办理地点预防接种实行属地化（即现居住地）管理，儿童离开原居住地期间，由现居住地承担预防接种工作的接种单位负责对其实施接种。

儿童入托、入学时，托幼机构、学校按照国务院卫生健康主管部门会同国务院教育行政部门制定办法查验预防接种证，发现未按照规定接种免疫规划疫苗的，应当向儿童居住地或者托幼机构、学校所在地承担预防接种工作的接种单位报告，并配合接种单位督促其监护人按照规定补种。疾病预防控制机构应当为托幼机构、学校查验预防接种证等提供技术指导。

🔍 疫苗接种注意事项

1. 为什么感冒期间不能接种疫苗

感冒期间不能接种疫苗。感冒期间患者抵抗力下降，接种疫苗反而起不到预防疾病的效果。感冒期间机体通常有发热现象，发热通常是免疫系统正在清除病原体，并且清除得不是很顺利，需要升高体温来增加效果。

感冒期间接种疫苗不但容易加重感冒症状，而且还可能诱发或加重疫苗的不良反应，甚至导致疫苗接种失败。感冒期间如果服用药物，也容易对疫苗接种效果产生影响。

2. 为什么注射疫苗后要观察半小时

接种疫苗后，由于个体原因，极少数人可能会发生过敏反应。监测数据表明，过敏性休克大多发生在接种后 30 分钟内。发生过敏性休克后，如果不在医务人员监护范围内就容易发生生命危险，所以接种现场必须配有医生和急救药品，以防止发生意外。

3. 为什么一定要按免疫程序接种疫苗

因为不同的疫苗，有不同的免疫程序，这是根据多年科学实践为依据而制定的，如百白破、脊髓灰质炎疫苗等，必须注射三次才能完成基础免疫，乙肝灭活疫苗完成三次才能使儿童身体产生足够的免疫力。随着儿童的长大，身体内原有的通过疫苗获得的免疫力，也会逐渐下降。因此，有些疫苗接种后，当检测到抗体下降后，还需要加强免疫，有的需加强注射一针，有少部分则需要重新注射三针。

4. 是否错过时间接种无效

儿童接种疫苗有严格的时间限制，但是由于特殊原因错过时间接种也是可以顺推接种的。错过儿童接种疫苗时间，这种情况是比较常见的，因为有可能统一接种疫苗的时候，孩子正处于生病状态，这时候是不能接种疫苗的。也可能因为其他原因而错过了接种疫苗的时间，这时可以去所在的医院或疫苗接种处向医生说明情况，咨询医生及时进行疫苗的补种。

 延伸阅读

古人治痘方法

早在唐宋时期，我国就有采用"种痘"（人痘法）方法预防天花的记载。清代的医书里曾记载了四种种痘法：

1. 痘衣法

取天花患儿的贴身衣物给健康儿童穿着 2~3 天，之后若是 9~11 天发热，则表明种痘成功。这种方法主要是通过病毒感染的方式，让健康儿童以较轻的症状感染天花，从而获得免疫力。但这种方法成功率低。

2. 痘浆法

主要是取患者口内或者身体痘疮之中的浆液，敷在健康人的皮肤表面或用棉花蘸痘浆后塞入健康人的鼻孔内，以达到染痘目的。由于痘浆中病毒成分可能更多，所以这种方法较为危险，稍有不慎便会因急性的症状而产生生命危险。

3. 旱苗法

旱苗法是对痘浆法的总结与进步，一般是取天花痘痂研极细末，置曲颈根管的一端，对准接种对象的鼻孔吹入，以达种痘预防天花的目的。如果种痘成功，7~9 日接种对象会出现发热。这种方法操作极为简便，被人们广泛使用。但因痘苗进入鼻腔之后会刺激鼻黏膜，鼻涕增多，往往冲去痘苗而降低成功率。

这种痘苗的概念、科学的内核已经可以算得上是免疫学的萌芽了。痘苗的本质是低毒性或者失活的病毒部分，通过吸入鼻腔的方式，则可以通过鼻黏膜产生免疫反应，达到产生抗体的目的。相比较前面的痘衣与痘浆法，可以算得上是很大的进步了。

4. 水苗法

在吸取旱苗法的精髓并改善对鼻腔的刺激后改进形成了水苗法。水苗法则是将"苗"制成了液体。具体来讲，取痘痂 20~30 粒，研为细末，加上干净的水或人乳 3~5 滴，混匀之后用新棉浸润，捏成枣核样塞入接种对象的鼻孔内，12 小时后取出。通常 7 日发热则说明种痘成功。水苗法为我国古代人痘接种法中效果最好的，可达到预防天花的目的，即便发病，也能够控制并减轻病情，避免产生危重的病情。

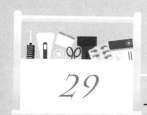

如何区分良性肿瘤和恶性肿瘤？

——全国肿瘤防治宣传周（每年的 4 月 15—21 日）

🔍 全国肿瘤防治宣传周的起源和目的

全国肿瘤防治宣传周是由中国抗癌协会 1995 年倡导发起的，每年的 4 月 15—21 日定为全国肿瘤防治宣传周，简称"4·15"全国肿瘤防治宣传周。每年的宣传周通过多种形式广泛宣传抗癌防癌科普知识，使广大人民群众提高防癌意识，增加科学知识，从而进一步推动我国抗癌事业和科普工作的健康发展。

美国癌症学会官方期刊发表的《2018 全球癌症统计数据》报告显示，2018 年全球新增癌症患者达到约 1 810 万人，因癌症死亡的人数约为 960 万人。而我国当年有新发病例数约 380.4 万例，死亡病例 229.6 万例，相当于我国每天有 1 万人确诊癌症，平均每分钟有 7 人得癌症。肿瘤是机体在各种不良因素长期作用下，局部组织的细胞在基因水平上丢失对其生长的正常调控，导致异常增生而形成的新生物，多数情况下以包块、肿块的形式出现。但肿瘤有时并不一定就形成可见的包块，比如白血病（俗称血癌）。包块也可能并不一定就是肿瘤，比如某些炎症也可能形成炎性包块，外伤也可能形成血肿或水肿包块。人体在早期肿瘤在未转移之前存活率还是很高的，因此早期没必要谈癌色变。

🔍 肿瘤的分类

肿瘤是细胞非正常生长形成的产物，按其生长特点和对身体的危害性可以划分为良性肿瘤、恶性肿瘤以及介于良性与恶性之间的交界性肿瘤。其中，恶性肿瘤就是我们通常所说的癌症。癌症是由于自身细胞基因发生变化而产生的，是不传染的，而一些与癌症发生密切相关的细菌（如幽门螺杆菌）、病毒（如人乳头瘤病毒、肝炎病毒、EB 病毒等）是会传染的。通过保持个人卫生和健康生活方式、接种疫苗（如肝炎病毒疫苗、人乳头瘤病毒疫苗）可以避免感染相关的细菌和病毒，从而预防癌症的发生。

1. 良性肿瘤

良性肿瘤异型性小，与来源的组织、细胞的形态相似，生长速度缓慢，常有包膜，与周围组织分界清楚，可推动，手术后很少复发，对身体影响较小。对身体的影响主要为局部压迫或阻塞，如发生在重要器官处，也可引起严重后果。

2. 恶性肿瘤

恶性肿瘤具有细胞分化和增殖异常、生长失去控制、浸润性和转移性等生物学特征。恶性肿瘤目前已成为常见死亡原因之一，不因致病因素消除而停止增生，不受机体生理调节，会持续破坏正常组织与器官。据《中国卫生和计划生育统计年鉴 2019》的数据，2018 年我国城市恶性肿瘤死亡率前五名依次为：肺癌、肝癌、胃癌、肠癌、食管癌；农村恶性肿瘤死亡率前五名依次为：肺癌、肝癌、胃癌、食管癌、肠癌。

致癌因素

目前对恶性肿瘤的病因尚未完全了解，较为明确的与癌症有关的因素可分为外源性因素和内源性因素两大类。外源性因素包括生活习惯、环境污染与职业性、天然及生物因素、慢性刺激与创伤等；内源性因素包括遗传因素、免疫因素、内分泌因素等。

其中影响较大的有以下几种。

1. 遗传因素

真正直接遗传的肿瘤极少，遗传因素在大多数肿瘤发生中的作用是增加了机体发生肿瘤的倾向性和致癌因子的易感性，即所谓的遗传易感性。更多的是因生活习惯和环境污染等而致癌。

2. 免疫因素

先天或后天免疫缺陷者易发生恶性肿瘤。先天性免疫缺陷，身体更容易受外部不良环境的影响，影响细胞的正常生长发而生异变。但大多数恶性肿瘤发生于免疫机能"正常"的人群，主要原因在于肿瘤能逃脱免疫系统的监视并破坏免疫系统，其机制尚不完全清楚。

3. 其他因素

包括环境污染、个人不良生活习惯、慢性感染以及营养因素等。

🔍 癌症的预防

世界卫生组织提出：三分之一的癌症完全可以预防；三分之一的癌症可以通过早期发现得到根治；三分之一的癌症可以运用现有的医疗措施延长生命、减轻痛苦、改善生活质量。癌症的防控可采用三级预防：一级预防是病因预防，减少外界不良因素的损害；二级预防是早期发现，早期诊断，早期治疗；三级预防是改善生活质量，延长生存时间。

1. 实施定期防癌体检

防癌体检是在癌症风险评估的基础上，针对常见癌症进行的身体检查，其目的是让群众知晓自身患癌风险，发现早期癌症或癌前病变，进行早期干预。目前的技术手段可以早期发现大部分的常见癌症。使用胸部低剂量螺旋 CT 可以检查肺癌，超声结合钼靶可以检查乳腺癌，胃肠镜可以检查消化道癌等。防癌体检间隔时间需要根据个体年龄、既往检查结果综合考虑。防癌体检因专业性强，讲究个体化和有效性，应选择专业的体检机构进行。

2. 关注癌症危险信号

癌症的治疗效果和生存时间与癌症发现的早晚密切相关，发现越早，治疗效果越好，存活率越高。当身体出现以下症状须及时到医院就诊：

（1）身体浅表部位出现异常肿块。

（2）体表黑痣和疣等在短期内色泽加深或迅速增大。

（3）身体出现异常感觉如哽咽感、疼痛等。

（4）皮肤或黏膜溃疡经久不愈。

（5）持续性消化不良和食欲减退。

（6）大便习惯及形状改变或大便带血。

（7）持久性声音嘶哑，干咳，痰中带血。

（8）听力出现异常，流鼻血，头痛。

（9）阴道异常出血，特别是接触性出血。

（10）无痛性血尿，排尿不畅。

（11）出现不明原因的发热、乏力，进行性体重减轻。

3. 不断强化健康教育

国际先进经验表明，采取积极预防（如健康教育、控烟限酒、早期筛查等）、规范治疗等措施，对于降低癌症的发病率和死亡率具有显著效果。我国实施癌症综合防治策略较早的一些地区，癌症发病率和死亡率已呈现下降趋势。世界卫生组织认为，癌症从某种程度上说是一种生活方式疾病。烟草中的成分有很多的致癌物，吸烟者患癌症的概率比普通人高得多。吸烟导致的恶性肿瘤最常见的是肺癌、食管癌和口腔癌等。长期大量饮酒，易发生神经衰弱、胃炎、胃溃疡、肝炎、冠心病、高血压病、动脉硬化症等，同时有足够证据表明，与饮酒有关的癌症主要有食管癌、胃癌和肠癌等。1/3～1/2 的胃癌患者有长期饮酒史，尤以喝白酒为主。吃糖过多，可引起自身免疫功能减退，患癌症的可能性比普通人高得多。吃霉变、腐败、烟熏、腌制等食物，不仅可引起食物中毒，还可诱发癌症。

吸烟、肥胖、缺少运动、不合理膳食习惯、酗酒、压力过大、心理紧张等都是癌症发生的危险因素，戒烟限酒、平衡膳食、适量运动、心情舒畅等可以有效降低癌症的发生。癌症的发生是人体全生命周期相关危险因素累积的过程。癌症防控不只是中老年人的事情，要尽早关注癌症预防，从小养成健康的生活方式，避免接触烟草、酒精等致癌因素，降低癌症的发生风险。

癌症患者治疗应注意的问题

1. 增强康复治疗依从性

癌症康复治疗可以有效地提高患者的生存时间和生活质量。癌症康复治疗包括心理康复和生理康复两大部分，是临床治疗必要的延续和完善。癌症患者的康复要做到：乐观的心态、平衡的膳食、适当的锻炼、合理的用药、定期的复查。疼痛是癌症患者最常见、最主要的症状。要在医生的帮助下通过科学的止痛方法积极处理疼痛，不要忍受痛苦。要正视癌症，积极调整身体免疫力，保持良好身心状态，达到病情长期稳定，与癌症"和平共处"。

2. 了解防癌小知识

癌症患者在生活起居和日常饮食上，要有所注意，不同的病症忌口有所不同。如肺癌病人常缺维生素 A 和硒；喉癌、口腔癌与吸烟、酗酒有关；甲状腺癌常与饮食中缺碘有关；鼻咽癌可能与饮食中亚硝胺污染有关；食物过硬、刺激性大，或进食过快过烫，长此以往，易患食管癌；辛辣食品、高盐饮食，会损伤胃黏膜，促使胃壁上的细胞萎缩，从而容易诱发癌变；霉变的食物中含有大量的黄曲霉素，是引起肝癌的罪魁祸首之一。

五、几个常见认识误区

1. 肿瘤都威胁生命

肿瘤分为良性和恶性，我们常说的癌症泛指所有的恶性肿瘤。但不是所有的癌症都是致命的，某些癌症如甲状腺癌的年轻患者，早期进行手术后，预后情况是非常好的，部分患者甚至可以达到临床治愈。

2. 不吃饭能"饿死"肿瘤细胞

这是不可能的。有人认为不吃东西可以让肿瘤细胞没有能量生长，继而被"饿死"，然而，"饿死"肿瘤细胞恐怕不是简单不吃饭就能做到的。因为肿瘤细胞也是人体的一部分，只不过它可以无限增殖，并和体内正常细胞争抢营养，即使不吃不喝，它也会消耗机体储存的营养。而所谓的"饥饿疗法"不仅饿不死肿瘤细胞，还可能会造成机体营养不良，影响机体正常细胞的功能，造成体能及免疫力下降，加速疾病恶化。然而，科学家们也在想方设法在不影响正常细胞功能的前提下"饿死"肿瘤细胞，如通过一些抑制血管细胞增殖的药物抑制肿瘤周围血管增长，以切断肿瘤细胞的营养供应。目前抗血管生成的治疗或者使肿瘤血管正常化的药物已经在临床上运用十分成熟，如内皮抑素、抑制整合蛋白分子药物以及非特异性血管性生成抑制剂等。

3. 肿瘤患者不能吃"发物"

"发物"是中医理论中的一个名词，指一些富于营养或有刺激性，特别容易诱发某些疾病（特别是旧疾宿疫）或加重已发疾病的食物。发物禁忌在饮食养生和饮食治疗中都具有重要意义。

"发物"多数富含蛋白质和矿物质，能为肿瘤患者提供每日所需的优质蛋白质、铁和锌等营养素，不仅可以增加机体免疫力和抗病能力，也为放化疗患者白细胞的再生提供原料。因此，从尊重科学的角度出发，除食物过敏、不耐受或正在服用的药物需要遵医嘱忌口外，不提倡过分忌口，以免影响营养均衡。多数肿瘤患者需要限制的食物有：加工肉及红肉、含糖饮料及酒精饮料、高温油炸食物、明火烧烤食物、盐腌制的食物等。至于所谓的"发物"，只要摄入适量，身体无过敏等不适，则无需过分忌口。

常常有患者对所谓的"发物"心存芥蒂，不乏过分忌口导致营养不良的案例。一些比较公认的"发物"包括虾、蟹、无鳞鱼以及一些刺激性食物等，多与过敏性疾病及疮疡肿毒有关。但是肿瘤既非过敏性疾病，也非传统意义上的疮疡肿毒。因此，肿瘤患者的饮食治疗应完全遵从医生的指导。

4. 有机食物比普通食物更健康

这是错误的。"有机食物"一词通常是指在没有用农药或除草剂等的情况下生长在无污染土地上的食物。人们选择有机食物的原因很多，然而目前没有研究显示有机食物和普通食物的营养成分有明显差异，以及有机食品比普通食品更有助于降低癌症风险。因此，尽管有机食物可能更加安全，但是一些标注有机的食品，如有机饼干、有机薯片等零食，其热量、脂肪、糖含量和普通食品完全相同。因此，不能仅仅因为是"有机"就被认为是"健康食品"。

5. 肿瘤患者喝汤补充营养更好

这也是错误的。许多中国人认为营养在汤里，家属经常给患者炖各种汤喝，医生们也经常看到患者喝汤，家属吃"渣"的情景。事实上据科学研究，汤的营养通常只有原材料的 5% ~ 10%，主要是一些动物脂肪、维生素、无机盐，而大部分营养（特别是蛋白质）都留在了"渣"里。因此，建议患者尽量汤和渣一起吃。除非厌食、消化功能差、严重腹泻等病情限制患者不能吃"渣"，那就只好喝汤了。

国家药监局下属的中国食品药品检定研究院安全评价研究所根据世界卫生组织国际癌症研究机构2017年10月27日公布的致癌物清单进行初步整理，公布了四类致癌物清单。其中一类为肯定致癌，二类为可能致癌，三类为未知，四类为基本不致癌。表29-1为部分常见的一类致癌物清单。

表 29-1　常见的致癌物清单（一类）

1. 与酒精饮料摄入有关的乙醛	24. 埃及血吸虫（感染）
2. 黄曲霉毒素	25. 页岩油
3. 含酒精饮料	26. 石英或方石英形式的晶状硅尘
4. 铝生产	27. 太阳辐射
5. 槟榔果	28. 煤烟（烟囱清洁工的职业暴露）
6. 石棉（各种形式，包括阳起石、铁石棉、直闪石、温石棉、青石棉、透闪石）	29. 硫芥子气
7. 染料代谢产生的联苯胺	30. 二手烟草烟雾
8. 双（氯甲基）醚；氯甲基甲醚（工业级）	31. 吸烟
9. 镉及镉化合物	32. 无烟烟草
10. 华支睾吸虫（感染）	33. 焊接烟尘
11. 煤炭气化	34. 木尘
12. 家庭烧煤室内排放	35. X 射线和伽马射线辐射
13. 煤焦油沥青	36. 含酒精饮料中的乙醇
14. 焦炭生产	37. 甲醛

15. 绝经后雌激素治疗	38. 赤铁矿开采（地下）
16. 雌激素-孕激素更年期治疗（合用）	39. 幽门螺杆菌（感染）
17. 雌激素-孕激素口服避孕药（合用）	40. 乙型肝炎病毒（慢性感染）
18. 室外空气污染	41. 丙型肝炎病毒（慢性感染）
19. 含颗粒物的室外空气污染	42. 人免疫缺陷病毒Ⅰ型(感染)
20. 画家，油漆工，粉刷工等（职业暴露）	43. 电离辐射（所有类型）
21. 加工过的肉类（摄入）	44. 钢铁铸造（职业暴露）
22. 橡胶制造业	45. 皮革粉末
23. 中式咸鱼	46. 未经处理或轻度处理矿物油

资料来源：国家药品监督管理局

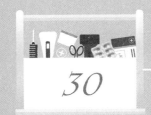

30 精神卫生和精神病是一回事吗？

——世界精神卫生日（每年的 10 月 10 日）

"为什么感受不到开心？"

"心情特别压抑怎么办？"

"为什么所有人都不喜欢我？"

这些都属于精神卫生问题。长期处于情绪低落、生活消极的状态，容易转化为精神类、心理类疾病，影响到人们的正常生活。2020 年世卫组织公布的数据显示，全球约有 4.5 亿精神健康障碍患者，其中四分之三生活在中低收入国家。此外，在世界范围内，每 40 秒就有一人死于自杀。精神健康障碍疾病已成为严重而又耗资巨大的全球性卫生问题，影响着不同年龄、不同文化、不同社会经济地位的人群。

🔍 世界精神卫生日的起源和目的

早在 1991 年，尼泊尔就提交了一份关于"世界精神卫生日"活动的报告，受到国际社会的高度关注。随后的十多年里，许多国家和地区参与进来。为提高世界各地的政府部门、社会各界对精神卫生重要性和迫切性的认识，普及精神卫生知识和开展对精神发育障碍疾病的研究，世界精神卫生联盟于 1992 年发起，将每年的 10 月 10 日设定为"世界精神卫生日"。创设世界精神卫生日，旨在提高公众对精神卫生问题的认识，分享科学有效的疾病知识，消除公众的偏见，引导和鼓励人们在预防和治疗精神疾病方面进行投资。

世界卫生组织认为，精神卫生是指一种良好的心理状态与心理过程健康，在这种状态中，每个人都能够认识到自身潜力，能够适应正常的生活压力，能够有成效地工作，并能够为其居住的社区做出贡献。健康的精神状态是什么样的呢？其实，这是一个相对的概念，临床路径上认为是知、情、意保持一致，简而言之就是处理问题时，人们的思维、情感、意识是协调的，能够准确表达自身想法。按照中国心理卫生协会制定的《中国人心理健康标准》，认为心理健康是一种心理状态，并非单纯的没有烦恼、没有忧愁，而是表现为以下五个方面：认识自我，感受安全；自我学习、生活自立；情绪稳定，反应适度；人际关系和谐，接纳他人；适应环境，应对挫折。

🔍 如何看待精神卫生

1. 精神卫生的概念

精神卫生的概念和内容有狭义和广义之分。狭义的精神卫生是指精神疾病的预防治疗和康复。一般包括三个方面的内容：一是针对疾病的原因采取措施，以防止精神疾病的发生；二是指早期发现，早期治疗，建立精神疾病防治网；三是指已患病者的康复工作，尽量减少因病所致的精神衰退和能力丧失，帮助精神疾病患者尽快康复、回归社会。广义的精神卫生属于精神医学的范畴，又涉及心理学、社会学、行为科学等众多学科。主要包括：防止和减少精神疾病，提高精神健康水平，使人们精神愉快，能有效地对付各种精神压力，提高精神效能，使人们能最大限度地发挥其心理的潜在力量。

2. 心理障碍与精神疾病的区别与联系

"心理障碍"其实可看作是"心理亚健康"的别名，可能是疾病状态，但很多时候并不是疾病状态并可自愈，就好比得感冒一样。只有那些心理障碍程度较深的情况，才会发展成为严重的精神疾病。和普通大众认知不同，在精神疾病中，抑郁、焦虑、恐惧等不具攻击性的类型占很大比例，这些都不会导致患者做出危及他人安全的过激行为；真正具有危险行为的狂躁、偏执型精神分裂只占一小部分。因此，不要将所有精神疾病患者视为危险的"疯子"。相反，大多数精神疾病患者并不是我们想象中那种歇斯底里、危险恐怖的样子，现实中他们却是被忽视的弱势群体，需要全社会伸出援助之手，给予更多的关爱和帮助。

3. 我国精神卫生状况

据中国医师协会精神科医师分会第十五届年会数据显示，2018 年底我国登记在册的严重精神障碍患者约为 599.4 万例。党中央、国务院高度重视精神卫生工作，先后出台《精神卫生法》《全国精神卫生工作规划（2015—2020 年）》。在相关部门和全社会的共同努力下，精神疾病患者的管理逐渐规范，精神卫生服务体系逐步完善，专业机构和专业人员数量不断增加，服务能力得到较大的提升，患者就医环境得到较大的改善。根据 2017 年民政部、财政部等部委印发的《关于加快精神障碍社区康复服务发展的意见》文件要求，到 2025 年，全国 80% 以上的县（市、区）广泛开展精神障碍社区康复服务；在开展精神障碍社区康复的县（市、区），60% 以上的居家患者接受社区康复服务，基本建立家庭为基础、机构为支撑、"社会化、综合性、开放式"的精神障碍社区康复服务体系。随着医疗技术的进步，政府、社会、家庭、社区相互配合，对重症精神患者的管理不断加强，全社会重视精神卫生的氛围日益浓厚。

精神疾病的分类

按照世界卫生组织的《国际疾病分类（ICD-11）》诊断分类，精神疾病约有 400 种之多。精神疾病是指大脑机能活动异常，导致认识、情感、行为和意志情绪与常人不同。常见的精神病有精神分裂症、躁狂抑郁性精神病、更年期精神病、偏执性精神病及各种器质性病变伴发的精神病等，其致病因素有先天遗传、个性特征及体质因素、器质因素、社会性环境因素等多种原因。若常出现妄想、幻觉、错觉、情感紊乱、性格突变、自言自语、行为诡异、意志减退等情况，需要患者能够保持平和心态，配合一定的药物治疗，使病情得到缓解。常见的精神疾病有以下几种。

1. 精神分裂症

精神分裂症是一种常见的、病因还没有完全阐明的精神疾病，属于慢性的、严重的精神障碍，大多起病于青壮年，伴随个人思维、直觉、情感和行为扭曲现象。患者通常能维持清晰的意识和基本智力，但某些认知功能会出现障碍。在医学上，从疾病划分来看精神分裂症不属于疾病，而是一种障碍。患者很难区分开真实世界和想象世界，会出现反应迟钝、行为偏激，严重者甚至会影响正常社交。病情发作时，只是身体感觉、思维逻辑、情感体验和行为表现会产生障碍，但不会出现昏迷或智障的情况。有的病人在疾病过程中会出现认知功能损害。自然病程多迁延，呈反复加重或恶化，但部分病人可痊愈或基本痊愈。

2. 神经症

在日常用语中，"神经病"是不雅的称呼，且往往与"精神病"混为一谈。事实上，在现代医学中，并没有"神经病"这样一种疾病，只有"神经症"（旧称神经官能症）。那么，如何区分神经和精神呢？可以以计算机来比喻，"神经"就好像CPU等硬件，精神则好比是WPS等软件。实际上，神经症是指中枢神经系统和周围神经的器质性病变，这些病变往往有明显疼痛、麻木、感觉丧失、瘫痪等症状，可以通过医疗仪器如脑部计算机断层扫描（CT）、核磁共振成像（MRI）等检查找到病变的位置。常见的神经系统疾病有：脑炎、脑膜炎、脑囊虫病、脑出血、脑梗死、癫痫、脑肿瘤、重症肌无力等。神经症患者通常应去神经内科或神经外科寻求诊治。

3. 抑郁症

抑郁症是一种常见的心境障碍，可由各种原因引起，以显著而持久的心境低落为主要临床特征，且心境低落与其处境不相称，严重者可出现自杀念头和行为。多数病例有反复发作的倾向，每次发作大多数可以缓解，部分可有残留症状或转为慢性。抑郁症是一种常见的精神疾患，也是世界范围内造成精神障碍的主要原因之一。抑郁症可能长期持续或反复发作，严重影响人们正常工作、学习和日常生活的能力，最严重时可能导致自杀。双相情感障碍即我们通常所说的躁郁症，患者通常有躁狂期和抑郁期，之间有情绪正常期。有时表现为情感高涨、精力充沛和活动增加（躁狂或轻躁狂），有时表现为情感低落、精力减退和活动减少（抑郁）。全世界有约6 000万人受这种障碍影响。

🔍 精神疾病预防小妙招

1. 注重心理调适

树立正确的世界观、人生观、价值观，多学习科学文化知识，破除封建残余思想。闲暇之余，可培养各种兴趣爱好，发掘自身价值，保持开心、愉悦的状态。适当参加健身文娱活动，改变不良生活习惯，积极融入集体生活中。具体来讲，一是胸怀远大志向。不会因为一些生活琐事、工作压力，而使心情变得心烦气躁，甚至抑郁、轻生。将个人梦想与社会发展紧密结合，保持干事创业的热情。二是注重性格培养。性格缺陷是精神疾病发病的重要基础，因此日常生活中要培养良好性格。尤其是对青少年儿童的培养教育，需要引导孩子养成性格开朗、乐观向上、忠诚老实、讲文明、懂礼貌、通情达理的气质。不要过于溺爱，要孩子克服胆小、任性、自私、过于好胜等不良个性，以增强适应社会环境的能力。三是合理安排时间。不管多忙多累，都要劳逸结合，探索属于个人的快速放松方式，如参加体育锻炼或公益志愿活动等。

2. 妥善处理多重关系

每个人都是"社会人"，都承担着不同角色，需要处理形形色色的关系。

一是学习关系。当学生时，学业压力和升学压力需要有适当的释放，不能长时间高强度学习。二是工作关系。处于快节奏的生活环境中，适度的放松更有利于提高工作效率。正确对待棘手问题，沉着冷静应对，少一些感情用事，遇到难解决或想不通的矛盾，可找领导、好友或亲属帮助，争取矛盾妥善地解决。三是恋人关系。增进相互间的理解，形成和谐的亲密关系。遇到争执事件时多商量、多沟通，切记不要"钻牛角尖"。四是家人关系。俗话说，家和万事兴。以亲情、血缘为纽带，建立稳固的夫妻关系、平等亲子关系、高质量的赡养关系。五是邻里关系。俗话说，远亲不如近邻。平常生活中，邻里之间应互相帮助，增进邻里感情。六是朋友关系。当与好友聊天的时候，你的不开心，你的焦虑可能换一个角度想就没有你所想的那么严重，但是当你独自思考的时候往往可能走向极端。常与好友谈谈自己开心的或不开心的事情，开心传递给别人，不开心的通过朋友的开导自己也会好很多。处理好这几组关系，我们才能舒适、安逸、无忧地生活，远离不良情绪。

3. 保持健康的生活习惯

全民健康作为全面建成小康社会的重要组成部分，而全民健身是增强体魄、健康生活的重要基础与保障。人们常常能够意识到身体休息的必要性，而往往忽略精神上的放松。比如说，有人认为周末休息就是睡觉或者是"葛优躺"。其实，除了身体的放松，更重要的是将紧绷的工作状态调整为情绪放松状态。适当的运动是精神放松的不错选择，运动本身可以促进人体的内分泌变化，大脑在运动后会产生一种名为内啡肽的物质，人心情的好坏，同大脑内分泌出来的内啡肽的多少相关。运动可以刺激内啡肽的分泌，使内啡肽的分泌增多，内啡肽因此也被称为"快乐激素"或者"年轻激素"，它能让人感到欢愉和满足，甚至可以帮助人排遣压力和不快。此外，健康的饮食习惯也可以促进精神健康，如食物中维生素 B 群有利于缓解焦虑，维生素 C 除有利于免疫外还有利于缓解紧张。

4. 正视病情

对于抑郁症其他人看来就是"想多了"，患者本人更经常是讳疾忌医，很怕真的确诊为精神类疾病，这样会形成恶性循环。这不是我们想的控制情绪，遇事少想点，往好处想就能解决的。轻者经过专业的心理辅导可能会缓解，若未缓解则需要药物治疗才能更快走出坏心情的迷宫。

 拓展阅读

> 临床上，常用量表检查的方式评估患者的抑郁症的基本情况，量表可分为自评量表和他评量表两种。常用的贝克抑郁自评量表是抑郁症常用的自评量表，包括情绪状态、兴趣爱好、睡眠质量、精神精力、自杀风险等 21 组题目，通过各题目的得分，得到总分，为患者和医生提供了诊断的线索，但如需确诊还需专业医生专业诊断。
>
> 指导语：本问卷有 21 组陈述句，每组有 4 句陈述，每句之前标有的阿拉伯数字为等级分。请仔细阅读每个句子，然后根据您近两周（包括今天）的感觉，从每一组中选择一条最适合您情况的项目。如果一组句子中有两条以上适合您，请选择最严重的一个。请注意，每组句子只能选择一条。全部 21 组都完成后，将各组的分数相加，即得到总分。

表 30-1　贝克抑郁量表（第 2 版）

一	六
0= 我不觉得悲伤	0= 我没觉得自己在受惩罚
1= 很多时候我都感到悲伤	1= 我觉得自己可能会受到惩罚
2= 所有时间我都感到悲伤	2= 我觉得自己将会受到惩罚
3= 我太悲伤或太难过，不堪忍受	3= 我觉得正在受到惩罚

二

0= 我没有对未来失去信心

1= 我比以往更加对未来没有信心

2= 我感到前景黯淡

3= 我觉得将来毫无希望，且只会变得更糟

三

0= 我不觉得自己是个失败者

1= 我的失败比较多

2= 回首往事，我看到一大堆的失败

3= 我觉得自己是一个彻底的失败者

四

0= 我和过去一样能从喜欢的事情中得到乐趣

1= 我不能像过去一样从喜欢的事情中得到乐趣

2= 我从过去喜欢的事情中获得的快乐很少

3= 我完全不能从过去喜欢的事情中获得快乐

五

0= 我没有特别的内疚感

1= 我对自己做过或该做但没做的许多事感到内疚

2= 在大部分时间里我都感到内疚

3= 我任何时候都感到内疚

七

0= 我对自己的感觉同过去一样，并不失望

1= 我对自己丧失了信心

2= 我讨厌我自己

3= 我恨自己

八

0= 与过去相比，我没有更多地责备或批评自己

1= 我比过去责备自己更多

2= 只要我有过失，我就责备自己

3= 只要发生不好的事情，我就责备自己

九

0= 我没有任何自杀的想法

1= 我有自杀的想法，但我不会去做

2= 我想自杀

3= 如果有机会我就会自杀

十

0= 和过去比较，我哭的次数并没有增加

1= 我比过去哭的多

2= 现在任何小事都会让我哭

3= 我想哭，但哭不出来

十一	十七
0= 我现在没有比过去更加烦躁	0= 我并不比过去容易发火
1= 我现在比过去更容易烦躁	1= 与过去相比,我比较容易发火
2= 我非常烦躁或不安,很难保持安静	2= 与过去相比,我非常容易发火
3= 我非常烦躁不安,必须不停走动或做事情	3= 我现在随时都很容易发火
十二	十八
0= 我对其他人或事情没有失去兴趣	0= 我没觉得食欲有什么变化
1= 和过去相比,我对其他人或事情的兴趣减少了	1= 我的食欲比过去略差,或略好
2= 我失去了对其他人或事情的大部分兴趣	2= 我的食欲比去过去差了很多,或好很多
3= 任何人或事情都很难引起我的兴趣	3= 我完全没有食欲,或总是非常渴望吃东西
十三	十九
0= 我现在能和过去一样作决定,没什么困难	0= 我和过去一样可以集中精神
1= 我现在作决定比以前困难	1= 我无法像过去一样集中精神
2= 我作决定比以前困难了很多	2= 任何事情都很难让我长时间集中精神
3= 我作任何决定都很困难	3= 任何事情都无法让我集中精神
十四	二十
0= 我不觉得自己没有价值	0= 我没觉得比过去累或乏力
1= 我认为自己不如过去有价值或有用了	1= 我比过去更容易累或乏力
2= 我觉得自己不如别人有价值	2= 因为感觉太累或者太乏力,许多过去常做的事情不能做了
3= 我觉得自己毫无价值	3= 因为感觉太累或者太乏力,大多数过去常做的事情都不能做了

十五

0= 我和过去一样有精力

1= 我不如从前有精力

2= 我没有精力做很多事情

3= 我做任何事情都没有足够的精力

十六

0= 我没觉得睡眠有什么变化,睡眠与往常一样好

1= 我的睡眠比过去略少,或略多

2= 我的睡眠比以前少了很多,或多了很多

3= 我根本无法睡觉,或我一直想睡觉

二十一

0= 我没觉得最近对性的兴趣有什么变化

1= 我对性的兴趣比过去降低了

2= 现在我对性的兴趣大大下降

3= 我对性的兴趣已经完全丧失

总分:_____

0～13=无抑郁

14～19=轻度抑郁

20～28=中度抑郁

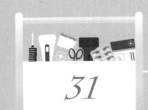

你愿意用 40 秒来挽救一个生命吗？

——世界预防自杀日（每年的 9 月 10 日）

🔍 世界预防自杀日的起源和目的

　　每年的 9 月 10 日，众所周知的是"教师节"，但是从 2003 年开始，9 月 10 日又被赋予另一个特殊的意义，那就是"世界预防自杀日"。世界卫生组织报告数据显示，全球每年大约有 80 万人死于自杀，相当于每 40 秒就有一个人结束自己的生命。我国每年约有 25 万人死于自杀，其中 63% 都患有精神障碍，是导致自杀的"头号杀手"。在各种精神障碍中，抑郁症最为公众熟悉，它的终身自杀率高达 6% ~ 15%。

　　奥地利心理学家于 1960 年在维也纳成立的国际预防自杀协会（IASP），通过精神支持、心理辅导等多种方式帮助公众人群。随着经济的发展，人们的压力越来越大，自杀数量日趋增多，为预防自杀和降低自杀率，自 2003 年开始，世界卫生组织和国际预防自杀协会将每年的 9 月 10 日定为"世界预防自杀日"。2003 年 9 月 10 日为首个"世界预防自杀日"，世界卫生组织和国际自杀预防协会呼吁各国政府、预防自杀协会和机构、当地社区、医务工作者以及志愿者们，加入到当天的各项地方性行动中，共同提高公众对自杀问题重要性以及降低自杀率的意识。

　　为预防自杀和降低自杀率，每年的"世界预防自杀日"主题活动帮助公众了解诱发自杀行为的危险因素，增强人们对不良生活事件的应对能力，预防自杀。

关于自杀的一些认识误区

自杀是一种主动结束自己生命的行为，其过程是渐进式的，包括自杀念头、自杀未遂和自杀死亡三种情形。人们对于自杀的认识将直接影响自杀风险控制的效果，决定采取何种措施加以处理。当前存在以下几种关于自杀的误解（图31-1）：

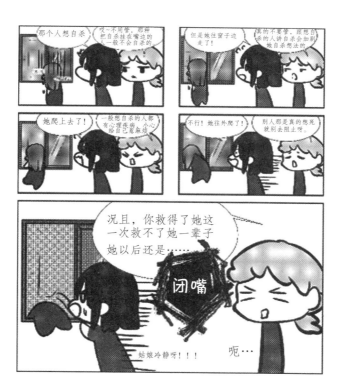

图 31-1　对自杀的误解

1. 不要跟自杀未遂者聊自杀话题

事实上，在学术界和临床上均认为鼓励自杀未遂者敞开心扉，说出自杀想法，这样才能使干预了解自杀者真实原因，寻求建立信任的途径。只有这样，干预者方能更好地引导自杀者对自杀行为的思考，帮助其考虑清楚生死问题，建立起自控能力和树立起生活信心。国外的一些实践表明，在公共场合谈论自杀，采取模拟方式，进行角色扮演对话，有利于帮助人们对自杀者的理解，提高干预的针对性和有效性。一些学校甚至将预防自杀纳入学校教育内容，取得了良好的成效。

2. 经常提自杀的人不会真正地自杀

尽管存在一声不吭就选择了结生命的案例，但不具有普遍性。事实上，大多自杀身亡者曾经威胁过别人或者对他人公开过自己"不想活或者生活没有意义"之类的想法，当然这些想法不是非常正式提出的，而是有意或无意地传递给特定对象。如听者加以重视，及时采取措施进行干预，有可能避免悲剧的发生。现实中存在这种情况：自杀者频繁表达自杀念头但一段时间过去了并没有什么事情，周围的人便放松警惕，结果真正发生时却措手不及。

3. 自杀者终究会想法结束生命的，阻拦是没用的，他们都有精神疾病

这种观点和认识是极其恐怖的，会导致对自杀行为和自杀者的鄙视、冷漠，加剧自杀死亡发生的进程。实际上，精神疾病虽然是自杀死亡的重要原因之一，但两者是不能划等号的。自杀行为大多是因突发事件引起的应激行为，对于长期遭受身心迫害、孤立无援的正常人和遭受疾病摧残折磨的老人要予以重点关注。尽管有些自杀行为是冲动型，一时想不开而产生的，但更多的人在死亡前是有过挣扎和纠结的，若此时予以关心和帮助，是能够大大降低自杀死亡率的。

4. 想要自杀的人是真的想死

在这个世界上，没有人生来就不热爱生命，因为生命既是幸福的前提，也是创造幸福的源泉；世界上没有一个人不恐惧死亡，因为生命对于人只有一次。事实上很多人当直面死亡时，内心是惧怕的。往往自杀者是想通过结束生命来逃离现实困境，当导致自杀的诱因得到处理后，其认识到生

命的真正意义，依旧能够开心地活着。他们并不是真正想结束生命，而是想终止痛苦。

5. 普通人对预防自杀无能为力

自杀预防是项专业性工作，需要接受长期专业训练才能成为自杀预防工作者。但是，普通人是能够并有义务对预防自杀做出贡献的，具体可以从这些方面进行：一是多了解有关自杀的科学知识，消除对自杀的误解；二是尊重想自杀或有自杀行为者的人格，不能侮辱歧视他们；三是发现周围的人有自杀倾向后，有责任对其进行帮助，包括必要时守护自杀者、与有关专业机构进行联系、力所能及地在精神和物质方面给予支持等。

🔍 自杀的原因

自杀的原因比较复杂，往往是多方面因素如社会因素、精神疾病、生物学因素和严重的躯体疾病等综合作用的结果。其中抑郁障碍是导致自杀的首位原因。

精神疾病包括精神分裂症、抑郁症、狂躁症、焦虑症、双相情感障碍等。经学者研究，90%自杀者人至少有一种精神障碍，但自杀率只有5%。其中精神抑郁者自杀被我们常知，因为50%以上的自杀死亡者为抑郁症患者，20%~48%企图自杀者为抑郁症患者。抑郁障碍是导致自杀的首位原因，患有抑郁症人群自杀率是非抑郁症人群的20倍。

严重躯体疾病的患者也是一类自杀高风险人群。严重躯体疾病起病后，患者往往对疾病的原因、诊断、治疗和预后等产生较多的关注和忧虑，特别是疼痛性疾病、恶性疾病（如癌症、艾滋病等）、慢性躯体疾病终末期，对患者带来的心理压力必然非常显著，在这种情况下，自杀的风险是较高的，躯体疾病患者可伴发抑郁症，势必增加自杀风险。研究显示，躯体疾病患者自杀主要与伴发的抑郁有关。

失调认知、非理性观念、思维模式偏执、思考方式片面等导致极端的思考方式以及对生存恐惧也是导致自杀的重要原因之一，最大的生存恐惧简单地说就是绝望，是一个人对现状或未来彻底失去生存勇气的绝望。从这个意义上说，社会要想防止自杀，首先要防止产生绝望的土壤。有一些绝望基本与社会无关，比如某人患了人类目前无能为力的疾病后对生活失去了勇气。有一些绝望既与个人有关，也与社会有关。比如恋爱、婚姻失败，经营破产，上当受骗，家破人亡等。

🔍 自杀倾向高危人群判定

经科学研究，如果当事人无论何时具备了下述的 4 到 5 项危险，则有理由认为该当事人正处在自杀的高危时期 ：

（1）有自杀家族史；

（2）曾有自杀未遂史；

（3）已经形成一个特别的自杀计划；

（4）陷入特别大的创伤损失而难以自拔；

（5）是精神疾病患者；

（6）有药物和酒精滥用史；

（7）最近有严重躯体疾病和心理创伤；

（8）有失败的医疗史；

（9）独居并与他人失去联系；

（10）患有抑郁症或处于抑郁症的恢复期，或最近因抑郁症住院；

（11）有特别的行为或情绪特征改变，如冷漠、退缩、隔离、易激怒、恐慌、焦虑，或有社交、睡眠、饮食、学习、工作习惯的改变；

（12）有严重的绝望或无助感；

（13）陷于以前经历过的躯体、心理或性虐待的情绪中不能自拔；

（14）显示一种或多种深刻的情感特征，如愤怒、攻击性、孤独、内疚、敌意、悲伤或失望。

如何帮助有自杀倾向的人

1. 高危人群的自我调节

（1）让自己忙起来，让工作和学习，或者是其他的体力劳动等占据你所有时间，充实你的生活，当累到极致时身体会提醒你强制休息，参加各种活动可以让人忘记烦恼，延迟离开这个世界的想法。

（2）心理咨询法，找专业的心理咨询师聊一聊，高效开导或许会让我们迅速走出困境。同时要学会倾诉，心情郁闷或遇到难题时，多与家人和朋友沟通交流，一定不要憋在心里独自一人承受。

（3）来一场说走就走的旅行，离开熟悉的地方，去寻找新的环境，在自然界中治愈。

想自杀者许多都是暂时处理不了的突发情况导致轻生。自杀往往是因为对不良的生活事件的应对能力处理能力弱，是一种逃避行为，但自杀最终带来的痛苦往往是由自己最亲的人来承受。任何希望都是建立在活下去的基础上，没有任何人百分之百地想自杀。有强烈死亡愿望的人是非常矛盾的，茫然的，他们只看到两种可能的选择：痛苦或死亡。

2. 帮助高危人群的办法

当欲轻生者萌发轻生的念头时，我们应该及时发现其轻生的信号，积极关心和帮助他们，最大限度避免悲剧的发生（图31-2）。

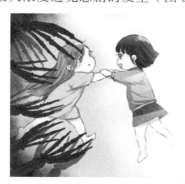

图 31-2　帮助欲轻生者逃离死神的魔爪

（1）保持冷静和耐心倾听，帮欲轻生者梳理问题所在，并针对性解决，看是否需要专业的心理干预。

（2）认可欲轻生者表露出自己的情感，也不试图说服他改变自己的感受，让他感受到被信任，相信他说的话，当他说要自杀时，应认真对待。

（3）如他要你对其想自杀的事情给予保密时，不要答应；让他相信他人的帮助能缓解自己面临的困境，并鼓励他寻求帮助。

（4）说服其相关人员共同承担帮助他的责任。

（5）如果你认为他当时自杀的危险性很高，不要让其独处，要立即陪他去心理卫生服务机构或医院接受评估和治疗。

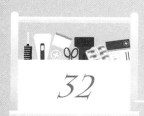

除了西医你知道世界上还有许多民族医学吗？

——世界传统医药日（每年的 10 月 22 日）

🔍 传统医药的形成

人类在早期的生活与生产活动中，特别是在采食植物和狩猎过程中，逐渐发现了可以用来防治疾病的物品，并在实践过程中不断加以完善，即产生了所谓的药品。特定的种族或人群在长期的医药实践中所积累的经验和物质基础，逐步形成了各自的传统医药理论，它具有地域性、实践性、人文性、传承性的特点，这就是传统医药的形成过程。

🔍 世界传统医药日的起源

1991 年 10 月国家中医药管理局和世界卫生组织联合在北京召开国际传统医药大会。40 多个国家和地区的传统医学专家和 22 个国家的卫生部高级官员参加会议。会议一致通过了以"人类健康需要传统医药"为主题的北京宣言，强调了传统医药在现代社会的人类健康事业中举足轻重的地位和作用，并建议将每年的 10 月 22 日定为"世界传统医药日"。

🔍 设立世界传统医药日的重要意义

1. 契合社会大背景形势

人类健康需要传统医药，世界各国的传统医药是国际医药界不可多得的宝贵财富。随着化学药品毒副作用不断出现，药源性疾病日益增加，以及生化药品研制成本昂贵等问题的存在，人们开始呼唤回归大自然，希望用天然药物和绿色植物来治疗疾病和保健，而传统医药日的出现正好契合了这一背景。

2. 促进各国加强对本土传统医药的保护

世界传统医药日的确定，从一定程度上来说，促进了世界各国人民对于传统医药的重视，加强了对于传统医药的保护力度。从北美、西欧等国家草药市场的兴起到"世界传统医药日"的确定，都表明一个有利于传统医药发扬光大的社会氛围正逐步形成。我国传统中医药与其他传统医药为保障世界人民健康做出了巨大贡献，充分挖掘、保护和发展传统医药，对于人类战胜疾病、保障健康具有重要意义。

🔍 节日现状与存在问题

世界传统医药日确立至今已有近 30 年，但目前在我国的知名度仍然不高，很多国人对此并不是十分了解。在世界现代医学体系的框架下，传统医学的发展仍然举步维艰，在某些国家和地区，传统医药甚至没有取得合法地位。这里面除了政治和经济因素之外，人们对于传统医药的认知缺乏也占很大原因。因此，国家和政府加大传统医药的宣传力度，出台相应的保护措施和政策显得尤为重要。

🔍 世界传统医药简述

传统医药是各国人民对自然和疾病作斗争的宝贵经验总结。在历史实践过程中，将那些疗效好、防治疾病作用明显的药品，自然而然地传承了下来，日积月累，逐渐总结出规律和理论，成为传统文化的重要组成部分。当今世界三大传统体系便是其杰出代表，其他成规模的传统医学都是这三大传统医学体系的分支和本土化发展。

人类历史上先后产生过五大传统医学体系，分别是古希腊-罗马医学、印度医学、古埃及医学、亚述巴比伦医学和中医学。然而得到传承和发展且拥有完整理论体系的传统医学只有三种，即中医学、印度医学和希腊-阿拉伯医学。

（一）三大传统医学代表

1. 中医学

中医学，也称汉医、国医，是以中医药理论与实践经验为主体，研究人类生命活动中健康与疾病转化规律及其预防、诊断、治疗、康复和保健的综合性科学。中医学的基本理论包括阴阳学说、五行学说、脏腑经络学说以及气血津液学说等。日本的汉方医学、韩国的韩医学、朝鲜称的高丽医学、越南的东医学等都是以中医学为基础发展起来的。在现今世界的医疗体系中，中医学被归类为替代医学中的一支。

2. 印度医学

印度医学又称阿育吠陀医学（Ayurveda Medicine），形成于公元初期的古代印度，以被称为"古印度医学百科全书"的《阇罗迦本集》的问世为标志。吠陀时代（约公元前 1500 年至公元前 600 年），主宰印度的雅利安人开创了以婆罗门教为核心的吠陀文化，也开启了印度古代哲学和自然哲学的源头。作为四种副吠陀（对吠陀的补充和演绎）之一的阿育吠陀是关于植物和医药的知识。在梵文中"阿育"意为生命，"吠陀"意为知识、学问。阿育吠陀意指生命之学，是印度医学理论的源头。其基本理论是五元素学说和三体液学说。古代印度医学的眼科和外科很发达，超过了同时期的其他医学体系。瑜伽是其重要名片。

印度在 1970 年改变了独立前的政策，承认了阿育吠陀以及其他医学体系，以促进国家卫生事业的发展。此后，全国建立了大量的阿育吠陀医院和诊所，大多数由印度政府和邦政府提供财政拨款并进行管理。相对世界上其他传统医学来说，其发展和利用情况尚可。

3. 希腊-阿拉伯医学

希腊-阿拉伯医学（Greco-Arabic Medicine）起源于古代希腊，形成于 8～12 世纪的阿拉伯帝国。希腊-阿拉伯医学在严格意义上应是欧洲古希腊-罗马医学的继承与发展。它以古希腊医学家希波克拉底和古罗马医学家盖仑的学说为基础，进一步加以演绎和完善而成。

构成希腊-阿拉伯医学理论的基本概念包括四元素（土、气、水、火）、四性（寒、热、湿、干）、四体液（血液、粘液、黄胆液、黑胆液）、三灵气（生命灵气、精神灵气、自然灵气）和器官论。希腊-阿拉伯医学用这些基本概念来阐释人的生理过程、发病原理和治疗法则。其著名医学家及作品是侯奈因《眼科十论》、拉齐《天花和麻疹》《医学集成》和伊本·西那的《医典》。

由于西方现代医药的传入，现代医药很快被西亚和中亚各国官方确定为常规医疗卫生手段，传统医药被排斥在常规医疗卫生体系之外，沦为自生自灭的民间医药。直到 20 世纪 80 年代，西亚、中亚各国对传统医药才重新开始重视。但官方的工作基本集中在传统药物方面。

（二）其他传统医学

1. 日韩医学

日本的"汉方医学"和韩国的"韩医"与"中医学"常常混为一谈，客观来说，他们之间的关系可以比喻为"同源异流、同根异枝"。可以说，日本和韩国的传统医学基本上是以中医学为基础，结合本国国情，参以本国医家学术观点及治疗经验的传统医学。

现在的日本《医师法》中没有独立的汉方医师资格条文，日本国内尚无一所国立的完整的汉方医医院，汉方机构主要设在西医机构之中。但在韩国，既有西医医院，又有韩医医院。韩国政府不但在资金上给予韩医药发展有力的支撑，还从国家法规上明确韩医学的地位，在国际医药市场上，韩医韩药是支生气蓬勃、咄咄逼人的竞争劲旅。

2. 泰　医

除此之外，在世界上比较知名的传统医学还有泰医，通常认为，泰医是从印度医和中医发展而来。泰国将泰医学定义为：与泰国人民文化生活方式相协调，用于保健和治疗疾病的传统哲学思想、人体知识及医疗方式。近年来由于泰国政府的重视，泰医有了很大的发展，如泰医的推拿在泰国极为盛行，而且在我国很多地方也有相关的泰式推拿馆。

3. 中国国内其他传统医学

广义的中医实际上还包括藏医、蒙医、维医、苗医等根植于中国大地的传统医学。这些传统医学都有自己独特的理论体系和临床诊疗特色。我国对这些具有特色的传统医学一直以大力支持的态度，促进其发展，在一些大学还开设有许多少数民族医学的硕士点及博士点。

三大传统医学体系中，中医学和印度医学保留相对较好，在世界上相对有影响力。而希腊-阿拉伯医学由于地缘等因素在其产生、发展、繁荣、衰退的过程中与西方医学互动交流较多，现在基本融入了西医学体系，传统诊疗在民间使用，官方持不禁不认的态度，使其发展相对停滞。

🔍 关于传统医药的一些认识误区

1. 传统医药就是中医

广义的传统医药包括世界各国的传统医药，即使在中国，也有藏医、蒙医、苗医等各种传统医药。

2. 传统医学都是经验医学

任何一门医学科学都有实践经验的成分，也有理论指导的部分，特别是至今仍然流传并保留下来的医学尤其如此。绝对不能简单地用经验医学来评价他们，例如中医，就具有十分博大的理论基础作为支撑。

3. 看中医就是吃中药

作为中国的国粹，中医有着非常庞大而又完善的系统。作为一门学科，中医又有各个子学科，因此看中医绝不等同于吃中药。中医除了服用中药，还有针灸、艾灸、拔罐、推拿、药浴、刮痧、食疗等各种方法，且疗效甚佳。

4. 养生就要大量进补

很多人选择各种各样的所谓名贵中药，例如鹿茸、虫草、西洋参、高丽参等来泡水或泡酒进补。这些药物的确很名贵。但是人们恰恰忽略了一点——身体是否需要！大部分健康人是不需要补的，就如同一条装满气的轮胎，你如果继续给它打气，结果不言而喻。中药的应用有严格的标准，是中医经过对病人的望、闻、问、切四诊之后，综合分析而得出一个诊断，再辨证用药，所以不能简单地以补来养生。

 延伸阅读

中国国医节的由来

1929 年 2 月，国民党政府卫生机构的主管余云岫，在一次工作会议上提出"废止旧医药（那时中医中药被称为旧医药），以扫除医药卫生之障碍案"，另拟"请明令废止旧医学校案"呈教育部，并规定了 6 项消灭中医的具体办法。这就是历史上臭名昭著的"废止中医案"。

1929 年 3 月 17 日，全国 17 个省市、242 个团体、281 名代表云集上海，召开全国医药团体代表大会。大会成立了"全国医药团体总联合会"，组成赴南京请愿团，要求立即取消废止中医议案。同时，全国总商会、中华国货维持会、医药新闻报馆，以及南洋华侨代表等电请保存国医。社会公众舆论也支持中医界，提出了

"取缔中医药就是致病民于死命""反对卫生部取缔中医的决议案"等声援口号，最终，废止中医议案未被采纳。

　　为了纪念这次抗争的胜利，并希望中医中药能在中国乃至全世界弘扬光大、造福人类，上海医学界人士共同发起，倡议将 3 月 17 日定为"国医节"。

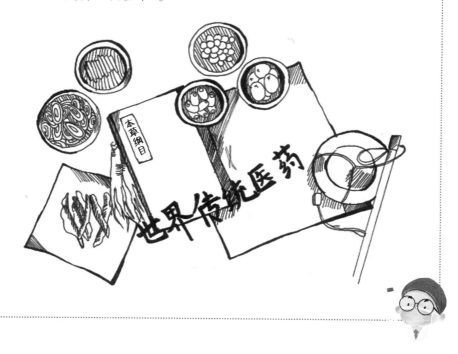

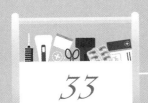

毒品能让人更有灵感吗？

33

—— 国际禁毒日（每年的 6 月 26 日）

"毒品"这两个字，绝对是绝望与死亡的代名词，毒品摧残人类健康、危害民族素质、助长暴力犯罪、吞噬社会巨额财富。毒品造成的经济损失和扫毒所需要的巨额经费更是一个国家沉重的经济负担。

人民日报最新数据显示，我国现有登记在册的吸毒人员 214.8 万（截至 2019 年底）。而未登记在册潜在的吸毒人员超过千万，你根本无从知晓你的身边有多少潜在的瘾君子。

毒品泛滥是当今世界面临的重大问题之一。据统计，2015 年全球约有 2 亿人在使用毒品，吸毒人群遍及全球 200 多个国家和地区。全球每年因滥用毒品致死的人数高达数十万，上千万人因吸毒而丧失劳动能力。可以说，吸毒毁掉人的一切（图 33-1）。

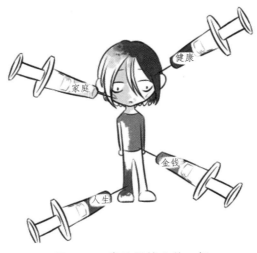

图 33-1 毒品毁掉人的一切

毒品在世界范围内泛滥多年，早已构成严重的国际威胁。2002 年联合国的统计表明，全世界每年毒品交易额达 5 000 亿美元以上，是仅次于军火交易的世界第二大宗买卖。毒品问题是当今世界的头等公害，没有任何一个国家是一片净土。

禁毒！这是全民的责任所在。

🔍 国际禁毒日的起源、目的

20 世纪 80 年代，毒品在全球日趋泛滥，毒品走私日益严重。面对这一严峻形势，联合国于 1987 年 6 月在奥地利维也纳召开了关于麻醉品滥用和非法贩运问题的部长级会议，会议提出了"爱生命，不吸毒"的口号，与会代表一致同意将每年的 6 月 26 日定为"国际禁毒日"。

毒品不仅严重摧残人类健康，危害民族素质，助长暴力和犯罪，而且吞噬巨额社会财富。国际禁毒日的设立，是为了引起全世界各地对毒品问题的重视，同时号召全球人民来共同解决毒品问题。

毒品是全球性的灾难，也是全人类共同的敌人，世界范围内日益严重的毒品潮，不仅严重危害人类的健康，败坏社会风气，还直接导致和诱发各种犯罪，威胁着全球政治稳定和经济发展。

遏制、减少直至最终消除毒品犯罪，是世界人民的共同愿望。禁毒斗争的意义在于打击毒品犯罪、将毒品危害减到最低、确保社会和谐家庭和睦。

🔍 认识毒品

何为毒品？根据联合国 1971 年制定的《精神药物公约》，毒品是指某种能引起成瘾之依赖性，使中枢神经系统产生兴奋或抑郁，以致造成幻觉，或对动作机能、思想、行为、感觉、情绪之损害的天然、半合成、合成的物质。

按照我国 1997 年 10 月实施的《中华人民共和国刑法》第 357 条规定，

毒品是指鸦片、海洛因、甲基苯丙胺（冰毒）、吗啡、大麻、可卡因以及国家规定管制的其他能够使人形成瘾癖的麻醉药品和精神药品。

毒品从自然属性看，通常可分为麻醉药品和精神药品两大类。2013 年国家食品药品监督管理总局、公安部、国家卫生计生委公布的《麻醉药品及精神药品品种目录》中，列明了 121 种麻醉药品和 149 种精神药品（其中第一类精神药品 68 种，第二类精神药品 81 种）。毒品中最常见的主要是麻醉药品类中的大麻类、鸦片类和可卡因类。

🔍 毒品对身体的危害

1. 引起消化系统疾病

很多吸毒者营养不良，身体骨瘦如柴，吸收功能差、胃肠功能紊乱、饮食不规律；吸毒可出现长期的便秘，使毒素积聚，面色晦暗；毒品损伤肝脏，吸毒者损伤性肝炎高发，转氨酶异常升高，严重者可发生出血倾向，形成腹水，发生肝性昏迷甚至死亡。

2. 引起呼吸系统疾病

吸食海洛因可破坏支气管和肺泡组织，易并发呼吸道感染，支气管炎和肺炎高发，哮喘和肺气肿也常见，往往易合并引发肺结核病；吸食毒品用量大时易出现中毒，极易出现肺水肿，抢救不及时可引起死亡；毒品里有很多杂质，若静脉注射易引起肺栓塞，肺脓肿也并不鲜见。

3. 对心血管系统的危害

吸毒可直接引起心律失常和心肌缺血性改变。吸食海洛因的吸毒者心律大多有异常（常见传导阻滞、心动过缓、心律不齐等）；吸食冰毒等兴奋剂的吸毒者，往往出现血压升高，常见中毒性心肌病，出现心动过速、心源性猝死，也易出现脑血管意外而致命；海洛因注射吸毒最常见致死性并发症如败血症、细菌性心内膜炎等。注射吸毒易损害血管，常见血栓性静脉炎、血管栓塞、坏死性血管炎等。

4. 对神经系统的危害

毒品里往往含有大量杂质，注射吸毒易引起脑血栓出现脑梗死；过量吸毒会引起呼吸抑制致脑水肿，毒品中的掺杂物可引起抗原抗体反应从而出现脑白质病变；许多新型毒品如冰毒等，对大脑神经系统损害极大，很容易出现精神障碍。长期吸食冰毒所致的精神障碍，主要以幻觉、妄想、躁狂、抑郁、焦虑、失眠等为表现，一旦出现，便难以逆转。

5. 导致性功能障碍

很多毒品（比如海洛因、冰毒等）均可影响下丘脑-垂体-性腺轴功能，长期吸食会使内分泌系统发生紊乱，性激素分泌水平逐步下降，男性性功能低下而出现阳痿，女性则易出现月经紊乱、闭经而不孕等。

6. 皮肤软组织感染

很多毒品成瘾者注射吸毒，针刺部位极易感染，引起急性蜂窝织炎和脓肿，周身处处可见溃疡，严重的可出现皮肤坏疽、肢体坏死，为了保命不得不截肢。注射吸毒还可引起过敏性皮炎伴发感染。而很多冰毒吸食者，皮肤代谢可出现问题，毛囊易感染发炎，形成暗疮、结节，长期反复不愈，容貌毁损。

7. 对肾脏的损害

吸毒可引起急性肾小球肾炎，吸毒者清晨起床后可发现眼皮浮肿、伴发肾性高血压，出现血尿等；或是发生肾病综合征，出现浮肿，数天内可发展到全身浮肿；或是出现肾脏脓肿；甚至可能出现急性肾功能衰竭，患者出现少尿、肾性水肿、肾性高血压，严重者引起心力衰竭，此时病人感觉有胸闷、气急、咳嗽、吐血性泡沫痰、嘴唇发绀及尿毒症症状皮肤等，极易发生死亡。

8. 导致性病、艾滋病等各类传染病的传播

共用注射器、静脉注射毒品的危险行为，极易导致艾滋病的交叉感染；毒品作用大脑，使吸毒者往往行为失控，性行为紊乱、滥交，极易传播各类传染病。吸毒人群是梅毒、淋病、肝炎（乙型、丙型）、艾滋病等传染性疾病的高发人群。

毒品对身体的危害不只是以上提到的这些，某种程度上对身体的危害更体现在对精神心理的危害，吸食毒品可引起身体依赖和精神依赖，从而使吸毒难以彻底戒除，因此绝大多数吸毒者的结局都是家破人亡或妻离子散，违法犯罪。

🔍 对毒品的几个认识误区

1. 毒品价格高昂，普通人买不起，因此不会有太多人吸毒

在我们的印象里往往觉得染上毒品之后，就需要给毒品大把大把地奉上"银子"，从而让我们有一种毒品价格异常高昂的错觉。诚然，吸毒者往往因为吸毒会有很严重的经济负担，但有句话叫作"再贫穷都会有人吸毒。"很多时候毒品并不昂贵，开始时贩卖毒品者以适当的价格让人购买得起，吸毒者吸食后逐渐不能自拔，长期吸毒则需要耗费大量钱财，从而家破人亡。

2. 吸毒后能产生"想要什么就有什么"的幻觉

我们知道毒品分很多种，有对人体产生放松镇静作用的传统提炼类毒品，有让人兴奋刺激的化学合成类毒品，有能让人致幻的精神药物类毒品。很明显并不是所有毒品都能让人产生幻觉。

至于能让人产生幻觉的物质，如 K 粉等，确实能让人产生光怪陆离的迷幻感。但是这不是所谓的想要什么就有什么的幻觉，更多的是一种感知与意识的分离性幻觉。更像是进入一种虚幻的梦境，而这种梦境不受思维的控制，有些令人"愉悦"，而有些却会令人"恐惧和痛苦"，不确定性的

幻觉才是吸食后的真正表现。

3. 吸毒能让人更有创作力，产生灵感

这句话不知道从什么时候开始，成为某些明星艺人等吸毒的借口。不仅他们自身深信不疑，更是让他们的一些粉丝也相信自己的偶像吸毒就是为了找灵感，仿佛没有毒品就没有他们的事业。

吸毒能激发所谓艺术灵感和突破自己的艺术巅峰，这简直是无稽之谈。实际上，吸食毒品根本不能激发创作灵感，相反还可能抑制创造力。以吸毒换取灵感无异于饮鸩止渴，并会毁坏自己的事业。

🔍 医生来支招

有一句话叫作"一日吸毒，终生戒毒"，从实验心理和变态心理学观点来看，戒毒成功率微乎其微，我国的吸毒人员戒毒成功率不到 10%，复吸率也是极高的。

一旦吸毒成瘾，人体原有的平衡机制被打乱，在停用毒品后，人体就会产生焦虑、恐惧、畏惧等不良情绪，还会产生万蚁啮骨、万针刺心、万人裂肤似的难以忍受的感觉，让人痛不欲生并产生强烈的再次吸毒的渴望。而一旦得不到毒品，一些人就会自残、自杀。而一些吸毒者为了摆脱这种痛苦，就会不顾一切寻找毒品，这将引发一系列暴力行为，甚至杀人、抢劫，给社会带来严重的安全隐患（图33-2）。

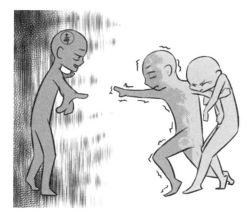

图 33-2　吸毒成瘾难以自拔

所以对于毒品，我们千万要克服自己的好奇心，万万不得沾染，一旦沾染，牺牲的可

能就是自己的一生。毒品不仅仅影响自己的生命健康，更会对家庭，乃至对全社会带来无法估量的伤害。

延伸阅读

戒毒顺口溜

大麻、鸦片、海洛因，快克、白板、老 K 粉。

冰毒、吗啡、可卡因，麻古、红冰、氯胺酮。

安钠咖、美沙酮，摇头丸、杜冷丁。

化学合成结晶粉，杀人毒药要小心。

神经麻痹必上瘾，拒绝毒品保性命。

麻木不仁若尝试，道德沦丧人格尽。

燃油耗脂灭灵魂，残害社会祸家门。

失去自信丢尊严，亲朋好友皆无颜。

珍爱生命拒毒品，一生平安社会稳。

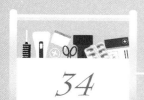

34 如何获得并保持健康？

——世界卫生日（每年的 4 月 7 日）

世界卫生日知多少？

　　1946 年 7 月 22 日，联合国经社理事会在纽约举行了第一次国际卫生大会，60 多个国家的代表共同签署了《世界卫生组织宪章》，于 1948 年 4 月 7 日生效。1948 年 6 月，在日内瓦举行的联合国第一届世界卫生大会上正式成立世界卫生组织，为纪念组织宪章通过日，决定将每年的 7 月 22 日定为"世界卫生日"，倡议各国举行各种纪念活动。次年，第二届世界卫生大会考虑到每年 7 月份大部分国家的学校已放暑假，无法参加这一庆祝活动，便规定从 1950 年起将 4 月 7 日作为全球性的"世界卫生日"。1950 年起，世界卫生组织每年为世界卫生日选定一个主题，突出世界卫生组织关注的重点领域。表 34-1 为世界卫生日近年的主题。

表 34-1　世界卫生日 2011—2021 年宣传主题

年份	主题
2011 年	抗菌素耐药性：今天不采取行动，明天就无药可用
2012 年	老龄化与健康，口号是"健康相伴，活力常在"
2013 年	降压让生活更美好
2014 年	病媒传播的疾病
2015 年	食品安全
2016 年	应对糖尿病

年份	主题
2017 年	关注抑郁症
2018 年	全民健康覆盖：每一个人，每一个地方
2019 年	全民健康覆盖
2020 年	支持护士和助产士
2021 年	建设一个更公平、更健康的世界

🔍 南丁格尔——护理事业创始人

佛罗伦斯·南丁格尔是英国人，自幼受到良好教育，博学多才，少女时代就表现出深厚的爱心，对护理产生了浓厚兴趣。

南丁格尔提出了科学的护理理论。她一生撰写了大量报告和论著，包括《医院札记》《健康护理与疾病札记》等多部专著。最著名的是《护理札记》，阐述了护理工作应遵循的指导思想和原理，详细论述了对病人的观察和病房卫生影响。该书是护理工作的经典著作。南丁格尔认为护理学的概念是"担负保护人们健康的职责以及护理病人使其处于最佳状态"。

1859 年，南丁格尔被选为英国皇家统计学会的第一个女成员，后来成为美国统计协会的名誉会员。

1860 年，南丁格尔用政府奖励她的 4 000 多英镑，在英国伦敦的圣托马斯医院创建了世界上第一所正规的护士学校，被人们誉为现代护理教育的奠基人。

1901 年，南丁格尔因操劳过度，双目失明。1907 年，南丁格尔获得英国国王授予的最高国民荣誉勋章，成为英国历史上第一个接受这一最高荣誉的妇女。其后她还发起组织国际红十字会。南丁格尔终身未嫁，1910 年 8 月 13 日，南丁格尔在睡眠中溘然长逝，享年 90 岁。

南丁格尔对护理学作出了伟大贡献，后人赞誉她为"伤员的天使""提灯女神""克里米亚天使"。她是护理事业的先驱、奠基人。1912 年国际护士会将每年的 5 月 12 日（南丁格尔诞辰日）确定为国际护士节，同年国际红十字会在华盛顿召开的第九届大会上，正式确定设立南丁格尔奖章。

🔍 关注卫生，保障健康

1. 关注食品卫生

"民以食为天"，食品是人类赖以生存和发展的物质基础，食品安全是关乎人民健康与国计民生的重大课题。食源性疾病是指通过摄食而进入人体的有毒有害物质（包括生物性病原体）等致病因子所造成的疾病，包括常见的食物中毒、肠道感染病、人畜共患传染病、寄生虫病以及化学性有毒有害物质所引起的疾病。食源性疾病的发病率居各类疾病发病率的前列，是当前世界上最突出的卫生问题。

食物中毒是指由于摄入含有生物性、化学性有毒有害物质的食品，或把有毒有害物质直接当作食品食用，从而引起的非传染急性、亚急性疾病。这是最常见的食源性疾病。食物中毒包括细菌性食物中毒、化学性食物中毒、真菌性食物中毒、有毒动物性食物中毒和有毒植物性食物中毒。

2. 食品安全要点

世界卫生组织曾提出预防食品中毒的食品安全五大要点：使用安全的水和原材料、安全煮熟、在安全的温度下保存食物、生熟分开和保持清洁。

（1）食材安全。使用达标的饮食用水，蔬菜水果需要新鲜的，时刻注意保质期时间。

（2）烧熟煮透。肉类、家禽类食品要煮熟再食用，因为生肉里可能会有虫卵细菌，吃进去会对人体造成危害。

（3）注意存放。熟食若不立即食用，需要放进冰箱冷藏，再拿出来食用时则需要加热。

（4）生熟分开。生熟食品需要分开，切记不能混杂保存，刀也需要分类，避免污染滋生细菌，感染病菌。

（5）保持清洁。餐前便后要洗手，下厨前需要洗净双手，饮食餐具要勤清洗，厨房保持每日干净。

🔍 关注精神卫生，重视心理健康

心理健康与身体健康一样，都是健康不可分割的部分。关注精神卫生，让每个人都能够认识到自身潜力，学会给自己做"减法"，让自己快乐地生活，积极面对生活的每一天，为社会做出自己的贡献。心理健康的自我维护要做到以下几点。

（1）拥有一个积极的心态。科学证明，精神和心态不好的人，衰老得快，可见心态的重要性。

（2）加强社交。通过结交朋友，提高自己对生活的积极态度，通过与朋友倾诉来排除自己的烦恼。

（3）关注自己精神健康。了解必要的心理知识，在感觉自己心理出现问题时及时求助专业医生。

🔍 养成健康的生活习惯

1. 养成个人良好卫生习惯（图34-1）

要保持个人卫生清洁，勤洗手，勤换衣服，勤换被褥，勤理发，勤剪指甲，饭前便后要洗手。

2. 注意公共场合自己的卫生习惯

不要随地吐痰，公众场合不要吸烟，二手烟对人体的伤害不亚于吸烟的伤

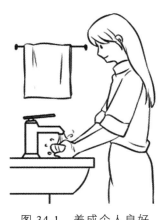

图 34-1 养成个人良好
卫生习惯

害，所以为了自己和他人的健康，在公共场合应当做个文明人。

关注身体，定期体检

日常定期的体检会从身体的各个方面，从上到下，从内而外地进行一次全方位的检查，能够清晰明了地反映体检者当时的身体状况。

定期体检的好处：① 及早发现潜在的身体疾病，早期发现，早期诊断，早期治疗。② 针对体检中发现的身体问题，及时改变不良的生活习惯如吸烟等。③ 了解自己的身体的状态，是否处于健康或亚健康状态，是否需要健康管理或就医治疗。

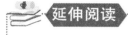 延伸阅读

七步洗手法

1掌心对掌心揉搓　　2掌心对手背揉搓　　3手指交叉揉搓

4两手互握搓手背　5拇指在掌中转揉搓　6指尖在掌心揉搓

7掌心与手腕揉搓

说明：每一个步骤至少揉搓5次，全程洗手时间40~60秒。

图 34-2　七步洗手法

世界卫生日小故事

2019 年 4 月 7 日是第 70 个世界卫生日,世界卫生组织继续将主题聚焦"全民健康覆盖"。国家卫生健康委员会将中国宣传主题定为"维护人人健康,迈向全面小康"。中华人民共和国成立 70 年来,中国人均预期寿命从 35 岁增长到 76.7 岁,主要健康指标已优于中高收入国家平均水平,不仅让全世界五分之一的人口得到了健康保障,也为广大发展中国家发展健康事业提供了中国经验。

1. 随国强而兴,永做"追梦人"

"作为一名在华西学习、成长、工作的医生,我既是社会变迁的见证者,也是改革发展的亲历者。70 年岁月如歌,医院的发展历程,是随国强而兴、因国富而盛的真实写照。"曾担任四川大学华西医院院长的李为民这样回顾他的医学生涯。

1892 年,当外国基督教会在华西坝建立华西医院的前身仁济、存仁医院时,医院规模都只是小小的诊所。到了 20 世纪 90 年代,华西医院已经成为中国西部地区较大的公立医院,但仍然是无国家重点学科、无国家重点实验室、无两院院士的"三无"医院。随后的短短二十几年,依托丰富的临床资源优势,华西医院在国内最早建立起独立科研院区,打造了专职科研队伍,制定了一系列以鼓励临床创新为导向的科研激励政策,如今临床医学基础科学指标已位于全球前 1‰ 行列,自主研发了 150 余项重大疾病治疗创新药物,形成了"有资源、有基地、有队伍、有方向"的"四有"优势。

90 年代至今,华西医院门急诊服务量增长超过 4 倍、手术服务增长近 18 倍,已经拥有 8 个国家级医学平台,成为中国西部地区疑难危急重症的诊疗中心。医院构建了覆盖医院、专科、社区等各个层级的五大特色医联体模式，使中国西部广大患者不必奔波于北上广、在家门口就能享受到与发达地区同质的医疗服务。

2. 让数据"说话"，让质量提升

"作为一名医生、一名专家，每天只能看四五十个患者，（你还应该）去从事医疗质量管理和研究，把规范的脑血管病诊疗服务推广到全国，让千千万万脑血管病患者和家庭受益。"国家卫生健康委神经系统疾病医疗质量控制中心办公室主任、北京天坛医院神经病学中心血管神经病学科副主任李子孝至今仍记得10年前他的导师王拥军说过的话。

2010年，北京天坛医院受原卫生部医政医管局委托成立"国家脑血管病医疗质量控制中心"，遇到的第一个问题就是没有全国性的脑血管病质控数据平台，质控工作就像"盲人摸象"。2012年，覆盖全国209家医院的国家脑血管病登记数据正式建立，监测全国脑血管病数据的"天眼"从此打开。越来越多的医院加入到国家质控网络，200家，500家，1 000家，2 500家……截至目前，质控监测医院已有2 774家。

这些海量数据通过每秒375万亿次计算的超级计算机进行分析，疾病诊疗的现状、进步、短板等一目了然。大数据分析发现，从"十一五"到"十二五"，脑血管病医疗服务质量复合指数从63%提升到了76%，但静脉溶栓、房颤抗凝的指标仍不容乐观。针对这些"短板"，中心帮助国家卫生健康委制定了医疗质量指标和改进模式，可以让脑血管病患者1年复发风险相对下降28%，致残风险相对下降26%，每年减少4.3万例脑血管病患者复发，减少住院费用约4亿元人民币。

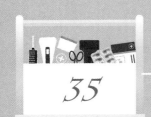

如何关爱来自星星的孩子?

——世界自闭症关注日(每年的4月2日)

🔍 世界自闭症日的起源及设立的意义

1943年,美国医生莱奥·坎纳最先报道了自闭症病例,并命名为"早期婴儿孤独症"(early infantile autism)。在20世纪40—60年代,"自闭症"被冠以各种各样的名称,当时的国际及美国精神病分类与诊断标准将这类患者归入"儿童分裂样反应"类别中,而对于这种孤独症发生的原因,当时普遍错误地认为是父母养育方式不当造成了孤独症的发生。直到20世纪80年代,关于这种孤独症的研究才进入全新阶段,将这种孤独症与精神分裂症彻底分开。随着人类科学和医疗的发展,现在人类对于自闭症的认知、对于自身责任的认识有了新的突破。2007年12月联合国大会通过决议,从2008年起,将每年的4月2日定为"世界自闭症关注日",以提高人们对自闭症和相关研究与诊断以及自闭症患者的关注。

自闭症患者,是一个数目不断增加,却很长一段时间不为社会所广泛关注、理解的群体,是一个缺乏社会普遍关爱的群体。人类认识自闭症的历程已经半个多世纪,大众对自闭症的关注和认识逐渐增加。"世界自闭症关注日"的设立是为了提醒人类社会应该实现自闭症患者与普通人间的相互尊重、相互理解与相互关心。作为普通人,应该正确地认识自闭症,理解自闭症患者,并把每年的4月2日这一天作为审视和增强自身道德观念、社会责任的契机。而自闭症患者家属、相关的学者专家、医生护士等,也应把 4 月 2 日作为继续齐心协力战胜这种疾病的"加油站"。人们应努力让 4 月 2 日成为自闭症患者自信与愉快生活的节日。

🔍 什么是自闭症？

自闭症是一种发生于儿童早期的心理发育障碍性疾病，多因神经系统失调影响到大脑功能而导致终身发展障碍。自闭症多数起病于婴幼儿期，因此也被称为儿童自闭症。它能严重影响到儿童的感知、语言、情感，尤其是社会交往等多种功能的发展。发病年龄在三岁以内。

自闭症儿童：

虽有明亮的眼睛，却拒绝与人对视。

虽有正常的听力，却不理会呼唤。

虽有清脆的嗓音，却不歌唱交谈。

······

他们被称为"来自星星的孩子"（图 35-1）。

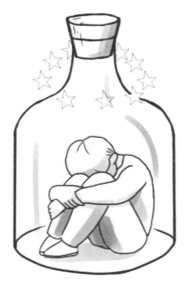

图 35-1　自闭症儿童——"来自星星的孩子"

自闭症的临床表现及特征

　　该症一般起病于儿童出生后 36 个月以内，症状表现分为典型症状和伴随症状。典型症状主要表现为社会交往交流障碍、语言障碍、兴趣狭窄和刻板重复的行为方式、智能障碍等。其中社会交往交流障碍、兴趣狭窄和刻板重复的行为方式被定义为自闭症的三大核心症状。

（一）典型症状

　　1. 社会交往障碍

　　（1）自闭症患者往往不能与他人建立正常的人际关系，年幼时即表现出与别人无目光对视，表情贫乏，不能进行正常交流。例如，在幼儿园多独处，不喜欢与同伴一起玩耍；看见一些儿童在一起兴致勃勃地做游戏时，没有去观看的兴趣或去参与的愿望。患儿具体的表现随年龄和疾病的严重程度的不同而各有区别，其中以与同龄人的交往障碍最为突出。

　　（2）分不清亲疏关系，不能与父母建立正常的依恋关系，对待亲人与对待其他人都是同样的态度。缺乏期待父母和他人拥抱、爱抚的表情或姿态，也无享受到爱抚时的愉快表情，甚至对父母和别人的拥抱、爱抚予以拒绝。

　　2. 语言障碍

　　语言与交流障碍是自闭症的重要症状，是大多数儿童就诊的主要原因。主要有以下几种形式：① 语言理解力不同程度受损。（2）言语发育迟缓或不发育，也有部分患儿 2~3 岁前曾有表达性言语，但以后逐渐减少，甚至完全消失。（3）言语形式及内容异常：患儿常常存在模仿言语、刻板重复言语，语法结构、人称代词常用错，语调、语速、节律、重音等也存在异常。（4）言语运用能力受损：部分患儿虽然会背儿歌、背广告词，但却很少用言语进行交流，且不会提出话题、维持话题或仅靠刻板重复的短语进行交谈，纠缠于同一话题。

3. 兴趣狭窄及刻板重复的行为方式

该症患儿对一般儿童所喜爱的玩具和游戏缺乏兴趣，而对一些通常不作为玩具的物品却特别感兴趣，如车轮、瓶盖等圆的可旋转的东西。有些患儿还对塑料瓶、木棍等非生命物体产生依恋行为。患儿的行为方式也常常很刻板，如常用同一种方式做事或玩玩具，要求物品放在固定位置，出门非要走同一条路线，长时间内只吃少数几种食物等。并常会出现刻板重复的动作和奇特怪异的行为，如重复蹦跳、将手放在眼前凝视、扑动或用脚尖走路等。

4. 智能障碍

在自闭症儿童中，智力水平表现很不一致，少数患者在正常范围，大多数患者表现为不同程度的智力障碍。国内外研究表明，对孤独症儿童进行智力测验，发现 50%左右的自闭症儿童为中度以上的智力缺陷（智商小于 50），25%为轻度智力缺陷（智商为 50~69），25%智力为正常（智商大于 70），智力正常的被称为高功能自闭症。

（二）伴随症状

1. 情绪及行为异常

除前述典型症状外，部分自闭症患者还常存在自笑、情绪不稳定、冲动攻击、自伤等行为。

2. 认知发展不平衡

部分患儿音乐、机械记忆（尤其文字记忆）、计算能力相对较好，甚至超常。

3. 其他共患病相关表现

许多自闭症的个体存在不属于该病范畴的精神疾病症状，即其他共患病相关的症状，约 70%有自闭症的个体可能有一种共病的精神障碍，40%可能有两种或多种共病的精神障碍。

🔍 关于自闭症的常见误区

1. 自闭症的判断误区

如何判断孩子是不是患有自闭症，首先要排除以下几种情况：

（1）需排除患儿因舌系带过短或发声系统问题导致的言语缺失。

（2）排除听力障碍引起的言语缺失问题，因为"十聋九哑"，请医院五官科医生检查听力为好。

（3）排除家庭中方言过多的情况，在这种过于复杂的语言环境下，孩子对该学谁的话会无所适从。

（4）排除上述情况后，需排除大脑发育不良，如果孩子有异常出生史如窒息、宫内窘迫、脐带绕颈、羊水混浊等情况，那就更应该排除。可做头颅 CT 排除。但如果真的有大脑发育不良，建议及时开展康复治疗为好。

2. 关于自闭症的一些认识误区

（1）自闭症是遗传的。

自闭症的发病原因迄今仍然没能明确，遗传也许是非常微小的因素，基本可以忽略不计。

（2）孩子得自闭症是因为家长关爱不够。

自闭症并非是上天对家长忽略孩子的惩罚，大多数的自闭症孩子在 1 岁前甚至出生后 1 个月就有相关症状，没有证据证明缺乏家长关爱与自闭症两者之间有直接联系，缺乏家长关爱的孩子有可能患自闭症，但也仅仅是增加了这个风险。

（3）自闭症的男孩女孩比例差不多。

自闭症孩子的男女比例大约为 4：1，这个是流行病学调查后得到的确切的数据，研究者们猜测自闭症可能与 Y 染色体有某种特殊联系。

（4）自闭症儿童都是天才。

很多例子都试图向世人证明，自闭症是天才，诸如牛顿、爱因斯坦都曾被冠上虽自闭而天才的帽子。实际上，牛顿和爱因斯坦并非自闭症患者。自闭症从来跟天才划不上等号，就算是有某方面的超常技能，也是单一的发展，并不满足成为天才的条件：高智商、高创造力以及其他非智力因素如个性因素。

（5）自闭症孩子就是傻瓜。

多数的自闭症孩子的智商不能达到普通人的水平，但请不要恶意地说，他们都是傻瓜。目前的儿童智商测试量表比如公认的韦氏量表是给能正常交流的人设计的，从这个意义上说，无法断定沉浸在个人世界的自闭症儿童智商是真的不如人，还是完全没被测试出来。此外，教育是一种最有效的干预手段，可以帮助自闭症孩子获得知识和技能，掌握独立生活的能力而最终融入社会。

（6）自闭症是一种心理疾病。

自闭症儿童表现出的不与人沟通交流，自伤、暴力冲动等行为看起来是心理有问题的表现，但自闭症实际上是身心的全面发展障碍。自闭症儿童好比是天生带了一层隐形的壳，这个壳让他看不见人，因为无法与外界交流，才不能以正常的方式表达需求，目前的治疗也更多的是控制情绪，塑造行为方向。

🔍 自闭症的康复和治疗措施

因自闭症孩子存在多方面的发育障碍及情绪行为异常，医生会根据患儿的具体情况，采用教育干预、行为矫正、药物/补充剂治疗等相结合的综合干预措施。

主要原则：康复和教育干预为主，药物/补充剂治疗为辅。

对个别康复进行有效的干预，首先是康复前的评估，然后设定康复目标，最后设定训练内容。教育干预的目的在于培养患儿生活自理和独立生活能力，减轻其残疾程度，改善生活质量，力争使部分患儿在成年后具有独立学习、工作和生活的能力。

（1）早期长程。对患儿应当早期诊断、早期干预、长期治疗，其中强调每日干预。对于可疑的患儿也应当及早进行教育干预。

（2）科学系统。医生、老师和家庭可使用明确有效的方法，对患儿进行系统的教育干预，这里面既包括针对自闭症核心症状的干预训练，也包括促进患儿身体发育、防治疾病、减少滋扰行为、提高智能、促进生活自理能力和社会适应能力等方面的训练。

（3）个体训练。针对儿童自闭症患儿在症状、智力、行为等方面的问题，医生和老师在评估的基础上开展有计划的个体训练。对于重度患儿，早期训练时的师生比例应当为 1∶1。小组训练时也应当根据患儿发育水平和行为特征进行分组。

（4）家庭参与。医生和老师应当给予患儿家庭全方位的支持和教育，以提高家庭参与程度，医生还会帮助家庭评估教育干预的适当性和可行性，并指导家庭选择科学的训练方法。家庭经济状况、父母心态、环境和社会支持，均会影响患儿的预后。父母要接受事实，妥善处理患儿教育干预与生活、工作的关系。

（5）体育运动与心理干预。通过运动形式让自闭症孩子学会遵守规则而不是只按照自己的想法来参与体育活动，能让他们参与其中，学会与人相处；体育运动能够增强患儿的体质，可以通过不断拍球等的动作来锻炼他们的敏捷性和协调性；通过体育训练和心理干预能让自闭症学生的感官受到刺激，从而促进学生的感知能力发展。

（6）其他干预方法包括：扩大性和替代性沟通、结构化教育（TEACCH）和人际关系发展干预（RDI）等。

目前尚缺乏针对自闭症核心症状的特效药物，药物治疗仅为辅助性的对症治疗措施，能够有效改善自闭症患儿存在的情绪行为异常，如情绪不稳、易激惹、自语自笑、多动、自伤及攻击行为等。但药物的使用要谨慎，是否使用药物、如何使用药物，都必须在医生指导下进行，严格遵照医嘱用药。

家庭应鼓励患儿自主完善日常活动，并督促其进行生活自理、社交等技能训练；患儿应积极参加集体活动，同时调整饮食。同时家庭需要监测患儿自伤、攻击等风险，并监测患儿日常的睡眠、饮食、躯体不适等情况以及情绪变化。

🔍 家人如何成为自闭症孩子最坚强的后盾（图 35-2）

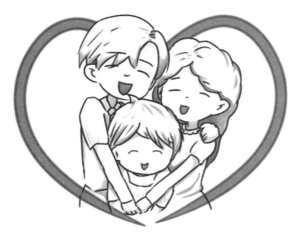

图 35-2　家人是自闭症孩子最坚强的后盾

（1）要对孩子的疾病有正确的认识。应正确地认识孩子的疾病，不听信谣传，科学、积极、合理地对待。做好规划和目标是家长心理建设的基础。

（2）合理安排家庭的劳动力情况、合理分配经济资源。当家庭中有自闭症孩子，会在一定程度上加重家庭经济负担和生活压力，照顾孩子和工作之间需要有效地协调和配合，因此家庭劳动力的合理分配就显得极其重要。

（3）家长应拥有自己的时间和空间舒缓压力，调节情绪。每一个人都有自己的秘密花园和个人空间，自闭症孩子的家长在这场战役中得做好打持久战的准备，在工作繁重和压力过大的情况下，拥有个人的时间和空间就显得十分重要，有助于家长放松自己的压力，维持自己的社会交往，让自己得到适当的放松，这对维持家长个人的生理健康和社会人际交往是非常有必要的。

（4）陪孩子一起成长。没有哪一个父母生来就会照顾和教育孩子，也没有哪一个孩子一出生就自己会适应社会，自我成长。父母的爱和子女的爱都是相互的，每一个孩子都像娇嫩的花朵一样需要父母的细心浇灌，自闭症的孩子只是感知得更迟缓一些，但只要父母坚持不懈，他们也完全可能很好地感知和融入这个社会。孩子成长的过程，同样也是父母自己修炼人生的历程。

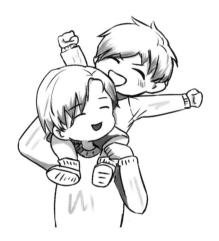

 延伸阅读

牵一只蜗牛去散步

（台湾　张文亮）

上帝给我一个任务，叫我牵一只蜗牛去散步。

我不能走得太快，蜗牛已经尽力爬，每次总是挪那么一点点。

我催它，我唬它，我责备它，

蜗牛用抱歉的眼光看着我，仿佛说："人家已经尽了全力！"

我拉它，我扯它，我甚至想踢它，

蜗牛受了伤，它流着汗，

喘着气，往前爬……

真奇怪，

为什么上帝要我牵一只蜗牛去散步？

"上帝啊！为什么？"天上一片安静。

"唉！也许上帝去抓蜗牛了！"

好吧！松手吧！

反正上帝不管了，我还管什么？

任蜗牛往前爬，我在后面生闷气。

咦？我闻到花香，原来这边有个花园。

我感到微风吹来，原来夜里的风这么温柔。

慢着！我听到鸟声，我听到虫鸣，

我看到满天的星斗多亮丽。咦？

以前怎么没有这些体会？我忽然想起来，

莫非是我弄错了！原来上帝是叫蜗牛牵我去散步。

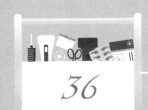

36

如何辨别和描述疼痛？

——世界镇痛日（每年的 10 月 11 日）

🔍 世界镇痛日的起源

世界卫生组织于 2000 年提出"慢性疼痛是一类疾病"。据权威统计数据显示，在欧美有 35% 的人患有慢性疼痛，而我国对比这一数字只高不低；世界上每天约 550 万人忍受癌痛的折磨，中国城市居民中大约 57% 的人经历过不同程度的头痛。国际疼痛研究协会决定从 2004 年开始，将每年的 10 月 11 日定为"世界镇痛日"（Global Day Against Pain/ World Ease Pain Day），并将疼痛确认为继呼吸、脉搏、体温和血压之后的"人类第 5 大生命指征"。作为每个人一生中体验最早、最多的主观内在感觉——"疼痛"，是人们经常遇见的问题。但由于长期以来人们对疼痛的认识比较片面，认为疼痛只是疾病的症状，只要疾病治好，疼痛就会消失，所以至今还有众多患者正在忍受着疼痛的折磨。

🔍 什么是疼痛

疼痛（Pain）是人类大脑对机体一定部位组织损伤或可导致组织损伤的刺激作用而产生的一种不愉快的主观感觉。疼痛是一种复杂的生理心理活动，是临床上最常见的症状之一。国际疼痛研究协会（International Association for the Study of Pain，IASP）将疼痛定义为：一种不愉快的情感体验，伴或不伴有实际或潜在的组织损伤，是人类对于潜在或已存在损害的一种重要提示。其往往由自身基础疾病或需要接受的各种侵袭性操作所造成，若临床上处理不及时，将会严重影响患者的健康。疼痛已经成为继体温、脉搏、呼吸、血压之后的第五生命体征，可见疼痛的重要性。疼痛可涉及全身各部位、各系统器官和组织。引起疼痛的病因是多方面的，包括创伤、炎症、内脏的牵张、神经病变等。此外疼痛不仅给患者带来躯体和精神上的影响，还可能会对中枢神经、循环、呼吸、内分泌、消化和自主神经等系统产生不良影响和导致病理改变，甚至严重影响患者的正常生活。

疼痛的主要病因

疼痛的原因主要有三类：一是外在因素，如刀割、棒击等机械性创伤，或电流、高温、强酸、强碱等物理化学损伤；二是内在因素，如肌体局部的炎症、内脏的牵张、神经病变等；三是其他因素，如寒冷、潮湿、过度劳累、长期不良姿势等导致的疼痛等。

疼痛根据起因可以分为创伤性疼痛、炎性疼痛、神经病理性疼痛、癌痛和精神（心理）性疼痛等。

1. 创伤性疼痛

创伤性疼痛主要是由于皮肤、肌肉、韧带、筋膜、骨的损伤引起的疼痛，如骨折、急性或慢性腰扭伤、肱骨外上髁炎、烧伤等。

2. 炎性疼痛

炎性疼痛主要是由于生物源性炎症、化学源性炎症所致的疼痛，如风湿性关节炎、类风湿关节炎、强直性脊柱炎等。

3. 神经病理性疼痛

神经病理性疼痛是指发生于神经系统包括周围神经和中枢神经任何部位的神经病变和损害相关的痛觉过敏、痛觉异常所致的疼痛，如带状疱疹后神经痛、糖尿病性神经病变等。

4. 癌　痛

癌痛是由于肿瘤压迫使组织缺血，肿瘤浸润周围器官、神经引起的疼痛，常见于肝癌、胃癌、胰腺癌、胆管癌等引起的疼痛和恶性肿瘤骨转移引起的疼痛。

5. 精神（心理）性疼痛

主要是由于心理障碍引起的疼痛，往往无确切的病变和阳性检查结果。患者常主诉周身痛或多处顽固性痛，同时还可能会伴有其他心理障碍表现，如失眠、多梦、困倦等。

🔍 如何鉴别不同性质的疼痛

1. 刺痛或快痛

痛觉主观体验的特点是定位明确，痛觉迅速形成，除去刺激后即刻消失。常引发受刺激的肢体保护性回缩反射，情绪反应不明显。

2. 钝痛或慢痛

主观体验的特点是定位不明确，往往难以忍受。痛觉的形成缓慢，常常在受刺激 0.5 ~ 1.0 秒后才出现，而除去刺激后，还要持续几秒钟才能消失。

3. 灼　痛

此类疼痛多伴有心血管和呼吸系统的变化，以及带有强烈的情感色彩。皮肤烧伤、曝晒伤、局部软组织炎性渗出，亦可引起灼痛，一般来说，灼痛多较表浅。

4. 酸　痛

此类痛觉是由于内脏和躯体深部组织受到伤害性刺激后所产生的，尤其是指机体发热或烧伤时源自深部组织的痛感觉。疼痛在刺激后缓慢地发生于广泛部位，数分钟后达最高值，这是由于致痛物质生成缓慢所致。其主观体验的特点是痛觉难以描述，感觉定位差，多有酸胀感觉，很难确定痛源部位。痛觉产生时常伴有内脏和躯体反应，以及较强的情绪反应。

5. 跳　痛

这类痛觉常伴动脉压的搏动而短暂加剧，多发生于炎症区、敏感的神经末梢分布区。疼痛性质受所在组织膨胀压力而产生规律性或阵发性痛，疼痛常剧烈难忍。在枕颞部、肩胛区神经和血管分布的区域中发生的炎症，亦可引起难忍的跳痛。

6. 电击痛

主要由于神经受到机械性和（或）化学性刺激造成损伤或压迫等，从而产生电击样剧烈疼痛。该类疼痛常见于三叉神经痛，疼痛时间一般持续1～2分钟。也可见于腰椎间盘突出症。

7. 放射痛

放射痛是指感觉通路的病变引起的受累的感觉神经纤维所支配躯体部位的疼痛或不适，即当周围神经干、神经根或中枢神经系统内的感觉通路受某种病变刺激时，疼痛可沿受累的神经向末梢传导，至远部神经支配部位。如腕管处的正中神经可因邻近组织病变的压迫而发生拇指和示指远端的刺痛等。

8. 牵涉痛

牵涉痛是指当内脏病变时，刺激内脏的痛觉传入纤维引起与之相同或邻近脊髓节段所属的某躯体神经支配区疼痛，甚至为躯体更远隔部位的浅表或深部痛。每一内脏病变时都有一较固定的皮肤牵涉痛区。

🔍 如何区分疼痛的程度与级别

疼痛给患者带来身体、精神的折磨与恐惧，极大地影响到人们的生活质量，其中疼痛强度和疼痛性质被认为是影响患者总体功能和健康感的主要因素。世界卫生组织国际疾病分类第 11 版将慢性疼痛分为 4 级，顶级分类将慢性疼痛分为原发性和继发性疼痛综合征 2 大类，再依据病因学、病理生理学机制和罹患器官分为 6 个 2 级诊断和若干个 3 级诊断，部分 3 级诊断可以继续下分为 4 级诊断，此分类标准更具有临床的使用性和实践性。其中疼痛评估方法中的数字评分法（Numeric Rating Scale，NRS）是用 0 ~ 10 之间的数字表示疼痛强度。NRS 尤其适用于老年人和文化程度较低者。

1. 疼痛程度（十级分类）

就疼痛程度而言，目前学界认可的方法是利用疼痛视觉模拟量表、疼痛数字模拟量表或者疼痛语言评价量表，其实均大同小异。

按照 0 ~ 10 分给疼痛程度分级：0 为无痛；0 到 3 为轻度疼痛；4 到 6 为中度疼痛（达到 4 就会影响睡眠）；7 以上为重度疼痛（达到 7 会无法入睡）；10 为剧痛。

2. 现实疼痛（十级详例）

针尖刺手背、用力鼓掌，约 1 ~ 3 级；头发被拉扯、锥子刺大腿，小于或等于 4 级；刀切到手、软组织挫伤、扭伤等，约 4 ~ 7 级；孕妇生产时，前期持续性的疼痛，约 2 ~ 3 级，宫缩最厉害时，达到 7 ~ 8 级；三度烧伤、严重的腰椎间盘突出症、重度血管性头痛、偏头痛，约 8 ~ 9 级；三叉神经痛、带状疱疹引发的神经痛、晚期肿瘤压迫神经引发的癌性疼痛等，10 级。

🔍 疼痛的常见部位

临床上根据疼痛的部位可以将疼痛分为头痛、颌面部痛、颈部痛、肩及上肢痛、胸痛、腹痛、腰及骶部痛、下肢痛、盆部痛、肛门及会阴痛等。

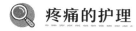 **疼痛的护理**

1. 女性不同部位疼痛的护理

研究表明，女性对疼痛的反应更为敏感、疼痛程度严重、疼痛范围广泛且持续时间长。女性面临着从年轻时代的痛经直到老年慢性退行性改变，疼痛问题几乎伴随女性整个人生。而女性疼痛的问题在全球范围内并没有得到足够的重视。针对女性不同疼痛部位的护理应根据不同的原因采取正确的措施。

（1）乳房。对于周期性疼痛，尤其是月经前的乳房疼痛，可以适当服用止痛药缓解；如果是非周期性疼痛，且触摸乳房有肿块，应当立即就医。

（2）背部。如果发生在经期，应该多躺多坐，尽量减少站立和弯腰时间，勿吃冷食，勿用冷水。如果不是发生在经期，肌肉过度疲劳、血液循环障碍等引起的疼痛可以适量服用止痛药，同时选择物理疗法、按摩疗法等。

（3）头部。除月经前后激素变化，情绪不稳定也会导致头痛。严重时可适量服用止痛药，但关键还是放松心情给自己减压。

（4）脖子。女性颈部疼痛可能与颈椎病、落枕或肌肉挫伤等有关，通常应就医检查治疗，也可以适当接受正规的按摩治疗和物理治疗。

（5）臀部。臀部疼痛大多与坐骨神经痛有关，须就医检查诊断。平时经常坐在办公室的女性最好在座椅上放个小靠垫，每工作 1 小时就起来走动走动；常穿高跟鞋的女性应将鞋跟高度限制在 4 厘米以下。

需要说明的是，身体出现疼痛，在不明疼痛原因、疼痛性质、疼痛程度等情况下，切勿私自服用止痛药，以免掩盖病情，影响诊断和治疗。

2. 疼痛护理原则

（1）用药护理。患者要严格遵医嘱服药，并注意药物的不良反应，常见的不良反应包括恶心、呕吐或腹泻等，发生不良反应时要及时告知医生。

（2）心理护理。疼痛很容易使患者产生焦虑烦躁的心理，所以家属要给予患者理解、同情和安慰，避免语言、行为方面的任何刺激。同时患者也需要平稳自己的心情，可以深呼吸、转移注意力，使精神放轻松，积极地配合医务人员治疗。

（3）饮食护理。饮食方面尽量给予患者喜欢的食物，并保证患者每天的营养，此外尽量少吃辛辣油腻等刺激性食物，戒烟戒酒。

（4）生活管理。患者在疼痛缓解期可参加社会活动和日常工作，注意劳逸结合，避免过度劳累。同时在日常生活中患者要避免一切可能诱发疼痛的因素，如病毒感染、潮湿寒冷、外伤、精神紧张等。

（5）复诊须知。患者尽量遵医嘱复诊，复诊时携带相关的病历资料。如有不适，随时就诊。

（6）预防措施。慢性疼痛患者应规律服药，不应等到疼痛无法忍受时再服药。对于退行性劳损性肌肉关节病变，应保持良好的姿势，注意病变部位的自我保护，并加强病变部位的锻炼。

参考文献

[1] 孙川. 慢性肾病患者保健须知[J]. 家庭中医药，2018，25（7）：25-27.

[2] 国家卫生健康委员会. 健康节日纪念日[EB/OL]（2021-09-04）. http:// www.nhc.gov.cn/jnr/index.shtml

[3] 周林，等.《WS 288-2017 肺结核诊断》标准实施后肺结核诊断质量评估分析[J]. 中国防痨杂志，2020，42（9）：910-915.

[4] 曹彬，陈虹. 肺结核基层诊疗指南（实践版·2018）[J]. 中华全科医师杂志，2019（8）：718-722.

[5] 姜晓颖，姜世闻，高孟秋，等. 活动性肺结核患者居家治疗感染控制的意见和建议[J]. 中国防痨杂志，2019，41（9）：920-925.

[6] 孙洪芬. 非结核分枝杆菌感染肺病的临床护理新进展[J]. 继续医学教育，2019，33（8）：89-91.

[7] 胥富波. 结核病的检查与防治[N]. 大众健康报，2020-11-18（020）.

[8] 孟伟民. 结核病实验诊断的研究现状[J]. 世界最新医学信息文摘，2016，16（38）：42-43.

[9] 陈妍. 我国结核病流行现状和防控措施[J]. 饮食科学，2019（10）：14.

[10] 陆春雷. 结核病与艾滋病双重感染的流行现状与进展分析[J]. 中国实用医药，2020，15（26）：204-205.

[11] 朱国鼎，曹俊. 全球消除疟疾进展及面临的挑战[J]. 中国血吸虫病防治杂志，2019，31（1）：19-22.

[12] 李江航. 全国疟疾防治规划与疟疾突发疫情应急处理[M]. 北京：中国医药科技出版社，2006.

[13] 张清玲. 2018 全球哮喘防治倡议哮喘指南解读[J]. 中国实用内科杂志，2018，38（8）：739-741.

[14] 刘雪梅. 支气管哮喘的家庭护理对策[J]. 临床合理用药杂志，2011，

33：120.

[15] 葛均波，徐永健，王辰. 内科学[M]，九版. 北京：人民卫生出版社，2018：28-35.

[16] 曾昭成，张婷. 哮喘吸入装置的应用与实践[J]. 实用临床医药杂志，2009，13（10）：44-45.

[17] 马倩倩，杨土保. 中国城乡成年人群哮喘患病状况及其影响因素[J]. 中南大学学报（医学版），2017，42（9）：1086-1093.

[18] 沈华浩，杜旭菲，应颂敏，新版中国支气管哮喘防治指南与全球支气管哮喘防治创议的异同[J]. 中华结核和呼吸杂志，2018，41（3）：166-168.

[19] 何继波，罗琼梅，彭霞，等. 2009—2018 年云南省边境地区法定传染病流行病学特征分析[J]. 现代预防医学，2020，47（6）：970-975.

[20] 中华医学会，中华医学会杂志社，中华医学会消化病学分会，等. 酒精性肝病基层诊疗指南（2019 年）[J]. 临床肝胆病杂志，2021，37（1）：36-40.

[21] 中华医学会肝病学分会，中华医学会感染病学分会. 丙型肝炎防治指南（2019 年版）[J]. 中华临床感染病杂志，2019，13（1）：1-18，

[22] 贾明睿，黄明. 膝与髋骨性关节炎的致病因素和预防[J]. 实用医药杂志，2008（10）：1252—1253.

[23] 杨月欣，王光亚，潘兴昌. 中国食物成分表[M]，2 版. 北京：北京大学医学出版社，2009.

[24] 中国中西医结合学会骨伤科专业委员会. 骨质疏松症中西医结合诊疗指南[J]. 中华医学杂志，2019（45）：3524-3533.

[25] 程晓光，董剩勇，王亮，等. 应用双能 X 线骨密度仪调查中国人群骨密度水平和骨质疏松症患病率[J]. 中华健康管理学杂志，2019，13（1）：51-58.

[26] 本刊编辑部. 世界慢阻肺日[J]. 中国卫生检验杂志，2019，29（22）：2818.

[27] 贾春兰. 糖尿病患者这样护理[N]. 大众健康报, 2020-10-28 (011).

[28] 本刊编辑部. 联合国糖尿病日[J]. 上海预防医学, 2017, 29 (11): 885.

[29] 田彩云, 胡晗, 张国远, 等. 肝源性糖尿病的诊断研究进展[J]. 中国全科医学, 2021, 24 (9): 1158-1164.

[30] 杨文英. "糖尿病前期"是预防的重点[J]. 江苏卫生保健, 2020 (12): 17.

[31] 陈华萍, 胡明冬, 张君国, 等. 慢性阻塞性肺疾病合并症及其对预后的影响[J]. 解放军医学杂志, 2020, 45 (8): 834-839.

[32] 沈宁. 慢阻肺长期氧疗, 阻止严重并发症[J]. 江苏卫生保健, 2020 (4): 24-25.

[33] 刘娜, 樊东升. 关注帕金森病非运动症状, 提高早期识别率——写在2011年世界帕金森病日[J]. 中华医学信息导报, 2011 (6): 16-17.

[34] 张玉虎, 唐北沙, 郭纪锋, 等. 常染色体隐性遗传早发性帕金森综合征6型PINK1基因的突变分析[J]. 中华医学杂志, 2005 (22): 1538-1541.

[35] 刘峘, 谢雁鸣, 易丹辉, 等. 帕金森综合征患者合并病特征与临床用药特点分析[J]. 中国中药杂志, 2014, 39 (18): 3493-3498.

[36] 中华医学会神经病学分会帕金森病及运动障碍学组, 中国医师协会神经内科医师分会帕金森病及运动障碍学组, 中华医学会神经病学分会神经心理与行为神经病学学组. 帕金森病痴呆的诊断标准与治疗指南 (第二版)[J]. 中华神经科杂志, 2021, 54 (8): 762-771.

[37] 钱柳玉. 1998—2017年20个"全国高血压日"活动主题汇编[J]. 中华疾病控制杂志, 2017, 21 (10): 1079.

[38] 曾晓明, 周桃花, 李贞晶, 等. 全国基层名中医李国明高血压病辨证论治研究[J]. 中医临床研究, 2020, 12 (33): 6-7.

[39] 宋卓君, 甄橙. 预防为主, 健康血压[J]. 中国卫生人才, 2020 (4): 70-71.

[40] 陈嘉睿, 叶鹏. 基于社区的高血压筛查两年后对血压的影响: 一个全国范围老年人队列的断点回归分析[J]. 中华高血压杂志, 2019, 27

（11）：1094.

[41] 吴婷婷. 针对性预防护理对癌症患者化疗所致恶心、呕吐的效果观察[J]. 中国民康医学，2019，31（13）：164-165.

[42] 唐磊，强万敏，王盈，等. 癌症患者生活质量影响因素的研究现状[J]. 护士进修杂志，2019，34（11）：985-987.

[43] 张运芝，宋亚兰，何小凤，等. 癌症患者创伤后成长的研究进展[J]. 重庆医学，2017，46（28）：4003-4005.

[44] 李楠楠，吴静，周洁. 癌症患者症状群纵向研究现状综述[J]. 中华护理杂志，2017，52（1）：24-28.

[45] 邓大君.《世界癌症报告》2020版问世——调整癌症预防对策，适应癌症流行新趋势[J]. 肿瘤综合治疗电子杂志，2020，6（3）：27-32.

[46] 胡亚滨，刘世建，江帆，等. 气候变化对儿童过敏性疾病的影响[J]. 环境与职业医学，2019，36（10）：960-969.

[47] 朱丽. 生活中的食物过敏原要注意[J]. 人口与健康，2019（5）：92-94.

[48] 何燕萍，杨慧敏. 耳鼻喉科门诊健康教育的探讨[J]. 广东职业技术教育与研究，2011（4）：139-140.

[49] 王秋菊. 如何发现和预防遗传性耳聋[J]. 中国医药指南，2007（3）：86-87.

[50] 徐培杰. 足部健康，足够关注[J]. 食品与生活，2020（9）：72-74.

[51] 王小梅. 知"足"Hold住健康[J]. 现代养生，2018（19）：17-18.

[52] 木子，李东辉. 光明守护者的"爱眼宣教"[J]. 中国卫生人才，2019（6）：6-7.

[53] 连漪. 全国爱眼日——眼病防治，直面现实和潜在问题[J]. 中国卫生，2020（6）：106-107.

[54] 张驰. 冠心病患者健康自我管理水平及影响因素分析[J]. 国际护理学杂志，2018，37（11）：1474-1476.

[55] 冉久举，汪汉，蔡琳. 冠状动脉粥样硬化性心脏病饮食因素的研究进

展[J]. 心血管病学进展，2014，35（6）：729-733.

[56] 本刊编辑部. 世界心脏日——"关注心血管疾病的预防"[J]. 实用心脑肺血管病杂志，2017，25（9）：4.

[57] 王茜雅，李晏锋，甄橙. 拥有良好睡眠，享受健康生活[J]. 中国卫生人才，2019（5）：72-73.

[58] 喻京英. 睡眠障碍——国人应重视的健康威胁[N]，人民日报海外版，2019-03-30（009）.

[59] 柴立青. "3.21"世界睡眠日[J]. 浙江人大，2019（4）：3.

[60] 杜辉. "健康睡眠、益智护脑"[J]. 世界睡眠医学杂志，2019，6（3）：244.

[61] 付冰冰. 规律作息，健康睡眠[J]. 人民周刊，2018（8）：76-77.

[62] 闻之. 压力之下拿什么拯救我们的睡眠[J]. 劳动保障世界，2017（13）：62.

[63] 马晓梅. 强化免疫在麻疹控制预防中的有效性分析[J]. 世界最新医学信息文摘，2016，16（99）：183.

[64] 安立斌. 强化免疫检验质量管理对临床免疫检验准确性的影响[J]. 中国医药指南，2020，18（10）：91-92.

[65] 张云飞. TOP1世界强化免疫日，提高免疫力是最好的医生[J]. 养生大世界，2018（12）：82-84.

[66] 徐晓琪，王志莲. HPV治疗性疫苗的研究进展[J]. 现代肿瘤医学，2020，28（18）：3275-3278.

[67] 唐荣淳，徐睿，姚然然，等. HPV疫苗安全性与有效性的研究现状及进展[J]. 传染病信息，2020，33（4）：358-362.

[68] 罗艳芳，易斌. 二手烟与慢性肾脏病的研究进展[J]. 中国慢性病预防与控制，2020，28（4）：308-311.

[69] 房红芸. 2013年中国0~5岁儿童营养不良流行现状[J]. 营养学报，2018，40（6）：550-553.

[70] 任红燕，王锋. 体质辨识高中生月经期的保健策略[J]. 中国保健营养，

2020，30（19）：128.

[71] 苑立新. 中国儿童发展报告 2020[M]. 北京：社会科学文献出版社. 2020：22.

[72] 黄攀. 涉老年人保健品诈骗犯罪的特性与治理路径[J]. 江西警察学院学报，2020（2）：68-75.

[73] 朱玲巽，冉利梅，聂四平，等.1594 名 40—60 岁女性围绝经期综合征发生情况分析[J]. 中华健康管理学杂志，2017，11（3）：206-211.

[74] 王习习，李金芝. 影响围绝经期综合征发生的生物—心理—社会因素的研究进展[J]. 蚌埠医学院学报，2016，41（3）：419-420.

[75] 张绍芬，包蕾. 绝经期健康管理策略[J]. 实用妇产科杂志，2015，31（5）：333-334.

[76] 卢晓凤. 不同治疗方案在更年期功能失调性子宫出血治疗中的效果比较[J]. 基层医学论坛，2018，22（14）：70.

[77] 王少维，安俊英，张琳. 中西医对男性更年期综合征认识浅述[J]. 世界最新医学信息文摘，2020，20（70）：79-80.

[78] 谢芳. 中医药治疗老年痴呆的临床研究进展[J]. 辽宁中医杂志，2020，47（6）：203-206.

[79] 吕志勤. 老年痴呆前兆是什么[J]. 健康向导，2020，26（4）：27.

[80] 丽贝卡·曼内，帕特里夏·J. 马滕斯，玛莎·沃克. 泌乳顾问核心课程[M].3 版. 懿英教育译. 北京：世界图书出版公司，2018.

[81] 朱路娟. 影响产妇泌乳不足原因分析及护理对策[J]. 实用妇科内分泌电子杂志，2020，7（5）：91.

[82] 王晓伟，刘宇，王海波，等. 柳州市儿童二类疫苗接种情况与疑似预防接种异常反应监测分析[J]. 中国初级卫生保健，2020，34（8）：84-86.

[83] 任福荣，王颖，杨郗，等. 浦东新区东明社区幼托儿童家长手足口病疫苗认知及接种影响因素[J]. 中国学校卫生，2020，41（5）：684-688.

[84] 肖人彬，王磊. 人工免疫系统：原理、模型、分析及展望[J]. 计算机

学报，2002（12）：1281-1293.

[85] 周钦，叶祥忠，李益民，等. 病毒减毒活疫苗研究方法的进展[J]. 中华实验和临床病毒学杂志，2013（1）：76-78.

[86] 陈庆华，李敏，罗建辉，等. 基因改构减毒活疫苗环境影响分析的考虑[J]. 中国新药杂志，2016，25（5）：499-502.

[87] 毕启瑞，李运，高敏，等. 抗肿瘤中药研究进展[J]. 中医肿瘤学杂志，2021，3（4）：1-11.

[88] 中华预防医学会肝胆胰疾病预防与控制专业委员会，中国研究型医院学会肝病专业委员会，中华医学会肝病学分会，等. 原发性肝癌的分层筛查与监测指南（2020版）[J]. 中华肿瘤防治杂志，2021，28（2）：83-99.

[89] 信博，赵秋利，王楠楠. 癌症高危人群癌症风险感知的研究进展[J]. 解放军护理杂志，2021，38（3）：41-44.

[90] 刘娜，施展. 常见癌与饮食因素相关性的研究进展[J]. 饮食科学，2019（10）：99-100.

[91] 胡杰红. 中西药合用治疗抑郁症临床观察[J]. 实用中医药杂志，2021，37（8）：1366-1367.

[92] 周明婉，董学体，林贤浩. 抑郁症患者情绪认知的注意特点的研究现状[J]. 心理月刊，2021，16（20）：227-230.

[93] 东莹莹，王三旺，崔明湖. 抑郁症患者服药依从性现状及影响因素分析[J]. 滨州医学院学报，2021，44（3）：178-182.

[94] 马啸. 如何区别神经病、精神病[N]. 卫生与生活报，2007-03-05（003）.

[95] 杜睿，江光荣. 自杀行为：影响因素、理论模型及研究展望[J]. 心理科学进展，2015，23（8）：1437-1452.

[96] 钟瑜. 躯体疾病住院患者自杀意念影响因素及预警研究[D]. 长沙：中南大学，2014.

[97] 梁瑛楠. 大学生自杀意念的影响因素与干预研究[D]. 大连：辽宁师范大学，2011.

[98] 肖松龄. 大学生心理韧性与自杀意念的关系[J]. 心理月刊，2021，16

（14）：38-40.

[99] 李俊芝. 大学生抑郁与自杀意念状况调查研究[J]. 教育观察，2021，10（6）：78-80.

[100] 高宏生，曲成毅，苗茂华. 大学生自杀意念的社会心理影响因素研究[J]. 中华流行病学杂志，2003（9）：16-19.

[101] 王玲，路仕容. 大学生自杀态度、抑郁水平和自杀意念的研究[J]. 健康心理学杂志，2001（6）：422-424.

[102] 万丽丽，杨萱，张恒. 认知行为干预护理对抑郁症患者不良情绪及自杀意念的影响[J]. 护理实践与研究，2021，18（10）：1552-1555.

[103] 肖培根，何春年. 世界传统医药概况[J]. 中国现代中药，2019，21（7）：847-850.

[104] 李斌. 国际合作基地推动"一带一路"传统医药多维合作研究实践——以湖南省中医药民族医药国际科技创新合作基地为例[J]. 湖南中医药大学学报，2021，41（6）：958-961.

[105] 刘洪，李文林. 浅析传统医药非物质文化遗产的保护与传承[J]. 中医药管理杂志，2021，29（5）：1-4.

[106] 思璎桀，步金洋，宋欣阳，等. 中医药学在墨西哥的发展现状与建议[J]. 国际中医中药杂志，2020，42（11）：1054-1057.

[107] 王印华，史景轩，李普初. 高等院校禁毒宣传教育现状及创新路径探析[J]. 保定学院学报，2021，34（3）：111-116.

[108] 王锐园. 反思毒品预防教育：基于药物滥用预防体系的构建[J]. 中国药物依赖性杂志，2021，30（2）：106-111.

[109] 王晓静. 具有筛选和父母关爱的毒品传播控制模型[J]. 安徽大学学报（自然科学版），2020，44（1）：20-25.

[110] 本刊编辑部. 2020年世界卫生日：支持护士和助产士，致敬医护，共抗疫情[J]. 中国职业医学，2020，47（2）：153.

[111] 胥利娟. 浅谈小儿自闭症的病因症状及干预措施[J]. 医药前沿，2015，（34）：63-64.

[112] 段云峰，吴晓丽，金锋. 自闭症的病因和治疗方法研究进展[J]. 中国科学（生命科学），2015，45（9）：820-844.

[113] 杨娇. 环境对自闭症影响的研究进展[J]. 中国生育健康杂志，2019，30（2）：183-185.

[114] 才娜. 儿童自闭症综合干预效果及影响因素分析[J]. 现代预防医学，2018，45（8）：1405-1408.

[115] 李丹. 综合性措施治疗自闭症儿童的疗效分析[J]. 中国康复，2003，18（4）：210-211.

[116] 黄丹妮，金永堂. 儿童自闭症的环境危险因素研究进展[J]. 中华预防医学杂志，2017，51（12）：1128-1131.

[117] 刘满平. 疼痛评估方法及其运用[J]. 包头医学，2017，41（2）：65-67.

[118] 徐城，杨晓秋，刘丹彦. 常用的疼痛评估方法在临床疼痛评估中的作用[J]. 中国疼痛医学志，2015，21（3）：210-212.

[119] 洪嘉君. 如何准确地描述疼痛？[N]. 北京科技报，2015-12-21（006）.

[120] 陈军，王江林. 国际疼痛学会对世界卫生组织 ICD—11 慢性疼痛分类的修订与系统化分类[J]. 中国疼痛医学杂志，2019，25（5），323-330.

[121] Zhang L, Wang F, Wang L, et al. Prevalence of chronic kidney disease in China: a cross—sectional survey[J]. Lancet, 2012, 379(9818): 815-22.

[122] Lau EM. Preventing osteoporosis in every day life[J]. Clin Calcium, 2004, 14(3): 430-4.

[123] Stretton CM, Mudge S, Kayes NM, et al. Interventions to improve real—world walking after stroke: a systematic review and meta—analysis[J]. Clin Rehabil, 2017, 31(3): 310-318.

[124] Binns C, Yun Low W. World Tuberculosis Day: The Public Health Challenge Continues[J]. Asia Pac J Public Health, 2019, 31(2): 99-100.

[125] Yola N, Mpongo CN, Latief I, et al. World AIDS Day reminds us to refocus on communities[J]. Indian J Med Res, 2019, 150(6): 518-520.

[126] Anne Crock E. HIV and AIDS: An overview of the current issues, treatment and prevention[J]. Nurs Stand, 2017, 32(15): 51-63.

[127] Wu TD, Brigham EP, McCormack MC. Asthma in the Primary Care Setting[J]. Med Clin North Am, 2019, 103(3): 435-452.

[128] Chatenoud L. World Diabetes Day: Perspectives on immunotherapy of Type 1 Diabetes[J]. Eur J Immunol, 2015, 45(11): 2968-2970.

[129] Yan L, Galvan A. First World Diabetes Day calls for global action on disease[J]. Nephrol News Issues, 2008, 22(1): 23-24.

[130] AGARWAL A, GUPTA S, SEKHONL,et al. Redox considerations in female reproductive function and assisted reproduction:from molecular mechanisms to health implications[J]. Antioxidants&redox signaling, 2008, 10 (8): 1375-1403.

[131] O'Dea K. Healthy lifestyles and health promotion: a challenge and an opportunity for nutrition science[J]. Forum Nutr, 2003, 56: 100-103.

[132] Negewo NA, Gibson PG, McDonald VM. COPD and its comorbidities: Impact, measurement and mechanisms[J]. Respirology, 2015, 20(8): 1160-1171.

[133] Li AJ, Peiris TSR, Sanderson C, et al. Opportunities to improve vaccination coverage in a country with a fledgling health system: Findings from an assessment of missed opportunities for vaccination among health center attendees—Timor Leste, 2016[J]. Vaccine, 2019, 37(31): 4281-4290.

[134] Chelsea O McKinney,Jennifer Hahn—Holbrook, P Lindsay Chase—Lansdale, et al. Racial and ethnic differences in breastfeeding[J]. Midirs midwifery digest, 2016, 26(4): 511-514.

[135] Victora CG, Bahl R, Barros AJ, et al. Breastfeeding in the 21st century: epidemiology, mechanisms, and lifelong effect[J]. Lancet, 2016, 387: 475.

后 记

　　本书是编写组人员历时一年有余，潜心钻研打磨的一部以健康节日纪念日为线索的系统性科普读物。编写适合不同年龄群体，满足不同层次人群需要的卫生健康知识读本，是一件需要长期探索努力的艰苦工作。随着医疗技术进步和信息化日益普及，市面上关于养生健康的图书层出不穷。然而，我们普遍认为，迄今为止仍然没有一本很适合开展健康科普活动，便于查阅的系统性健康节日纪念日的知识读本。现有健康类科普读物尽管各有特色，但在主题内容、理论体系、编写体例等方面仍有所欠缺，特别是理论性与实践性、便捷性结合不够紧密，能够现学现用的东西不多，这是现代健康教育读本应加以重视并努力解决的问题。

　　鉴于以上认识，我们在本书编写过程中，参考了大量国内外优秀医学成果，筛选36个常见的健康节日纪念日，以点带面阐述一类主题的健康知识，由此形成编写体例。本书编写基础是基于健康科普活动资料和编者个人工作经验，是一本编著性的科普读物。为深入开展健康科普研究，我们专门成立了《健康节日纪念日36问》项目研究组，由四川省基层卫生事业发展研究中心兼川北医学院管理学院副院长柯雄教授和川北医学院司俊霄讲师任组长，肖潇任副组长，组织有关学者进行分工撰写。全书由柯雄教授统筹协调，司俊霄协助提纲拟定、内容审定和统稿，肖潇负责文稿校对和部分修订工作。具体编写分工如下：第1、6、12、26、34部分由刘奕（川北医学院）执笔；第2部分由刘金凤、肖潇（川北医学院）执笔；第3、4、11、15、21部分由袁晓莲（川北医学院）执笔；第5、6部分由敬苑霖（南部县人民医院）执笔；第7、9、10部分由何蕊、刘鑫（川北医学院）执笔；第8部分由袁鹏、王瑾（都江堰市人民医院）执笔；第13、20、35部分由肖潇（川北医学院）执笔；第 14、17、19、22、33 由喻丽洁（川北医学院）执笔；第 16、25、28、29、30、31 由何楠（重庆健康职业学院）、司俊霄（川北医学院）共同执笔；第 18 部分由燕凯丽（川北医学院）执笔；第 23、24 由梁爱玲（川北医学院）执笔；第 27 部分由曾画艳（成都市双流区妇幼保健院）执笔；第 32 部分由金李（达州中医药职业学院）执笔；第 36 部分由唐万水（川北医学院）执笔。本书的出版得到四川省健康文化普及基地和川北医学院 2021 年在本科教学质量工程开放性实验项目（SY21—060）基金的资助以及西南交通大学出版社的大力支持，尤其是理工分社黄庆斌社长为本书的编辑出版付出了辛勤劳动；四川省健康文化普及基地实习生李成超、新媒体工作室钟俊、梁爱玲等在统稿和排版中承担了部分工作；此外，我们参考借鉴了与健康节日纪念日有关的图书、论文和案例资料，在此一并深表谢忱！我国健康科普事业正处于蓬勃发展过程中，随着医学事业的快速发展，本书中部分内容有待与时俱进。由于编者水平有限，本书难免存在错误和疏漏之处，敬请各位读者批评指正。有任何建议与批评，请发送至 scjcws@nsmc.edu.cn。